世纪高等教育精品大系

Shiji Gaodeng Jiaoyu Jingpin Da Xi

医学伦理学

● 主　编　沈旭慧

● 编　者　(以姓氏笔画为序)

王荣德　王建华　苏　涛

沈旭慧　沈志坤　蒋培余

浙江科学技术出版社

图书在版编目(CIP)数据

医学伦理学/沈旭慧主编. —杭州：浙江科学技术出版社，2011.4

ISBN 978-7-5341-4074-7

Ⅰ. ①医… Ⅱ. ①沈… Ⅲ. ①医学伦理学 Ⅳ. ①R-052

中国版本图书馆 CIP 数据核字(2011)第 046905 号

书　　名	医学伦理学
主　　编	沈旭慧

出版发行	浙江科学技术出版社 杭州市体育场路 347 号　邮政编码:310006 联系电话:0571-85170300-61704 E-mail:sd@zkpress.com
排　　版	杭州兴邦电子印务有限公司
印　　刷	杭州印校印务有限公司
经　　销	全国各地新华书店

开　　本	787 × 1092　1/16	印　张	12.25
字　　数	270 000		
版　　次	2011 年 4 月第 1 版	**2013 年 8 月第 2 次印刷**	
书　　号	ISBN 978-7-5341-4074-7	定　价	38.00 元

责任编辑　宋　东　**责任美编**　孙　菁

责任印务　徐忠雷　**责任校对**　马　融

前　言

医学伦理学是应用伦理学的一个分支，它有着悠久的历史，随着医学的实践而逐步形成发展起来的，历来是从医人员必须学习和努力实践的学科。

今天，医学伦理也面临着许多情况和新问题。举其大者有二：其一是社会主义市场经济的建立和发展对医学伦理的作用与影响；其二是现代科学技术特别是遗传基因工程、生物医学技术的发展对医学伦理的作用和影响。因此，我们在教学和研究过程中感觉到医学伦理学应该顺应时代潮流，作出科学的回答，这也是我们编写此书的原因。希望能给医学院的学生学习现代医学伦理提供帮助。

全书由沈旭慧教授和王荣德教授提供写作提纲，王荣德写作第一章，沈旭慧、沈志坤、王建华、苏涛写作第二章、第三章和第五章，蒋培余写作第四章。在写作过程中，多人参与了讨论，同时我们也参阅了国内外有关书籍和论文，吸收了国内外学者的研究成果及有关资料，在此谨向他们表示谢意！

医学伦理研究是一个长期而艰巨的任务。由于我们学识有限，加之时间仓促，不足和疏漏在所难免，恳请专家、读者批评指正。

沈旭慧

2010 年 12 月

目　录

第一章　医学伦理学概述

医学伦理学是运用马克思主义伦理学的一般原理，紧密结合医疗实践，揭示医学道德的起源、本质及其发展规律，特别是探讨社会主义医学道德发展规律的一门崭新的学科。它有自己的研究对象，有其独特的理论体系。这门学科的诞生和发展，是推动医药事业发展的需要，是建设社会主义精神文明的需要，是新的历史时期发展的需要。学习和研究这门学科，对于继承和发掘医学道德优良传统，拓展视野，树立良好的医德风尚，提高医疗质量，推动医学科学的发展，都具有重大的意义。

第一节　道德与伦理

要了解、研究医学伦理学，就必须先弄清楚道德、伦理、伦理学等概念及其相互之间的关系。

一、道德与伦理的含义

（一）道德的含义

在中国古代很早就有“道”与“德”这两个概念。“道”，最初的含义是道路，如(《诗经·小雅》)“周道如砥，其直如矢。”有云：以后引申为原则、规律、道理或学说的意思。孔子在《论语》中说：“志于道，据于德，依于仁，游于艺。”又说：“朝闻道，夕死可矣。”这里所谓的道，乃是做人、治国的根本原则。老子说：“道生一，一生二，二生三，三生万物。”其中的“道”是指行为的最高原则。

“德”最初见于《周书》，指内心的情感或信念。但儒家和道家的解释也不尽相同。儒家认为“德”就是实行某种原则，心中有所得。如心中得到“道”，就是“德”。宋代理学家朱熹在《四书章句集注·论语注》中说：“据于德，德者得也。得其道于心，而不失之谓也。”道家对“德”的解释，则如庄子所说：“物得以生为之德(《庄子·天地》)”，在他们看来，天地万物全体之自然，即为“道”，用在人伦上，则为人的本性、品德。

中国历史上把“道”与“德”两字连用始于荀况。他在《劝学篇》中说：“礼者，法之大分，类之纲纪也，故学至乎礼而止矣。夫是之谓道德之极。”“道”是行为的原则，“德”是行为的效果，使人有所得。“道德”两个字合为一个词，作为一个概念来使用，即指人类的行为合于理，利于人。

在西方古代文化中，“道德”一词起源于拉丁语的“摩里斯”(Mores)，意为风俗和习惯，引申其义，也有规则、规范、行为品质和善恶评价等含义。古希腊的哲学家苏格拉底提出：罪恶即是对于道德所应知的许多事物的无知，道德即是知识。近代法国唯物主义者霍尔巴赫把道德规定为善的行为。他说：做善事，为旁人的幸福尽力，扶助旁人，就是道德。道德只能是为社会的利益、幸福、安全而尽力的行动。德国的黑格尔认为，道德是“主观意志的法”。中外思想家关于道德的种种见解表明：道德概念是随着社会实践的发展和人们认识能力的逐步提高而逐步完善的。他们对“道德”一词的理解，大体都包含了社会道德和个人道德品质的内容，指的都是用来调节处理人们之间关系的行为准则或规范，是人类社会普遍存在的特有现象。

人一开始便处于一定的现实关系之中，即人与自然、人与社会、人与人的关系。道德、伦理就孕育于这些关系之中。

人是自然的存在物。人作为自然的一种高级生命和其他生命形式一样，是大自然家庭中的一员。大自然是人类的母亲，从人类呱呱坠地时起，她就用母爱的双臂拥抱着人类，她用甜美的乳汁喂养人类，无私地向人类奉献她的一切，慷慨地满足人类生存、发展所需的一切，其中最重要的就是空气、水和土。人从自然界获得利益，是通过人自身的努力作用于自然界的结果。人作用于自然时，必须顺应自然的本性；违背自然，只能失败。正如恩格斯所说：“我们必须时时记住：我们统治自然界，决不能像征服者统治异民族一样，决不像站在自然界以外的人一样，——相反的，我们连同我们的肉、血和头脑都是属于自然界，存在于自然的；我们对自然界的整个统治，是在于我们比其他一切动物强，能够认识和正确运用自然规律。”

人是社会的存在物。由于人的天然生物弱点和生存发展的需要，人需要过群居生活。“人是最名符其实的社会动物，不仅是一种合群的动物，而且只有在社会中才能独立的动物。”群体生活使人类在与严酷的环境斗争中，内在地渗透着对群体的依赖感。达尔文认为，人抗御自然的能力很差。为了在这个星球上生存和延续，人就不得不在群体劳动的同时，发明种种器具以弥补其身体的先天不足。人既无食肉动物的利齿，又无敏锐的视觉，然而这些都是生存竞争不可或缺的。亚里士多德对于人与人、人与社会的这种依赖也曾描述过，他认为“没有人会选择孤立着的整个世界，因为人是政治生物，他的本性要求与他人一起生活。”

人为了其生存和发展，为了自己能在人与自然、人与社会、人与人的关系中的活动得以进行，必然地渴望自身与自然、与社会、与他人的和谐。从而产生了伦理、道德来规范人的行为，以协调人与自然、人与社会、人与人的关系，使和谐得以实现。和谐是相对的，它只是一种趋势。伦理道德是人类必需的行为规范。这正如德国思想家包尔生在《伦理学体系》中所说的：“正像身体和生活从根源上说是由处在生理学之外的本能和不自觉的习惯所支配的一样，整个人类生活，尤其是社会活动，从根源上说也是一种处在科学之外的道德本能支配的。”美国学者蒂洛认为：“道德基本上是讨论人的问题的，讨论人同其他存在物（包括人和非人）的关系如何。道德讨论人如何对待其他存在物，以促进共同的福利、发展和创造性，努力争取善良战胜邪恶、正确战胜错误。”

现代使用“道德”一词一般有两层含义，其一，指调整人们之间的关系和行为的准则；其二，指个人的思想品质、修养境界、道德评价等。

那么，什么是道德，如何理解道德的含义呢？马克思主义伦理学认为，道德是由一定社会的经济关系所决定的特殊意识形态，是以善恶评价为标准，依靠社会舆论、传统习惯和内心信念所维持的，调整人们之间以及人与社会、人与自然之间关系的行为规范的总和。从唯物主义的角度看，道德作为一种特殊的社会意识形态，是由一定的经济基础决定的。从辩证法的意义上说，道德具有相对的独立性，对社会生活有很大的能动作用。这种能动作用具体表现在道德对社会具有调节功能、认识功能和教育功能。道德的调节功能以协调人与人、人与社会、人与自然之间的完善和谐关系为目的。道德的认识功能使人们明辨是非、善恶，从而自觉抑恶扬善。道德的教育功能通过规范引导、舆论评价、榜样激励等方式陶冶人的情操，提高人的道德水准和精神境界。

道德在本质上是社会的、实践的，是道德的规范性、约束性以及道德的主体性和自觉性的统一。一方面，社会道德对个体的言行予以必然的规范和约束，要求人们对自己的言行予以必要的自我约束和自我控制，这是一定社会物质关系对生活在社会中的人们的一种客观必然性制约，是社会整体利益即人们的共同利益对个人利益、个人欲望的一种客观要求，道德的本质正是在此。人在社会中越是要自由发展，其行为就越不能随心所欲，只有克己自身，使自己的行为符合道德，才能为社会所接纳而从善如流。康德说："我怀着无限的敬畏深思这两件东西：那天上的星空和我们心中的道德律。"天上的星空，按照宇宙自然律运行：人的生活，则应在道德的基础上展开。另一方面，道德又表现为道德主体在道德实践活动中的主动性和能动性，表现为道德主体的自我完善和自我约束。对于一个具有主体道德意识的人来说，道德不只是外在的规范，而是主体对道德的自觉认同和内化，将道德义务转化为道德良心，将他律转化为自律，从而实践人在道德生活中必然与自由的统一。因此，道德对于人生表现出禁止和倡导双重作用。对于人的行为，道德既戒恶，又劝善；既约束，又激励。戒恶只是保证人不做坏事，而行善才是人生真正的自我肯定和自我发展。道德使人高尚。

从这个意义上看，社会舆论、传统习惯是影响和调整人的道德行为的外在力量，反映了道德规范性和约束性；内心信念是道德评价的自我能力，体现了道德评价的主体性和自觉性，是个人道德行为的内控力量。从根本上说，社会舆论和传统习惯最终需要通过人的内心信念才能真正发挥道德评价的作用。这也是为什么在同样的社会舆论和传统习俗环境里，不同的人有不同的善恶行为的原因。所以，加强和完善人的自我内在道德信念具有特别重要的人生意义。

1. 道德的分类

在社会生活中，人们的道德活动是多种多样的，涉及很多领域，但概括起来有 3 个最基本的领域：社会公共活动的领域、职业活动的领域、家庭活动的领域。相对于这 3 个活动领域的道德就是社会公德、职业道德和家庭美德。

（1）社会公德：是全体公民在社会交往和公共生活中应该遵循的行为准则，涵盖了人与人、人与社会、人与自然之间的关系。在现代社会，公共生活领域不断扩大，人们相互交往日益频繁，社会公德在维护公众利益、公共秩序，保持社会稳定方面的作用更加突出，成为公民个人道德修养和社会文明程度的重要表现。要大力倡导以文明礼貌、助人为乐、爱护公物、保护环境、遵纪守法为主要内容的社会公德，鼓励人们在社会上做一个好公民。

（2）职业道德：是所有从业人员在职业活动中应该遵循的行为准则，涵盖了从业人员与服务对象、职业与职工、职业与职业之间的关系。随着现代社会分工的发展和专业化程度的增强，市场竞争日趋激烈，整个社会对从业人员职业观念、职业态度、职业技能、职业纪律和职业作风的要求越来越高。要大力倡导以爱岗敬业、诚实守信、办事公道、服务群众、奉献社会为主要内容的职业道德，鼓励人们在工作中做一个好建设者。

（3）家庭美德：是每个公民在家庭生活中应该遵循的行为准则，涵盖了夫妻、长幼、邻里之间的关系。家庭生活与社会生活有着密切的联系，正确对待和处理家庭问题，共同培养和发展夫妻爱情、长幼亲情、邻里友情，不仅关系到每个家庭的美满幸福，也有利于社会的安定和谐。要大力倡导以尊老爱幼、男女平等、夫妻和睦、勤俭持家、邻里团结为主要内容的家庭美德，鼓励人们在家庭里做一个好成员。

2. 医德的概念

有人类以来，疾病就与人类相伴相随。因此，人类一直在寻找着战胜疾病而达到健康的方法。随着生产力水平的提高和社会分工的产生，有了行医的人，形成了医患关系，医德也就随之出现。人们对调整这些关系及其矛盾的思考能力也不断提高，并逐步形成了由零散到系统的对医德诸现象的理论思考。中外医学史上一些著名的医学家不但留有一系列的医著，还写下了千古流芳的医德名言，像古希腊的《希波克拉底誓言》、中国唐代孙思邈的《大医精诚》等，都对医生的道德行为规范做过大量的阐述。每一时代的医德著述，都是那个时代医德实践的道德总结。医德是与医疗实践活动相联系的，它在医疗实践活动中产生，并在医疗实践中丰富、发展。

可以说，医德是一种职业道德，它是同医疗卫生人员的职业生活紧密联系着的，是在医疗卫生工作实践中形成的，并依靠社会舆论和良心指导的，用以调整医疗卫生人员与服务对象以及医疗卫生人员相互关系的行为规范的总和。

从本质上说，医德是人们在医疗实践活动中产生和发展的一种社会现象。作为一种意识形态，它的形成和发展归根结底是由社会经济关系决定的。同时，它也置身于政治、法律、科技等社会文化的大网络之中，也受文化诸因素的影响。从范围上说，医德不只是医疗卫生人员行为的一种特殊的行为规范，同时也是医疗卫生人员的一种情感、意识和品质。从特征上说，医德不仅是他律，而且更重要的是自律，是主观自律与客观他律的统一。从评价手段上说，它主要靠医疗卫生人员个人的良心和社会舆论起作用。从职能和作用上说，它不仅是做人的规范，也是维持社会和谐与稳定、维护人类健康共同利益的工具。

医德具有3个基本特征：

第一，全人类性和阶级性的统一。医德，从根本上说，它不是一种阶级道德，而是一种职业道德。医疗卫生人员的使命是维护和增进人类健康，向一切危害人类健康的疾病作斗争。疾病对人类的危害是不分阶级的，医学科学成果的运用也是不分阶级的，因此，医德具有全人类性，它要求医疗卫生人员应以治疗人的疾病、恢复人的健康为目的，行医治病要一视同仁。

同时，医德又不是脱离一定的社会经济关系而独立存在的一种社会意识。在阶级社会中，不同社会形态之中的医德不可避免地要打上阶级的烙印，特别是该社会中占统治地位的阶级道德，更对医德产生着重要影响，使之带有阶级性。

因此，医德以人类健康为宗旨的基本要求使它带有全人类性。而不同时代的具体医德又受到不同社会阶级的影响，而具有阶级性。

第二，继承性和时代性的统一。医德是历代医疗卫生人员在卫生工作实践活动中逐渐累积而成的，也可以说是在漫长的历史发展过程中逐渐积淀生成的。它是历代医疗卫生人员对至善追求的历史组合，是人类的一份宝贵的精神财富。今天的医德总是在不同程度上包含了历史发展各个时期的医德内容，具有历史继承性。

同时，医德又是历史时代的产物，每个时代有每个时代的医德。医德是动态的而不是静态的，它的体系结构、理论内容等，是在历史发展中不断变化的活体。在医德具有永恒的共性的同时，不同的时代又需要有与之相适应的不同的医德要求，使医德带有鲜明的时代性。因此，医德是继承性和时代性的统一。

第三，客观性与主观性的统一。医德具有客观性，这是因为医德意识、医德规范的内容是对客观存在的医德关系、医德行为的反映和概括。医德发展也有它自身的规律性。医德评价的标准，不是主观任意制定的，而是依据人类整体的健康利益为尺度，这就是医德的客观性。

但同时，医德又有主观性。所谓主观性是指任何一种客观存在的医德规范只有变成主观内在的命令、良心，才能见诸于主体的行动。

（二）伦理的含义

“伦”和“理”开始也是作为分别使用的两个概念。在古汉语中，“伦”与“辈”同义，引申为群、类、比、序等含义。古书中的“人伦”、“伦常”、“天伦”等概念，均表示人的等级关系和处理这些关系的具体行为规范，如孟子所说的：“父子有亲，君臣有义，夫妇有别，长幼有序，朋友有信”，就是我国封建社会中人与人之间的各种不同的辈分关系、人伦秩序和做人的标准。“理”的本意是“治玉”，带有加工使其显示本身的纹理之意，后引申为条理、精微、道理的意思。将“伦”和“理”合为一个概念使用，最早见于秦汉之际成书的《礼记·乐记》篇，其中说：“乐者，通伦理者也”，把安排部署有秩序称为伦理。在近代汉语中，“伦理”一词被引申为处理人与人之间的相互关系的道理或道德的理论。由于伦理和道德这两个概念在近代汉语中的词义基本相同，人们便把它们作为同义词使用。

但作为伦理学来说，两者是应该加以区分的。道德关系的形成先于伦理学的创立，道德是伦理学的研究对象，道德关系是伦理思想的源泉。伦理是道德现象的概括，伦理思想则是道德关系的理论表现。

我国古代思想家对伦理各有不同的论述。如孔子的基本观点是讲“仁义”；墨子则提倡“兼爱”、“非攻”；老子提出“无为”；孟子主张“性善”；荀子认为“性恶”等。

在西方文化史上，伦理一词渊源于古希腊文，在荷马时代表示驻地或公共场所。后来，人们用其专指一个民族特有的生活惯例，相当于汉语中的“风尚”、“习俗”等概念，而后又演变成性格、品质、品格、德性等意。从亚里士多德开始，此词专门用来表示人类德性的科学。可见，源于拉丁语的“道德”和源于希腊语的“伦理”两个概念，从词源含义上看，大体是相通的。英文 ethic 和 moral 也是通用的。

二、伦理学

（一）伦理学的含义

伦理学（ethics），亦称道德哲学，是以道德作为研究对象的科学。确切地说，它是研究人们相互关系的道理和规则的科学，也是研究道德形成、本质及其发展规律的科学。伦理学是一门古老的科学，由亚里士多德创立，他给后人留下了3部伦理学著作:《尼可马克伦理学》、《欧德米亚伦理学》、《大伦理学》。在我国，到近代才出现有关真正意义上的伦理学著作，但有关伦理思想在古代诸多著作中比比皆是。中国古代思想史、哲学史，从某种程度上说就是一部伦理思想史。

(二)伦理学分类

伦理学一般可分为两大类，即规范伦理学与非规范伦理学。非规范伦理学根据研究方法还可分为以科学描述为手段的描述性伦理学和以哲学作为工具的元伦理学。

规范伦理学又称规定伦理学，以研究人们的行为准则，制定规范和价值体系，从而规定人们应当如何行动。任何一个体系的规范伦理学均包含3个重要组成部分，即道德理论、道德原则、道德规范。

元伦理学又称分析伦理学。元伦理学不规定任何东西，也不研究规范体系，它超越规范和内容，着力研究道德体系的逻辑结构和道德语言。首先，元伦理学分析道德语言，如对伦理学关键术语“善”、“义务”、“责任”的分析；其次，分析道德体系的根据，或对道德体系作逻辑论证。

三、医学伦理学

医学伦理学是研究医学道德的科学，它以医学领域中的道德现象和道德关系作为自己的研究对象。

各种医德现象是医学领域中人们道德关系的具体体现。它主要包括医德的意识现象、规范现象和活动现象3个组成部分。意识现象是指人们的医德思想、观点和理论，也称医德理论；规范现象是指一定的社会条件下，在医学领域中评价人们行为的准则，也称“道德规范”；活动现象是指在医学领域的活动中，人们按照一定的善恶观念而进行的医德评价、医德教育和医德修养等活动，也称“道德实践”。

医德关系则是指医学领域中，由经济关系决定的，按照一定的医德观念、原则、规范形成的一种更加特殊的社会关系，这种关系存在于人类开始有医疗活动以来的各个历史时期，体现在医药科技及管理人员与患者、医药科技及管理人员相互之间、医药科技及管理人员与医疗卫生部门及社会等多方面的关系之中。

第二节　医学伦理学的研究对象

医学伦理学这门古老的学科，在生物医学发展的新时期，被赋予了新的内容。它不仅研究医学道德的产生、发展和变化规律，医学道德的基本范畴、规范和准则问题；还要研究医学伦理学的基本理论、医学职业道德、医学中的伦理学问题和伦理学中的医学问题。

一、医学伦理学的基本理论

医学伦理学在其形成和发展的过程中，经历了传统医学伦理学和现代医学伦理学两个大的发展阶段。传统医学伦理学形成了生命神圣论、义务论、美德论三大理论体系；现代医学伦理学形成了生命质量论、价值论、公益论、权利论四大理论体系。这些理论就是用来对医学道德现象和道德关系进行解释的视角(或者说理论根据)。医学伦理学的研究对象之一,就是要继续研究这些理论,丰富和发展基本理论,使之能更好地阐释医德现象与医德关系在新的历史条件下出现的新情况、新特点,更好地指导医疗实践。关于医学伦理学的基本理论将在后面的专门章节论述,不于此赘言。

二、医学职业道德

医学职业道德是指医学活动领域中的道德现象和道德关系,这也是医学伦理学要重点研究的对象。

医学职业道德作为医学伦理学的一部分，还要紧密联系医学工作者的职业特征,研究和确立职业行为过程中的道德原则和规范,使之具体化。为此,以下几个方面就必然成为医学伦理学研究的主要对象:①医务人员与患者的关系;②医务人员之间的关系;③医务人员及医疗卫生部门与社会的关系;④医学科研活动中的道德关系。

三、医学中的伦理学问题

随着医学科学的发展,医学中的伦理学问题日趋突出,有的问题使人面临道德困境。所谓医德难题,按字义说,它带有道德困境和道德上的两难推理双重含义。即对同一事件具有两种或两种以上的行为可供选择,而各种行为都有其理由,而又都不是绝对的理由。生物医学的发展,并不总是有利而无弊的,也并非凡医药的新成就就必然造福人类。不考虑社会将为此而付出多大代价,有些东西盲目使用与推广对人类就可能造祸而不是造福了。然而,无端地指责或否定,也会影响临床工作的开展和医学的发展而无利于民。因此,医学的发展必须要从伦理学上回答许多问题。

现代医学伦理学的具体内容是医学科技与伦理道德两因素交互作用的产物,虽然一般伦理学对此时医学伦理学发展仍起重要作用,但医学科技在医学伦理学中的地位显著上升,人们必须首先了解医学科技的发展状况,才能谈得上对伦理学的研究;否则,就没有发言权。因此,必须关注“伦理学中的医学问题”的研究。

所谓伦理学中的医学问题，主要是指一些伦理原则在特殊情况下与医学的一些概念、事实等密切相关的内容。如价值学在医学临床中的表现和原则;生命神圣是无条件的还是有条件的;权利和义务在医学临床中是单向还是双向的,等等。

近年来,生物医学的新成就牵涉到的伦理学问题较多,主要表现在以下几方面:①生命与死亡控制问题(先天缺陷新生儿的处置和安乐死、死亡标准问题);②潜生命的控制问题(如生育技术的道德问题);③行为控制问题(如精神外科、电休克等道德问题);④基因工程与克隆技术问题(如基因工程与人类资源问题,克隆技术与自然进化问题等)。

四、医学伦理学的基本特征

所谓特征,即一事物所特有的,区别于他事物的显著征象或标志。医学伦理学是医学与伦理学交叉的科学,它除了一般伦理学所共有的特征外,还具有以下特征。

（一）科学性

医学伦理学的科学性有多方面的表现，首先表现在它以医学科学为基础，不是抽象的思辨和空洞的说教。医学是特殊的生物学，又是严肃的社会学。它涉及人的生老病死，关系到家庭的悲欢离合以至社会的安定团结。而医学伦理学作为医学的道德哲学，要给人们提供智慧、价值和行为规范，这就需要讲究科学性。医学伦理学研究的一系列问题，不是凭空杜撰的，而是在医学科学的基础上，探讨医学科学与人类道德的辩证关系和交互作用，探讨社会主义条件下医学与道德的协调、持续发展的规律。

医学伦理学的科学性，还表现在它所有的医德原则、规范的提出，不是人们主观臆造的条文，而是根据医务人员在医疗职业活动中，经过反复实践，并被一定的风俗、习惯、传统方式、社会制度和医学水平所确认的道德要求的集中反映，是一种客观的关系的科学概括。

医学伦理学的科学性，还表现在它有明确的研究对象和严密的理论体系，并且这些理论体系的形成，都是以人们对自身的科学认识及医学的发展程度为基础的。医学伦理学正是根据科学的发展对人们提出的一系列问题，从一个侧面反映医学的内在本质，揭示医学与伦理间的相互关系和作用，以及彼此同步发展的规律，解决医学发展中遇到的各种观念形态障碍。医学伦理学的科学性，使之不同于一般职业道德。

（二）竞争性

医学伦理思想的发展过程，自始至终就是美德与邪恶、人道与反人道相互争胜的过程。凡是美德不能占领的地方，邪恶就会横行。从这个意义上来说，医学伦理学不管是作为职业道德还是科学道德，本身都是竞争的结果，是在竞争中发展的。

医学伦理学具有竞争性特征，还因为它作为一种职业道德，要研究如何加强医学工作者的道德修养。从个人来说，是要保持善心常在，以克邪恶的侵袭；从功效来说，是提高医疗质量，其目的也是提高与同行间的竞争能力。

医疗职业道德从来都是提倡竞争的。从《周礼·天官·医师》中说的“稽其医事，以制其食”到当今的医院打破大锅饭，引进竞争机制，鼓励医务人员进取冒尖，都是一种竞争。是技术的竞争，质量的竞争，效益的竞争，贡献的竞争。

（三）服务性

医疗卫生事业是为人的生老病死服务的特殊事业，医务人员的天职就是为人类的健康服务的。《日内瓦宣言》中说：“当我开始成为医务界的一个成员的时候，我要为人道服务，神圣地贡献我的一生。”医学伦理学就是为了明确服务目的，改进服务手段，为更好地发挥医学人道主义精神而服务的，这也是该学科产生、发展、存在的主要理由。

此外，医学伦理学的服务性，还表现在它可以为医学的发展解决道德上的难题以扫除障碍。正如波特所说的：“生命伦理学是利用生物科学以改善人们生命质量的事业，同时有助于我们确定目标，更好地理解人和世界的本质，因此，它是生存的科学，有助于人们对幸福和创造性的生命开处方。”所以，他认为医学伦理学是通向未来的桥梁。研究它是为了发展医学的需要，这也体现了医学伦理学的服务性。

（四）时代性

医学伦理学作为一种社会意识形态，是社会历史现象的反映；作为职业道德，它受到社会道德的制约；作为科学道德，它受到科学水平和认识水平的限制。医学科学发展了，医学伦理学的内容、性质都有很大的变化。就其从传统的医学道德发展成为医学伦理学以至生命伦理学的过程，本身就是鲜明时代性特征的具体表现。

（五）继承性

医学伦理学在其发展的过程中，还表现出明显的继承性。人类历史发展是生物进化和文化进化的过程。而不论是生物进化还是文化进化，都有许多普遍的东西延续下来。医学伦理学也一样，它有许多道德准则与规范，并不受时间、地点、国家与民族等条件所限。如“不贪财，不贪色，不伤害患者”、“医者父母心”、“患者健康高于一切”、“同业相助”等，不管是古代还是现代，都将是医德的基本要求。医学伦理学之所以不断地得到发展，正是因为它批判地继承了人类伦理思想史上一切有价值的东西的结果。

第三节　医学伦理学的理论基础

一、传统医学伦理学的基本理论

（一）生命神圣论

传统的生命观点是“人的生命神圣不可侵犯”。中国古代有“救人一命，胜造七级浮屠”的格言，把生命看成是绝对神圣的，而不管这个人的生命是不是值得一救。这种观点，至今还根深蒂固地存在于人们的头脑中。因为人同其他事物相比表现出决定性价值；人同动物相比表现出人类学价值；人的生命不可逆转，生命对任何人来说只有一次。因此，生命是神圣的。

“人的生命神圣不可侵犯”是一广泛意义上的生命神圣观，它是把人类都包括在内的一种学说，是就生命的社会性及整体而言的，指的是人的生命不只是个人的生命。绝对化了的生命神圣论指向个体的生命，其结果会带来一些偏差，认为只要是人，无论个体健康状况如何，其生命都是神圣的，都应该无条件活下去。

生命并不是绝对神圣的，我们所承认的尊重人的生命，或主张生命神圣是将人的生命与世界上其他万物相比，人的价值是至高无上的。生的权利，是人的基本权利，因此，应尊重人的生命，维护人的权利。

我们所理解的尊重生命，是根据生命价值的原则，尊重生命自身的价值和社会的价值。生命之所以可贵，那是因为生命是人类社会生产、文化继承和发展所必需的，是人类创造的源泉。因此，不是无条件地主张生，也不是无条件地反对死。一般情况下要尊重生命，在特定的情况下要接受死亡。

在医学领域，患者的生命也不是绝对神圣的。医疗应在提高生命的价值和质量的前提下，去维护人的生命的权利，维护生命的神圣和尊严。如果一个人对社会无利，或者反而有害，或者虽生犹死，这种生命并不神圣。如对胎儿的生命价值的认识也有其历史的、医疗的背景。当妇女处于从属地位，只是一个生儿育女的工具的时候，胚胎和婴儿的生命被看成神圣的，而母亲的生命不那么神圣。当妇女的地位提高，母亲的生命受到重视，分娩时如遇难产，则保全母亲放在首位，此时母亲的生命是神圣的，而胎儿的生命神圣程度就降低了。医生的职业之所以受到人们的尊重,医学家之所以如此忘我地不断探索生命的秘密,正是由于他们把大多数患者的生命看成是神圣的,所以才全力以赴、救死扶伤。

生命的神圣和生命的质量、数量有一定的关系,生命并不是愈多愈好,应在生命达到一定质量前提下的合适数量,才能维护生命的神圣和尊严。如果人类的数量无限制地增长,不仅导致生活质量降低,更严重的是人类将自行毁灭,这决不能说生命是神圣的。我们所赞成的是生命神圣论与生命质量、价值论的统一,靠人们自觉的、日益更新的道德观来维持人类生命的质量,以求在真正意义上保证生命的神圣和生命的尊严。

(二)义务论

以儒家人本主义为特征的中国传统医德学是中国当代医学伦理学理论思想的重要来源。中国传统医德学遵循儒家"济世救人、仁爱为怀"的人本主义思想,实质上是一种以义务论伦理观点为特征的人道主义。

义务论来源于希腊文,从词源上说,其意就是关于责任的学说,指的是主张人要遵照某种既定原则或某种东西本身固有的、正当性去行动的道德理论。义务论伦理学说是指某种绝对的责任和义务,认为人在道德上必须履行它,不管行为的结果对人对己带来的是福利还是损害。它的精神实质可以用通俗的话来表达:"即使天塌下来,也要行正义之事。"按照这样的划分标准,可以认为康德是第一个阐明义务论原则的哲学家。康德认为,一个行为在客观上是正确的,可以出自深谋远虑、慈爱、对道德规律的尊重或其他的动机,但最高的和唯一的无条件的动机是对道德规律即绝对命令的尊重。道德规律绝对地无条件地命令人,它不是说,如果你要快乐或成功,那么你就应该做这个,而是说这个是你的义务。

在中国以义务论为特征的人道主义,构成了中国传统医学伦理学的理论基础,主要内容有以下两方面:

第一,强调医务人员的道德和责任。这是对患者履行的一种义务。传统的中国医德从朴素的人道主义思想出发,正如孙思邈在《备急千金要方》中所说"人命至重,贵于千金,一方济之,德逾于此。"把拯救患者视为医务人员的天职,是一种责任。传统医德体现了人道主义如仁爱救人,赤诚济世;不图钱财,清廉正直;不畏权势,一视同仁;精勤不倦,不耻下问;稳重端庄,文雅宽和等。把这些优良传统视为医务人员的职业责任,上升为职业道德责任感,自觉自愿履行的义务。

第二,强调医务人员的医德修养。中国传统医德修养十分强调医务人员自觉的磨炼,修养高尚的品质。无论是春秋时《论语·子路》中"人而无恒,不可作巫医",还是宋代林逋的"无德不医",乃至明代医学家陈实功"医家五戒十要",都倡导医务人员在仁慈、诚实、审慎、公正、进取、廉洁等方面进行认真修养,并把医德修养从他律转化为自律,不断提高医务人员履行义务的主动性和自觉性,进而达到慎独境界。

以义务论为特征的人道主义,强调医务人员对患者的责任感,道德修养的境界是树立良好动机和个人行为的慎独。这种道德思想与当时的医学发展相适应,在道德修养的建设上产生了深远影响。它促进医务人员医德的培养和优良传统的继承,促使医务人员在道德责任感驱使下,认真履行道德义务,为人民解除病痛,保障人民身体健康。

（三）美德论

美德论是关于道德品质的学说。医学伦理学中的美德论是关于医务人员道德品质的学说，研究医务人员应该具备什么样内在品德的美德。

在近代早期的医学开业者的教育中，道德与规矩、礼貌与美德之间的传统联系成为一个重要的内容。18 世纪后期，以医生的行为举止来判断医生道德的观念受到了挑战。英国爱丁堡大学的医学教授 John·Greiory 认为，过于烦琐的陈规可能导致浮夸和不真诚，对于医生的美德是有害的，医生的仁慈应来自其道德感，应将对医生的道德判断建立在道德哲学的基础上。他认为："医生对患者的态度、行为应基于无私、仁慈的情感，如仁爱、同情。仁爱是指内心中对同胞的疾病产生的感受，它激励我们努力为其解除痛苦；同情则是保证有道德的医生的仁爱感情，它可使医生千方百计地去缓解患者的痛苦。"Greiory 把同情作为医生的美德，是深受苏格兰哲学家 Darid·Hume 的影响。Hume 认为，道德只能来自情感，"同情是人性中一个很强有力的原则"。同情感使人能够联想到别人的苦乐感觉，别人的善恶通过同情感在自己心灵中产生快乐和痛苦的感觉。同情感使人把别人的苦乐作为自己的苦乐，从而产生慈善的美德。

把道德情感论运用于医学伦理学，不仅为近代医学伦理学提供了道德哲学的基础，而且还创建了一个至今仍充满活力的观点，即在疾病的治疗过程中，医生理解患者的情感就是美德，这种美德同医学科学同等重要。

二、现代医学伦理学的基本理论

（一）生命质量论

生命质量论的理论基础是功利主义理论。功利主义理论作为西方医学伦理学的核心，其代表人物是英国哲学家边沁。边沁于 1789 年首先提出功利主义这一名词，集大成者是英国哲学家约翰·密尔，他于 1863 年出版了《功利主义》一书，标志着功利论思想的形成。

以功利论为特征的人道主义是近代西方伦理学的理论基础，以人道主义为基础，强调重视人与群体的生命价值和生命质量，反对把人、群体与自然完全等同起来，同时要从功利观点出发重视维护人的利益与维护环境利益协调起来，要保护环境、保护生态平衡，这样生命质量论便产生了。

生命质量主要是指人的自然素质和后天素质，是指具不具备作为一个人的基本标准。一方面是以人的体力和智力水平衡量，残疾、畸形、智力低下、白痴等都降低了生命的质量，从而也降低了生命的价值；另一方面，生命质量可以用痛苦和意识丧失来衡量。一个晚期的肿瘤患者极度痛苦，他的生命质量和相应的价值就比较低；一个不可逆转昏迷的患者，生命的质量和价值相对也低。

生命质量是决定生命价值的内在要素，生命本身的质量（体力和智力状态）决定生命的外在价值，是生命价值的基础。生命质量越高，可能实现的生命价值就越大。人类生命数量超过一定限度，只能使遗传质量日差，生活条件日劣，影响社会的进步和繁荣。当社会上要求保留的生命的量超过他们所需要的资源时，生命质量伦理学就会更倾向于主张具有更高生命质量的那些人有更多的权利要求，以各种手段来维持生命。

生命质量可分为三大类:①主要质量:即个体身体或智力状态,或称人性素质,是区别正常人和不够格人的标准。这一标准把无脑儿白痴、先天愚型看做非人素质。②根本质量:即生命的意义和目的及与其他人在社会和道德上的相互作用。这一质量需通过主要质量达到。③操作质量:如智商、诊断学范围的标准,用来测定智能、生理方面的质量。

医学领域方面,临床治疗中强调生命质量意义是重大的:不仅在于维护和延长患者的生命,而且还要努力提高生命的质量。不注重生命质量的治疗观点,在道德上是不全面的。临床医生在考虑治疗方案时,首先考虑保全患者生命的同时,应该考虑努力提高患者生命质量,并力争最好的生命质量。

(二)生命价值论

价值论又称价值哲学,是现代资产阶级关于价值的学说。最早的价值论一词出现在法国哲学家拉皮埃和哈特曼的著作中,后为新康德主义、实用主义、现象学、人格主义、托马斯主义等广泛采用,并加以研究,建立起各自伦理学上的价值论。医学伦理学上的价值论是对医疗行为中生命价值大小的判断,是为了解决医学中的伦理学问题的一种基本理论。

生命价值指的是人的生命的价值。这个人必须是在社会关系中扮演一定社会角色的、有自我意识或理性的存在实体。因为,只有有意识的生命才是唯一有价值的东西,没有意识的生命是不会有任何价值的。

判断生命价值高低和大小主要有两方面的因素:一是生命本身的质量;二是某一生命对他人、对社会和人类的意义。生命本身的质量(体力和智力状态)决定生命的外在价值。前者是生命价值判断的前提和基础,后者是生命价值的目的和归宿。医疗行为的目的是保护健康,并不是单纯地无限制地延长生命或征服死亡,其间要看生命的价值高低,生命的延续和死亡价值如何。

当然,我们不能把生命价值强调到不适当的地步,不能绝对化。因为,一方面并不是一切没有价值的或价值不大的生命都应被否定;另一方面,对于生命价值的评价是困难和复杂的,人们的观点、态度和标准不尽一致,而生命的价值大小随时间和条件的变化而不同。特定的生命在一些观念中或某种历史条件下是有价值的,在另外一些人看来或在另一种历史条件下可能又没有价值,生命的价值可以随着人们自身认识的不断深化而增加。因此,在进行生命价值大小的评价和生命取舍时,必须抱着最大的审慎和熟虑的态度。

(三)公益论

公益论是从社会和人类的利益出发,主张在医疗卫生事业中合理分配卫生资源,以公正态度把对待患者的责任同对待他人、社会和后代的责任统一起来的理论。

公益论是在一定的社会背景下产生的。随着医学科学的发展和新医学模式的出现,医学活动与全社会、全人类利益密切相关,医学功能已由对患者负责扩大到对社会负责,医学伦理学规范体系已不完全适用,需要新的理论给予补充完善,于是公益论应运而生。1973年,美国召开"保护健康和变化中的价值讨论会",会上加州大学医学院约翰逊教授、乔治城大学人类生殖和生物伦理研究所所长赫尼格斯提出了公益理论,受到与会者的赞同:其一,公益论强调公平合理地使用卫生资源;其二,公益论强调生命质量,包括生命的自然素质(智力和体力)和后天素质(健康的人格、生活质量),生命质量论认为生命的神圣在于它的质量;其三,公益论强调医学的整体效应,医学作为一种社会性事业,就有一个收益与负担的分配是否公正的问题,既要重视社会效益,同时又要考虑经济效益。由此构成公益理论。

公益论的具体内容包括:

(1) 要求医务人员将对患者的责任同社会、他人和后代的责任统一起来。对社会和后代的公益责任有:①控制人员数量的责任;②提高生命素质的责任;③保护环境的责任;④保护资源免受耗竭的责任;⑤保护性别比例平衡的责任;⑥维护人类种系延续及其纯洁的责任。

(2) 要求在制定卫生政策、卫生发展战略方面符合公正、合理的原则,在稀有卫生资源分配上必须符合大多数人的利益。

(四) 权利论

权利论是西方医学人道主义的重要来源,内涵丰富,理论严谨。它十分强调人的权利和尊严,不仅包括患者的权利,也包括医务人员的权利。权利已成为西方医学伦理学的一个重要范畴,具有评判善恶的价值。人的权利是否受尊重,被作为评价医疗行为道德的准则。这一原则从个人自然平等的假设出发,要求一切人的平等权利,认为只有坚持人的自然平等的权利,在道德上才是公正的。在西方医学伦理学中,人的基本的自然平等权利被认为是"自我决定的权利",这一权利构成了患者各项权利的核心。患者的其他权利如"充分的卫生保健权"、"保密权"等都是由此派生出来的,而且已成为西方医疗卫生领域中的一种道德规范与实践活动。

20 世纪发表的《儿童权利宣言》、《美国医院协会患者权利议案》、美国明尼苏达州《患者权利法案》、《美国护士协会准则》、《儿童权利法案》、《美国医学会伦理原则》、欧共体理事会制定的《患者和临终者的权利》等都把尊重人的权利作为医学伦理学的基本准则。20 世纪 70 年代初以来,西方国家兴起旨在使患者的医护更加有效,使患者更加满意的"患者权利运动"。至 70 年代末,就有将近半数的美国医院协会成员正式接受了"患者权利议案"。80 年代西方国家患者权利运动发展迅速,卓有成效。

除患者权利外,医务人员的权利也受到重视。西方国家分别制定了关于医院管理的医政法规,规定了医务人员的职权范围、惩罚、晋升等。如法国的《医院法》、《开业医生法》、《护士法》,日本的《医师法》等,明确了医务人员的权利。这样,与单纯强调医务人员对患者的道德责任相比,对于提高医学实践的道德水平,从而使之更加富有人道主义精神,具有更为直接的法律规范的促进作用。

第四节　医学伦理学的历史演变

医学伦理学是研究医疗道德的本质及其发展规律的学科。就它以医学领域医务人员和患者之间、医务人员彼此之间、医疗部门和社会部门之间的关系以及医学科研活动的关系中的道德问题为研究对象而言,它是伦理学和医学之间的边缘学科;就它运用一般伦理原理解决具体的医疗道德问题并使一般伦理学理论具体化而言,它是应用学科;就它交叉运用自然科学和社会科学的多种学科(如医学、伦理学、法学、心理学、管理学、教育学等)的方法和知识来解决医疗道德问题而言,它是综合性学科。

一、西方医学伦理学的发展

医学伦理学是一门古老而年轻的学科。在古代,医学伦理学作为职业伦理学一直在丰富着伦理学的理论和实践。古希腊"医学之父"希波克拉底在总结前人的医德基础上总结出《誓言》:"仰赖医神阿波罗、埃斯克雷彼斯及天地诸神为证,鄙人敬谨宣誓愿以自身能力及判断力所及,遵守此约。凡授我艺者敬之如父母,作为终身同业伴侣,彼有急需我接济之,视彼儿女,犹我兄弟,如欲受业,当免费并无条件传授之。凡我所知,无论口授书传俱传之吾子、吾师之子及发誓遵守此约之生徒,此外不传与他人。"

"我愿尽余之能力与判断力所及,遵守为病家谋利益之信条。并检束一切堕落及害人行为,我不得将危害药品给予他人,并不作该项之指导,虽有人请求亦必不与之。尤不为妇人施堕胎手术。我愿以此纯洁与神圣之精神,终身执行我职务。凡患结石者,我不施手术,此则有待于专家为之。"

"无论至于何处,遇男或女、贵人及奴婢,我之唯一目的,为病家谋幸福,并检点吾身,不作各种害人及恶劣行为,尤不作诱奸之事。凡我所见所闻,无论有无业务关系,我认为应守秘密者,我愿保守秘密。倘使我严守上述誓言时,请求神祇让我生命与医术能得无上光荣。我苟违誓,天地鬼神实共殛之。"

在此,《誓言》提出很多规范,像敬业师如父母,在其需要时在经济上给予接济;视业师之子如兄弟,若其愿意学医则免费悉心授业;竭尽全力为患者谋利益,不做损害患者健康的事;治病不分男女、贵贱,一律为之谋幸福;不做害人的事,尤其不做诱奸之事;对患者隐私保守秘密,不为妇女施行堕胎手术。古罗马的盖仑(公元129~199年)、古印度的妙闻(公元前5世纪)、奢罗迦(公元前5世纪)都强调致力于人类幸福的医学事业高于个人的一切利益,强调对医学的献身精神。

公元12世纪,阿拉伯著名的医学家迈蒙尼提斯提出了颇为完备的祷文:

"永生之上天既命予善顾世人之生命之康健,惟愿予爱护医道之心策予前进,无时或已。毋令贪欲、吝念、虚荣、名利侵扰予怀,盖此种种胥属真理与慈善之敌,足以使予受其诱惑而忘却为人类谋幸福之高尚目标。"

"愿吾视患者如受难之同胞。"

"愿天赐予以精力、时间与机会,俾得学业日进,见闻日广,盖知也无涯,涓涓日积,方成江河。且世间医术日新,觉今是而非,至明日又悟今日之非矣。"

"神乎,汝既命予善视人之生死,则予谨以此身许职。予今之予之职业祷告上天:事功艰且巨,愿神全我功。若无神佑助,人力每有穷。启我亲医术,爱世间人。存心好名利,真理日沉沦。愿绝名利心,服务一念诚。神清求体健,尽力医患者。无分爱与恨,不问富与贫。凡诸疾病者,一视同仁。"

诗文的主要内容是:不让贪欲杂念、虚荣、名利侵扰自己的心灵,不让私心损害从医的公理和慈善心;不分贫富、贵贱,不问爱憎亲疏,一视同仁地为患者治疗,全力以赴地造福人类;把握一切时间、机会和精力,不断地提高自己的医疗水平,更新自己的医学知识;

献身于治病救人的事业，把人类的生命价值视为最高的标准。

18 世纪，法国精神病学创始人毕奈尔是第一个倡导用人道主义精神对待精神病患者的医生。他提出尊重精神病患者的人格、避免刺激性的语言和行为加之于精神病患者的看法。同一时代的德国著名医生胡佛兰德提出了医德的 12 条箴言(见附录)。

1791 年，英国的托马斯·帕茨瓦尔为曼彻斯特医院起草了《医院及医务人员行动守则》，后于 1803 年改为《医学伦理学》出版。从此，医学伦理学的名称就出现了。1847 年，美国医学会成立，颁发了《医德守则》。1864 年 8 月，由瑞士发起在日内瓦召开会议，成立了国际红十字会，签订了日内瓦国际红十字会公约。这个公约具体规定了有益战地伤病员的救护的原则，并规定各国的伤兵、救护组织都有受到保护和使用白底红十字标志的权力，这就意味着战地进行挽救和战俘救济工作的组织机构和它们的医护人员，在敌对双方中处于中立地位。从此，红十字会的服务得到法律承认。1949 年 8 月，61 个国家在日内瓦举行会议，订立《关于保护战争受难者的日内瓦公约》。同时，世界医学会采纳以《希波克拉底誓言》为基础修订的《医学伦理学日内瓦协议法》，在伦敦召开的世界医学大会通过了《国际医德守则》。1953 年，国际护士学会制定了《护士伦理国际法》，1965 年，通过了《国际护士守则》。1964 年，在芬兰的赫尔辛基召开的第 18 届世界医学大会，通过了关于以人体为实验对象的生物医学研究的道德原则——《赫尔辛基宣言》。1975 年《赫尔辛基宣言》又作了修订，强调了知情、同意的原则。同年，世界医学会通过了《东京宣言》，提出对待拘留犯应当遵循的行为准则。1968 年，世界医学会通过关于医生确定死亡的道德责任和器官移植的道德原则的《悉尼宣言》。1977 年，在夏威夷召开的第 6 届世界精神病大会上，通过了关于精神病医生的道德准则的《夏威夷宣言》。

二、中国医学伦理学的发展

《淮南子·修身训》有“神农尝百草”的记载。《黄帝内经》(简称《内经》)有这样的话：“天覆地载，万物悉备，莫贵于人。”在《疏五过》、《征四失》等篇中，《内经》对从医者的医德提出了具体的行为要求。汉代名医张仲景在《伤寒论》里提倡治病不分贫富贵贱：“上以疗君亲之疾，下以救贫贱之厄。”唐代名医孙思邈在其《备急千金要方》第一卷第二篇《大医精诚论》中专门论及医德：“学者必须博极医源，精勤不倦，不得道听途说，而言医道已了，深自误哉！凡大医治病，必当安神定志无欲无求，先发大慈恻隐之心，誓愿普救含灵之苦。若有疾厄来求救者，不得问其贵贱贫富，长幼妍媸，怨亲善友，华夷愚智，普同一等，皆如至亲之想；亦不得瞻前顾后，自虑吉凶，护惜生命。见彼苦恼，若已有之，深心凄怆，勿避险戏，昼夜寒暑，饥渴疲劳，一心赴救。无作工夫形迹之心，如此可为苍生大医；反此则是含灵巨贼。……其有患疮痍、下痢，臭秽不可瞻视，人所恶见者，但发惭愧凄怜忧恤之意，不得起一念蒂芥之心，是吾之志也。夫大医之体，欲得澄神内视，望之俨然；宽欲汪汪，不皎不昧。省病诊疾，至意深心：详察形候，纤毫勿失；处判针药，无得参差。虽日病宜速救，要须临事不惑，唯当审谛覃思；不得于性命之上，率尔自逞俊快，邀射名誉，甚不仁矣！又到病家，纵绮罗满目，勿左右顾盼；丝竹凑耳，无得似有所娱；珍馐迭荐，食如无味，醒酥兼陈，看有若无。……夫为医之法，不得多语调笑，谈谑喧哗，道说是非，议论人物，炫耀声名，訾毁诸医，自矜已德；偶然治瘥一病，则昂头戴面，而有自许之貌，谓天下无双。此医人之膏肓也。……医人不得恃己所长,专心经略财物,但作救苦之心。"

新中国成立之前,宋国宾著有《医学伦理学》。1988 年 12 月 15 日,中华人民共和国卫生部颁发《中华人民共和国医务人员医德规范及实施办法》(见附录)。

党的十一届三中全会以来,党在指导思想上拨乱反正,恢复了实事求是的思想路线。随着社会主义精神文明建设不断加强,医学伦理学的研究得到卫生行政部门的重视。1981 年 6 月,在上海举行了第一次全国医学伦理道德学术讨论会,会议的主要成果是向全国医药院校倡议开设医学伦理学课。同年 10 月 18 日,卫生部颁发了《医院工作人员守则和医德规范》。

1982 年 11 月,在大连召开第二次全国医学伦理道德学术讨论会,这次会议的主要成果是讨论了社会主义医德原则和倡议建设一门有社会主义特色的医学伦理学。

1984 年 12 月,在福州召开第三次全国医学伦理道德学术讨论会,讨论的主要问题是医德与改革。

1986 年 10 月,在南宁召开的第四次全国医学伦理道德学术讨论会,讨论的主要问题是医学伦理学的义务论、价值论、公益论的理论和实践,个人伦理与社会伦理的关系和结合,道德理论与道德实践的转化和提高,以及中国伦理法规和护理伦理法规及生命伦理问题。

1987 年,分别在山东潍坊、重庆、江苏苏州召开了 3 次令人瞩目的会议。对医学伦理学面临的挑战,医学伦理学的研究方向、研究方法,生命伦理学的一些重大伦理问题进行了讨论。

1988 年 10 月, 全国第五次医学伦理学讨论会暨中华医学会医学伦理学会成立大会在西安召开,这次会议标志着中国医学伦理学的理论队伍已经形成并走向正规。

1991 年 6 月,全国第六次医学伦理学讨论会在成都召开,会议总结了前 10 年的医德建设,并对 20 世纪 90 年代提出了展望。同年 9 月,国家教委、卫生部、国家医药管理局、国家中医药管理局联合制定《高等医药院校教师职业道德规范》、《高等医药院校学生行为规范》、《医学生誓言》。除召开全国性理论讨论会外,还召开医学伦理的专题研讨会。

第五节　医学伦理学的基本任务

任何一门学科,都必然有其特定的任务。而每一门学科的任务,都应该根据其研究的对象和一定时代、一定社会的要求来考虑。医学伦理学是关于医德的学问,它同医德一样,都是为人类的健康利益服务的。医德作为行为规范,要求于人们的只是"应该",医学伦理学则着重于说明"为什么"、"怎么样",使医务人员从理论上明确善恶界限,把医德的"应该"变成医务人员的内心信念,自觉地践履医德要求。为达此目的,医学伦理学就应从深入研究医德的诸现象出发,结合我国社会主义初级阶段的实际和科学发展带来的新问题,来确定自己的任务。

一、阐述医德的起源、发展及规律

医学伦理学作为医德的学说,它的主要内容就是要从历史和现实的角度,阐明有关医德的基本理论，从而指导医务人员确立正确的行医态度和道德理想。这既是医学伦理学的主要内容，也是它的基本任务。

医学伦理学和其他学科一样，有一个历史的发展过程。在人类历史上，随着社会分工的出现，随着个体意识从群体意识中的分离，随着医疗人际关系间利益矛盾的日益明显，到了奴隶社会以后，逐渐地出现了对医德的理论见解。对于调整这种医德关系间利益矛盾的理论观点，开始时是不系统的、零散的，然后逐渐地系统化，内容也因社会的发展和医学学科的发展而逐渐丰富起来。理论的目的性也逐渐明朗化，即围绕医德关系的某些重要问题，去寻求理论上的正确答案。

对医德理论的探讨，在不同的历史时期，不同的文化背景中，不同的医学科学发展水平下，医学伦理学内容的重点也各有不同。今天，在社会主义社会里，我们要从社会存在决定社会意识这一历史唯物主义基本原理出发，从经济与医德的辩证关系的观点出发，从各种意识形态相互影响的观点去探讨和揭示医德产生的根源、本质及其发展规律。另外，要把医德的理想性与现实性有机地结合起来，使医德的理想真正成为推动医学事业不断进步的内在动力和转化成为人类健康服务的现实和实践。要达到此目的，医学伦理学还必须从今天中国改革开放的实际出发，从卫生改革的现状出发，从市场经济的汪洋大海中，从医德关系的众多利益矛盾与冲突中寻找由“现然”向“应然”转变的方法和医德境界升华的途径。

二、概括医德的规范体系

医学伦理学是一门理论学科，从一定意义上可以说，它又是一门规范学科。离开了对规范体系的论述，也就不可能建立科学的医学伦理学。

医学伦理学作为一门调整医德关系的一种特殊规范的学科，它的多层次规范体系的建立有赖于它对医德性质界限的探讨。也就是说，要从医务人员的各种活动中分出医德行为。这是因为，医德并没有一个特殊的具有自己外部轮廓的领域，它是贯穿于医务人员的各种行为之中的，只有明确何为医德行为，才能在此基础上构建医德的规范体系。而要建立医学伦理学的规范体系，就必须根据辩证唯物主义历史观，从医务人员与患者、医务人员之间，医务人员与社会等方面的辩证关系出发，去确立医德的基本原则。在医德规范体系中，医德规范是多方面、多层次的，但其中有一个是起主导作用的规范，这个规范就是医德规范体系中的基本原则。

医德的基本原则是对医务人员个人利益与人类健康利益关系问题的集中回答，在医德规范体系中处于核心和总纲的地位，它制约着并贯穿于一定医德体系中的各种具体行为规范之中。各种具体行为规范本质上都是基本原则的具体体现，具体的医德规范离开它的指导，医德价值就很难确定。在医德基本原则的指导下，再概括出具体的医德规范，从而建构起医德的多层次的规范体系，去指导医务人员的行为。

但是，医学伦理学并不是只限于制定和表达这些规范，并不局限于道德戒律、说教之中，它还具有导善的作用，也就是说，医德规范既要约束人们，又要启迪人们；既要惩恶，又能奖善。这样，医学伦理学还必须深入研究医德的规范体系，搞清医德规范体系中许多辩证关系和重要的理论问题。这样，才能使医德的基本原则、规范的提出有助于医务人员个人树立明确的道德意识,形成个人的道德信念和习惯,使医务人员的医德观由“现有”向“应有”过渡。

三、医德对培养医学人才的积极作用

医学伦理学是一门实践性很强的学科,是一门塑造人的学科。它不是高悬于人的一种意识形态。它的最终目的,是要把有关伦理道德的科学认识,深入到医务人员的意识之中,提高医务人员的道德素质,帮助医务人员完善自己的人格。人格是个人道德素质的集中表现,道德素质与人格是息息相关的,道德素质高,人格就高尚。社会主义的医学事业的发展和人类健康水平的提高,离不开医务人员的积极作用,而医务人员自身人格的完善和积极作用的发挥又离不开医德的导向作用。如果离开了医德的作用,那么医务人员人格的完善以及与周围世界的关系的正常发展是不可想象的。

要培养医学事业的道德新人,把医德的原则、规范转化为医务人员的内在要求,医学伦理学要深入探究医德行为、医德品质、医德评价与医德修养,对面临人生选择的医学生和追求至善的医务人员给予正确的理论指导,帮助他们提高判断善恶、荣辱的能力,指出由医德他律转化为自律的途径和方法,使人们通过外在的医德教育和积极自觉的医德修养,不断陶冶品格,明晓医务人员对他人、对社会应尽的职责和本分,从而在灵魂深处形成强烈的义务感、责任感和高尚的医德良心,成为一个积极追求的自觉的道德主体,使医德境界不断得以升华,真正成为医学事业的专门人才,为祖国的医学事业和人类的健康做出积极的贡献。

【思考题】

1. 什么是道德、职业道德、医德?
2. 简述医学伦理学的理论基础。
3. 医学伦理学的基本任务是什么?

第二章　现代医学道德体系分析

医学道德简称医德。医德的基本原则是医学伦理学的一个最根本的问题。它统帅着医德规范与范畴，像一根主线贯穿于医德发展的全过程，是衡量医务人员一切言行的最高标准。医德规范是医学伦理学的重要组成部分，是医德关系的概括，也是医德基本原则的具体体现，更是对广大医务工作者的基本要求。医德范畴是医德现象的概括和总结，是医学伦理学的基本概念，它反映医德关系中最本质、最重要、最普遍的关系。同时，它既受医德基本原则和规范的制约，又是医德基本原则的补充和具体体现，医德的基本原则、基本规范、基本范畴和医德医风问题是医德规范体系中的核心内容，对培养医务人员的医德品质、协调医学实践中的人际关系以及解决医学实践的伦理难题具有重要的意义。

第一节　现代医学道德的基本原则

一、现代医学道德的基本原则

（一）医德基本原则的含义

医德基本原则，简称医德原则或准则。它是调节医学职业生活中各种医德关系所应遵循的根本原则，也是衡量医务人员的个人行为和道德品质的最高道德标准。

医务工作以人为对象，以治病救人、提高人类健康水平为目的。治病救人、救死扶伤是医德诸要求中的一个最基本的宗旨，人道主义是医德的基本原则。医德的基本原则是医务人员工作中应遵循的根本准则。

社会主义医德基本原则的提出与确立，它的意义在于：首先，这一基本原则集中体现了广大人民身心健康的利益；其次，社会主义医德基本原则既发扬了中外医德的优良传统，也反映了社会主义时代的要求；再次，社会主义医德基本原则科学地回答了医学职业活动中各种道德关系所要解决的基本问题。

（二）医德基本原则的主要内容

什么是社会主义医德基本原则？社会主义医德基本原则是指调节医务人员与患者之间、医务人员之间、医务人员与社会集团之间、医务工作与整个社会之间的关系所必须遵循的根本指导原则，是衡量医务人员的个人行为和医德品质的最高医德标准。

社会主义医德基本原则是在社会主义意识形态的影响下，批判地继承了传统医德思想基础上产生的，反映了我国社会主义初级阶段的经济关系及医疗关系的根本要求，体现了社会主义卫生事业的根本宗旨、职业特点，以及现代医学科学发展对医德提出的要求。社会主义医德基本原则的主要内容可以概括为：救死扶伤，防病治病，实行医学人道主义，全心全意为人民的身心健康服务。

1. 全心全意为人民的身心健康服务

“全心全意为人民的身心健康服务” 是由我国医疗卫生事业的社会主义性质所决定的。我国的医疗卫生事业是人民的事业。它包含以下两层含义：①“全心全意为人民的身心健康服务”是社会主义医德的根本目的，也是社会历史发展向广大医务人员提出的道德要求，它集中地概括了社会主义医德的崇高境界。②“全心全意为人民的身心健康服务”是社会主义社会医务人员的义务。

“全心全意为人民的身心健康服务”是医务人员“为人民服务”在职业生活中的具体化，也是医学道德的根本宗旨。“全心全意为人民的身心健康服务”要求医务人员正确处理个人利益与患者利益、集体利益和社会利益之间的关系。如果发生矛盾，要以患者利益、集体利益和社会利益为重。在道德上，医务人员行为的选择，应符合保障人民身心健康这一崇高目标。

应该说，社会主义社会为广大医务人员实现“全心全意为人民的身心健康服务”的崇高目标创造了良好的社会前提，但在医疗实践中，由于各种因素的影响，存在着某些背离这一根本宗旨的现象。因此，要加强对医务人员的医德教育，使他们的工作更好地为人民的身心健康服务。努力做到“三个一切”，即一切为了患者，为了患者的一切，为了一切患者。

2. 救死扶伤、防病治病

“救死扶伤、防病治病”是社会主义医疗卫生事业的核心任务，是为人民身心健康服务的具体途径和科学手段。全心全意为人民身心健康服务的医德目标不是空洞的口号，医务人员必须通过“救死扶伤、防病治病”的任务、手段和途径来实现，从而体现科学与道德的统一。为此，要求医务人员把“救死扶伤、防病治病”作为自己的神圣职责和基本道德标准，运用自己的专业知识和技能，竭尽全力地减轻和消除患者的病痛，做好疾病的预防工作，维护和保障人类的健康。

历代医家认为“人命至重，负于千金。”人的生命是最宝贵的，病家就医，寄以生死。医务人员应该意识到自己在道德上负有重大的责任。医务人员可以救人活命，也可以贻误人命。因此，医务人员只有具有高超的技术和严格的科学态度，才能在医疗实践中提高疗效，避免差错。没有严格的科学态度，违反医学科学的客观规律，不执行操作规程，是无法实现救死扶伤的职责。

现代社会，随着广大人民群众物质文化生活水平的不断提高，随着医疗条件的不断改善，医疗服务的对象逐渐扩大，并从患者转向健康的人群，朝着提高人的生命质量和寿命方向发展。为此，预防医学得到迅速发展，不仅提供了预防传染性疾病的有效措施，而且对当代人类构成更大威胁的非传染性疾病，也提供了重要的预防技术和手段。这就向广大医务人员提出了医药咨询、保健宣传、疾病的社会调查和预防等一系列任务。因此，当今医务人员不仅要治病，而且还要防病；医务人员服务的对象不仅是患者，还包括健康的人群。在社会主义条件下，广大医务人员通过防治结合，对人道主义提倡的对人的尊重、关心个人的幸福等愿望已经扩大到对全社会人民身心健康的关注，贯穿在整个医疗卫生事业中。社会主义时期的医疗卫生工作者必须摆正防与治的关系，积极投入健康教育，开好健康处方，这是现代医学的要求，也是社会主义医德原则的要求。

3. 实行医学人道主义

在医务人员的一切活动中，发扬社会主义的人道主义精神，是坚持社会主义医德基本原则的根本要求。那么，什么是人道主义？人道主义作为一种思想文化运动，是14～16世纪在欧洲文艺复兴时代一些先进思想家为反封建、反宗教迷信而兴起的一种思想文化解放运动。它的主要表现形式是主张肯定人的价值，尊重人的个性，关心人的幸福，维护人的自由，核心是人获得真正的解放。

"实行医学人道主义"是医学道德继承性和时代性的统一。它继承了传统医学人道主义的精华，又使之得到了丰富和发展，并充实了新的内涵。从历史发展的过程来看，医学人道主义是贯穿医德发展史中的一种先进思想，它体现了在社会主义制度下，对人的生命价值的尊重。其主要内容有：

（1）尊重患者的生命价值与人格：医学人道主义，就是要求医务人员尊重患者，爱护患者，对患者同情、关心；要求用科学态度对待人体，把维护人的生命放在医疗卫生职业的首位。人的生命只有一次，人死不可复生。生命死亡的这种不可逆转的特点，使人的生命价值表现得十分突出。作为社会的一员，每个人都有他自身的价值和人格尊严。医务人员在职业活动中，首先应尊重患者本身的生存价值。在实践中，不分民族、国籍、地位、年龄、性别、美丑、亲疏，都应平等对待，认真医治其躯体或精神上、心理上的创伤，挽救其生命。其次应尊重患者的人格和权利。在社会主义社会，每个劳动者都有着自己的尊严、自尊心，也就是说，他们都有自己的人格，都享有医疗权利。医务人员应该尊重他们。在临床上，不仅每个意识清醒的患者其人格都希望得到尊重，即使是意识缺陷的患者，在他的残存意识中，仍然有他的人格，也必须予以尊重。

（2）尊重患者平等的医疗权利和正当的欲望：患者被病因折磨，生命安全受到严重威胁，他们带着一系列希望来到医院，希望得到治疗，早日康复；希望医院环境是安全、舒适的；希望了解诊断和治疗的安排，以及如何配合治疗、护理的有关事宜，以解除痛苦，摆脱死神，维护自身的生命价值；希望一视同仁。医务人员应当尊重患者的这些正当要求。

（3）谴责和反对不人道行为：医学人道主义谴责和反对一切不同形式的对人、对患者的不人道行为。要求把战浮、囚犯、精神病患者当作人来对待，给予人道待遇，反对法西斯主义、恐怖主义对人的残酷迫害。医务人员要坚持社会主义医德的基本原则，对精神病患者、白痴、弱智等赋予极大的同情心，并在医治过程中，给予特殊的关心和照顾。

（三）社会主义医德基本原则的特点

1. 层次性与统一性

社会主义医德基本原则有3个层次：基本层次是"救死扶伤、防病治病"；中层次是"实行医学人道主义"；高层次是"全心全意为人民的身心健康服务"。虽然医德基本原则分3个层次，但是，层次之间是相互联系、不可分割的统一体。其中"救死扶伤、防病治病"是实现"全心全意为人民的身心健康服务"的重要途径和手段，"实行医学人道主义"体现了"全心全意为人民的身心健康服务"的内在精神，前两句话的落脚点在于实现"全心全意为人民的身心健康服务"的根本宗旨上。

2. 现实性与理想性

"全心全意为人民的身心健康服务"的医德要求，既具有我国现实存在的政治、经济、文化等客观基础和有利条件，通过努力可以达到的现实要求，但它又具有一定的超前理想性，作为医务人员所追求的医德目标，催人奋进，医德升华。因此，“全心全意为人民的身心健康服务”是立足于现实，而又高于现实的医德要求。

3. 继承性和时代性

医学人道主义是以重视人的生命价值、增进人类的健康、关心与同情患者、解除患者的疾苦为其宗旨的一种人道主义。作为伦理原则和道德规范的医学人道主义，是古今中外传统医学道德的精华。在以往，统治阶级视广大人民的生命如草芥，劳动人民生活在贫困和疾病的折磨中。就是在这种背景下，也有不少医学家极力主张要关心劳动人民的疾苦，对于患者不论其贫富贵贱，华夷愚智，普同一等，要一心救治。在现代，医学人道主义一直为有志之士所提倡和发扬。1949 年，世界医学会所采纳的《医学伦理学日内瓦协议法》就提出要“把患者的健康放在第一位”，决不用“医学知识做违反人道的事情”。1975 年，第 29 届世界医学大会所采纳的《东京宣言》又提出了医生的行为准则，医生应为“人道主义而行医，一视同仁地保护和恢复人体和精神的健康……”这些良好的愿望在私有制条件下虽然不能彻底实现，但它在客观上反映了人民群众的利益和要求，是医学道德文化中的宝贵财富。

“救死扶伤”既继承了生命神圣的思想，同时又融入了当代生命质量、价值的思想，体现了继承性与时代性。“实行社会主义的医学人道主义”既是批判继承古今中外医学人道主义、资产阶级人道主义基础上的发展，又显示了社会主义时代的特点。

二、现代医学道德的具体原则

医学道德的基本原则是比较概括而具有指导性的根本原则，具体运用时还要借助不伤害原则、行善原则、公正原则、自主原则等具体原则。

（一）不伤害原则

在医学实践中，不伤害系指在诊治过程中不使患者的身心受到伤害。

1. 不伤害原则及其相对性

一般来说，凡是医疗上需要的，或是属于医疗适应证范围，所实施的诊治手段是符合不伤害原则的。相反，如果诊治手段对患者是无益的、不必要的或者禁忌的，那么有意或无意去勉强实施，一定会使患者受到伤害，也就违背了不伤害原则。

不伤害原则不是绝对的，因为很多检查和治疗，即使符合适应证，大多也会给患者带来某些躯体上或心理上的伤害。如肿瘤的化疗，既能抑制肿瘤，又对造血和免疫系统有不良的影响。但是，这并不表示医务人员可以任意加以忽视，应防止各种可能的伤害，或将伤害减至最低程度。

2. 双重效应

双重效应系指某一个行动的有害效应并不是直接的、有意的效应，而是间接的、可预见的效应。如当妊娠危及胎儿母亲的生命时，可允许人工流产或引产，这种母亲的生命是流产或引产的直接的、有意的效应，而胎儿死亡是间接的、可预见的效应。因此，在上述或类似上述情况下所产生的伤害，是伦理和法律上能接受的。

3. 临床上可能造成对患者伤害的情况

临床上以下情况可能对患者造成伤害：对患者的呼叫或提问置之不理；歧视、侮辱、谩骂患者或其家属;强迫患者接受某项检查或治疗措施;施行不必要的检查或治疗;医务人员的专业知识和技能低下;医务人员的行为疏忽、粗枝大叶;不适当地限制约束患者的自由;威胁击打、粗暴操作或真的击打;拒绝对某些患者提供医疗照护活动,如艾滋病患者等;拖拉或拒绝对急症患者的抢救等。对此,医务人员应该避免发生。

4. 允许患者死亡必须符合下述条件才算不违背原则

(1) 患者的生命是由非常的手段维持的,如用呼吸机维持一个不可逆昏迷或脑死亡患者的呼吸。

(2) 有无可辩驳的证据证明生物学死亡即将来临,患者痛苦不堪。

(3) 对(1)或(2)的情况,患者或家属要求或表示同意撤销或终止治疗而使患者死亡,不是杀人,也不违背不伤害原则。

5. 防范伤害对医务人员的要求

为预防对患者的蓄意伤害,或为使伤害减低到最低限度,对医务人员提出以下要求:

(1) 培养为患者利益和健康的动机和意向。

(2) 提供应有的最佳医疗和护理。

(3) 对有危险或伤害的诊治措施,做出危险/利益、伤害/利益的评价,如截肢有可能发生血栓,就是危险,而失去一条腿就是伤害。通过评价,视危险/利益、伤害/利益的平衡点如何,要选择利益大于危险或利益大于伤害的行动;有时采取“两害相权取其轻”的原则,如一糖尿病患者,足部有严重溃疡,经治疗病情未减轻,有发生败血症的危险,此时为保住患者的生命予以截肢,是符合不伤害原则的。

(二) 行善原则

行善是做善事,系指直接或间接履行仁慈、善良或对患者有利的德行,即不仅要求医务人员不伤害患者,而且要求促进他们的健康和幸福。

1. 行善原则及内容

行善原则是指为了患者的利益应施加的好处。它包括积极和消极两方面的内容:积极方面是指促进患者健康,增进幸福;消极方面是减少或预防对患者的伤害。因此看来,行善原则比不伤害原则更加广泛。

2. 行善原则对医务人员的要求

行善原则要求医务人员的行为对患者确有助益,而在利害共存时要权衡利害大小。医务人员要使自己的行为对患者确有助益,必须符合以下条件:

(1) 患者的确患有疾病。

(2) 医务人员的行动与解除患者的疾苦有关。

(3) 医务人员的行动可能解除患者的痛苦。

(4) 患者受益不给别人带来太大的痛苦。

医务人员的行动往往不单纯给患者带来益处,它还伴有副作用,此时行善原则要求医务人员权衡利害,使行动能够得到最大可能的益处而带来最小可能的危害。

3. 行善原则与人体实验

在人体实验中,受试的患者可能并不得益,然而这种实验对大量其他的患者、对社会、对下一代有好处。受试的患者从社会中得到益处,也应促进社会的利益,即现在的受试患者从过去的人体实验中得到了好处，他也应有义务使未来的患者得到益处，从义务的相互性人体实验中可以得到伦理学的证明。但是，这不意味对参加人体实验的受试患者可能带来的危害和损害可以采取疏忽的态度。

4. 行善原则与对患者讲真话

行善原则要求视患者的具体情况告诉病情和治疗情况。若在不会对患者造成伤害的情况下，可酌情告诉患者真相；若担心患者听了病情的真相后精神崩溃，可以不告知实情。这看似欺骗的行为在伦理学上是可接受的。

（三）公正原则

公正即公平或正义的意思。报应性质的公正系指应得的赏罚；分配性质的公正系指社会收益和负担的合理分配；医疗上的公正系指社会上的每一个人都具有平等享受卫生资源合理或公平分配的权利，而且对卫生资源的使用和分配，也具有参与决定的权利。

1. 公正原则的含义

公正原则又分为公正的形式原则和公正的内容原则。

公正的形式原则是古希腊哲学家亚里士多德提出的。他主张相同的人同样对待，不同的人不同对待。这是一种形式的公正原则，也称形式的平等原则。在医疗实践中，形式上的公正原则系指将有关的类似个案以同样的准则加以处理，而将不同的个案以不同的准则加以处理。但是，在稀有卫生资源分配时，还要考虑公正的内容原则。

公正的内容原则规定有关方面，然后根据这些方面来分配负担和收益。人们提出根据以下有关方面进行公正分配：根据个人的需要、根据个人的能力、根据对社会的贡献、根据家庭的角色地位、根据疾病的科研价值等。

在物质丰富情况下，马克思主义强调需要，当根据需要进行分配时分配就是公正的。所谓需要是说某个人需要某种东西，如果得不到他就会受到伤害。我们把需要原则和形式的公正原则结合起来，就是说同等需要的人，在满足需要时应该同等对待；对不同需要的人则应该不同对待。但是，在现实卫生资源有限的情况下，应区别基本的医疗保健需要和非基本的医疗保健需要。一个国家应尽量使每个公民享受公正的基本的医疗保健需要，对非基本的医疗保健需要，如医疗高精尖技术可以根据个人的支付能力和其他情况而定。

2. 公正地分配卫生资源

卫生资源是指提供卫生保健所需的人力、物力、财力。卫生资源的分配又分宏观分配和微观分配。前者是指在国家能得到的全部资源中应该拿多少分配给卫生保健，以及分配给保健的资源在卫生保健内部各部门如何分配；后者是指医务人员、医院和其他机构决定哪些人将获得可得到的资源，尤其涉及稀有资源时。

我国的卫生保健是福利性公益事业，目前卫生保健的费用投资尚未达到发展中国家的要求，要达到卫生资源宏观分配的公正，必须随着生产的发展增加卫生保健费用的投入。仅现有的卫生保健费用，也必须做到公正地分配，如城乡之间、预防与治疗之间、基础医学与临床医学之间、高精尖技术与普及性技术之间等，既能兼顾各方面的发展，又要考虑社会大众的急需。

卫生资源的微观分配公正，首先要根据医学标准，如患者的年龄、成功的可能或希望、预期的寿命等。根据医学标准筛选后，如果稀有卫生资源的分配仍有困难，再参照社会价值标准，如患者的地位和作用、过去的成就、潜在的能力、科研价值等进行分配。

（四）自主原则

1. 自主和自主原则的含义

自主是指“自己做主”。1985年，吉仁将自主分为思想自主、意愿自主和行动自主。思想自主系指一个人具有正常稳定的情绪和正确的理性思考力；意愿自主系指一个人具有自由决定自己意愿的能力与权利；行动自主系指一个人具有行动的能力与权利。

自主原则是体现对自主的人和他的自主性的尊重，尊重自主的人和他的自主性就是承认他有权根据自己的考虑就他自己的事情做出合乎理性的决定。自主原则只适用于能够做出理性决定的人，对非理性的行动加以阻止以保护行动者不受他们自己行动造成的伤害，这种干预是正当的，因为这种行动不是自主的行动。

2. 患者的自主与医主之间的关系

在医疗实践中，医护人员在为患者提供医疗活动以前，先向患者说明医疗活动的目的、好处以及可能的结果，然后征求患者做主，称为医主。它又分全医主与半医主。前者是指在重大的医疗决策上，事先不征求患者的意见而完全由医护人员全权为患者做出决定，实施必要的诊治和护理；后者是指在重大的医疗决策上，在征得患者或家属的同意或授权下，由医护人员作出原则性决定。

患者的自主与医主不是对立的，患者为使自己的决定更合乎理性，需要求助医护人员的帮助。有时两者会发生矛盾，但在许多情况下是相容的，因此在强调患者的自主性的同时，医主仍有继续存在的价值。

3. 患者的选择权利与医生的责任

人在患病后，有权选择愿意接受或拒绝医生制定的诊治方案。这种权利是患者自主性的体现，也是医患关系的重要伦理原则。医生尊重患者的权利，不仅有利于正确诊治方案的形成和保障诊治活动的合理、正常进行，而且具有心理、伦理和法律意义。因为这使患者感到自身价值的重要，调动了自动参与的积极性，也会增强对医生的尊重和信任，从而有利于医患之间的沟通。患者有选择的权利，并不意味着剥夺医生的正当权利，因为医患关系是建立在双方同意基础上的契约关系，医生拥有医学知识和技术，在诊治方案的制订、实施过程中仍具有决定性。不过，如果医生滥用自己的权利，忽视或轻视患者的选择权利，使患者处于一种完全被动的状态，患者易产生不信赖、不尊重医生的建议，从而使诊治效果下降，有时患者还会采取隐蔽或公开的方式与医生对抗，使诊治方案难以确立和实施。如果在患者不知情的情况下实施亦有可能发生医患纠纷或诉讼，从而恶化或中断医患关系。

医生尊重患者选择的权利，绝不意味着放弃自己的责任，还要帮助、劝导，甚至限制患者进行选择。

医生要帮助患者进行诊治方案的选择，必须向患者提供选择的信息，即信息公开，如同患者向医生提供病史使医生做出正确的诊断一样。患者从信息中进行主观判断，以便参与诊治方案的设计和进行选择。为了使患者进行最佳选择，医生提供的信息必须是：正确提供的信息应以事实和严密的逻辑推理为依据，而不是凭医生的想当然。理解提供信息时要考虑到患者的文化背景，要达到通俗、明了，使患者能够理解，这与提供信息同等重要。适量提供关键、适当的信息，如果提供的信息量过少，患者难以明白和进行选择；相反，提供的信息量过多且抓不住关键，使患者糊涂而犹豫不决。适度提供信息时要考虑到患者的心理状态和病情，删除可能引起危害或误解的信息，并择其恰当的时机告知。开导提供信息不仅使患者及时了解病情，选择诊治方案，而且还能增强诊治的信心和力量，以利于医患之间的配合和提高实施效果。同时，提供信息时要避免：诱导提供的信息隐其害扬其利，诱使患者接受医生设计的诊治方案；欺骗提供的信息掺入伪的成分，以骗取患者接受医生设计的诊治方案；强迫提供信息时恐吓患者，以强制患者接受医生设计的诊治方案。以上 3 种做法含有医生的非医学目的或出自医生的家长作风，使患者不能达到真正的自主、自愿。当然，这与急诊患者因信息少且时间紧迫，而医生帮助患者或患者家属迅速作出决断有本质的不同。

当患者充分了解和理解了自己病情的信息后，患者的选择和医生的建议往往是一致的。但是，有时医生尽管出于患者的利益，有些患者的选择也会与医生的期望不同，此时医生应该劝导患者。如医嘱某住院患者绝对卧床，但患者卧床几天后自感不适或不忍医护的照顾而下床活动，当医生发现后既不能训斥或命令患者卧床，也不能抱着听之任之出问题自负的态度，应该劝导说服患者卧床。对有些具有选择能力而因患者角色行为缺如、角色行为减退、自身角色间发生冲突、角色行为异常等放弃选择或拒绝诊治时，医生应深入地了解其心理动因，并配合家属或所属单位的领导，耐心、冷静地提出忠告，同时调整患者的心理状态，使之选择某种最佳的诊治方案。劝告无效时，若不会危及患者的生命，仍要尊重患者的权利，但要有记录，最好履行文件手续。对那些选择与他人、社会的利益发生了矛盾的患者，医生应协助患者调整，既要履行对他人、社会的责任，也要使患者的损失降低到最低限度。至于患者的选择对他人的健康和生命构成威胁或对社会产生危害时，如传染病拒绝隔离，此时医生对患者的自主性限制是符合道德的。

对于缺乏或丧失选择能力的患者，如婴幼儿和儿童患者、严重精神病和严重智力低下患者、老年痴呆症患者、昏迷或无意识状态患者等，医生应尊重亲属或监护人的选择权利。但是，如果这种选择违背了一些丧失选择能力前的患者意愿（需要有证据）或者不利于患者的利益，医生应找患者所属单位或社会上的有关机构（医院伦理委员会等）商讨或咨询如何选择。如果患者处于生命的危急时刻，而亲属、监护人或所属单位领导又不能及时赶到医院，出于患者的利益和医生的责任，医生行使家长权是符合道德的。

医生尊重患者的选择权利，绝不是说医生可以听命于患者的任意摆布，更不是说医生可以加入患者的不道德行为中去，如同意给患者开假报告、假诊断证明，滥用精神药物，参与非法或秘密堕胎，滥用“安乐死”，满足重男轻女的需要而做性别鉴定等。这既是不道德，也是违法的。

第二节　现代医学道德的基本规范

一、现代医学道德规范的含义

所谓“规范”就是约定俗成或明文规定的标准或准则。规范是人类社会生活中普遍存在的现象,最常见于法律生活、道德生活等领域内。医学道德规范是医务人员在医学活动中道德行为和道德关系普遍规律的反映,是社会对医务人员行为基本要求的概括。医德规范是在医学职业活动的长期实践中形成的,是医务人员在医学活动中的道德行为和道德关系普遍规律的反映,是社会对医务人员行为的客观要求,也是依靠内心信念、社会舆论和传统习惯来调整医务人员与患者、社会以及医务人员之间道德关系的行为准则。

医德规范是医德体系的主体结构,医德体系实际上是医德规范体系。医德基本原则实际上也是最基本、最重要、贯彻医德体系始终的、起统帅作用的医德规范。医德基本原则是在诸多的具体医德规范中得以贯彻和实现。医德规范可以分为两大类:

(一)医德一般规范

医德一般规范也称普遍规范。它反映医德关系的共同特点,是所有医务人员共同遵循的行为准则。医德一般规范是对各类医务人员医德行为的共同要求,无论是医治人员,还是医学预防人员和医学科研人员;也无论是医生、护士,还是医技人员和管理人员,都要严格遵循医德一般规范。

(二)医德特殊规范

医德特殊规范又称个别规范、具体规范。它反映各种医德关系的具体特点,是不同医务人员各自遵循的医德行为准则。在医院工作的医务人员,都有各自的具体工作岗位、人际关系和医德要求的概括和反映。由于医务人员的岗位不同、分工不同,医学活动的形式也各不相同,服务对象及其状况多种多样,因此,医德特殊规范多种多样。

二、现代医学道德规范的本质

医德规范作为医学职业道德的行为准则,具有自己的特点。

(一)理想性与实践性的统一

医德规范以全心全意为人民的身心健康服务为宗旨,以规范的形式,提出崇高的道德理想,给人以精神上的鼓舞,激励医务人员忠于职守、救死扶伤。不仅如此,医德规范又是一种行为规范,用以指导人们的行为,要求人们去践行,因此,它又具有实践性。

(二)一般性与特殊性的统一

众所周知,随着人类社会和医学科学的发展,医药卫生事业已发展成一个庞大的系统,它不仅包括医疗、护理、药剂、检验、医技等临床系统,而且还包括预防、计划生育等系统。这些系统的职业目标和医德责任都是共同的,因此必须有反映它们共同道德要求的一般医德规范。但是,各系统的职业生活和具体的特殊的道德要求又是不同的,可以说各有自己的特点,这样就需要根据自己的特点制定一些医德规范。所以医德规范可分为一般和具体两种,是两者的统一。

(三)客观因素与主观因素的统一

医学道德规范的形成在本质上是客观因素与主观因素的统一,因为它是医德关系或一定社会对医务人员提出的医德要求的反映,因而它是客观的,不以医德主体的意志为转移;同时,它作为客观的医德关系和医德要求的反映形式,又必然包含着医德主体的抽象、概括等主观思维活动,并必然以纯主观的形式固定下来。因此,它是客观与主观的统一。

（四）医德规范是全人类性与阶级性的统一

医学科学是没有国界、没有阶级的，因此与之相应的医德规范的许多内容，在医学领域内具有全人类性，特别是礼貌性、智能性的医德规范。但是，在阶级社会中，医学总是为统治阶级服务的，统治阶级的愿望和整个社会意识形态不能不影响和反映到医德规范中，特别是利益性规范往往打上阶级的烙印。因此，医德规范是全人类性与阶级性的统一。

（五）稳定性与变动性的统一

医学职业有相对稳定的职业内容、价值目标，那么与之相应的医德品质和行为要求也具有相对的稳定性，故而医德规范不能朝令夕改。但是，医学也在不断地发展，因此也就相应的给医务人员提出一些新的品质和行为要求，即在相对稳定中又有变动性，故而医德规范也不能一成不变。由此可见，医德规范是稳定性与变动性的统一。

三、现代医学道德规范的形式

医德规范有两种形式：一是条文的形式，这种形式简明扼要，是非界限清楚，易于人们记忆、理解和接受，因而便于指导人们的行为，充分发挥行为准则的作用；二是誓言或誓词的形式，这种形式显得庄严、神圣，可以激发医务人员对医学职业的神圣感和光荣感，使他们忠实地履行自己的职责。

四、现代医学道德规范的基本内容

（一）救死扶伤、忠于职守

这一规范要求医务人员必须明确自己所从事的医务职业在社会主义事业中的重要地位，把维护患者的生命、增进人类健康，看成是自己职业中最崇高的职责。在全心全意为患者服务过程中，医务人员应待患者如亲人，竭尽全力，敢担风险，为保障人民健康贡献自己毕生的精力。无论何时何地，遇到处在痛苦危难中的患者，都应痛患者之所痛，急患者之所急，竭诚以待，尽力赴救。医学职业肩负着防病治病、救死扶伤、保障人民身心健康的崇高使命，医务人员只有自觉践行这一规范，才能替患者解除病痛，延长寿命，保障民族的兴旺和繁衍。

（二）钻研医术、精益求精

钻研医术、精益求精，不仅是适应医学科学迅猛发展的需要，而且也是保障人民身心健康的需要。这一规范要求医务人员不仅要热爱医学科学和医疗卫生事业，而且必须对科学技术有强烈的求知欲望和刻苦钻研精神；严谨求实，奋发进取，不断更新知识，提高技术水平。医务人员要结合本职工作，不断汲取新理论、新技术，把握医学发展的新动态，在实践上有所创新、有所突破；同时，在医疗实践上，如观察、诊断、处理时，要做到细致周密，一丝不苟，精心操作。医务人员应该意识到，钻研医术、精益求精，不仅是实现医学科学现代化的需要，而且也是保障人民身心健康的需要。

（三）一视同仁、平等待患

一视同仁、平等待患，主要是指尊重患者的人格与权利。一视同仁，平等待患，这是自古以来提倡的传统医德。古代医学家要求对待患者，要“普同一等”。这一规范要求医务人员对待患者，应不分民族、性别、职业、地位、财产状况、信仰、党派和国籍，都应一视同仁。

决不可厚此薄彼，亲疏不一，媚权重利，轻民薄义。在就医过程中，他们的正当欲望和合理要求，都应予以尊重。在条件许可的情况下，尽力给予满足。那种不平等待人，蔑视患者人格和权利的行为都是违背这一规范的，应当受到良心的责备和社会舆论的谴责。

（四）谨言慎行、保守医密

医务人员不应泄露工作中的能够造成不良后果的情况。一般包括两个方面：一是对患者保密；二是为患者保密。对患者保密，是指对于有可能严重影响医疗正常进行，会给患者身心健康带来损害的有关内容，要对患者保密，特别是那些预后不良的患者或面临死亡的患者，如了解自己病情的真实情况，很可能影响治疗或加速死亡，在这种情况下，医务人员可以对患者直接保密。这是医务人员的特殊干涉权，符合医学伦理学原则。

为患者保密，是指患者出于医疗需要，向医生提供了各种秘密和隐私，医生不得随意泄露，更不能任意宣扬。患者有避免恶性刺激，维护自身健康、利益和声誉的权利。患者亲属也有维护自身利益和声誉的权利。医务人员由于诊治的需要，有获知患者隐私的权利，但更重要的是有保守医密的义务，任何直接泄密或间接泄密，都可能会造成严重后果。

谨言慎行、保守医密是极为重要的医德。它是取得患者信任和主动合作的前提；是一项重要的保护防治措施；公民的隐私权是人权的重要内容，保守医密也是一条国际性的医德规范。这里需要说明的是，有些情况虽属于医密范围，但如果保密，会对公众利益造成危害，这种情况下不应列为保密范围。有些医密属于违反国家政策和法律规定的内容，也不应保密。因此，保守医密必须遵守公益的原则和法律原则。

（五）语言文明、礼貌待人

语言文明、礼貌待人，不仅是全社会应提倡的行为规范，而且是医务人员应遵循的职业道德规范。实践证明，语言文明、礼貌待人有助于建立医患之间的依赖感和安全感。对于帮助患者建立良好的心理状态，取得良好的疗效，促进患者的康复和健康，有着积极的作用。

这一规范要求医务人员要做到礼貌服务，在与患者交往过程中，举止要端庄，语言要文明，态度要和蔼，同情、关心和体贴患者。在患者伤痛、伤残、死亡面前，医务人员要保持严肃、同情，不能嬉笑打闹。在病房，要做到“三轻”：即说话轻、走路轻、动作轻，力戒大声喧哗。如果医务人员语言粗鲁，举止不端，不仅会使医患间缺乏应有的信任，而且还会给患者的心理带来不良的刺激。

（六）廉洁奉公、遵纪守法

廉洁奉公、遵纪守法，要求医务人员以人民利益、国家利益为重，严格遵守党和国家的政策、法律、法规，严格遵守各项规章制度，自觉维护职业的崇高声誉，不以医疗手段谋取个人私利。

古今中外医学家都很重视这一医德规范。清代名医费伯雄指出：“欲救人而学医则可，欲谋利而学医不可，我欲有疾，望医之相救者何如？我之父母妻儿有疾，望医之相救者何如？易地以观，则利心自淡矣。”英国科学家弗莱明说：“医药界最可怕而且真实杀人害世的，莫过于贪，贪名贪利都要不得。”这些言语，从不同角度告诉我们，担负着救死扶伤、治病救人神圣职责的医务人员，必须树立患者利益高于一切的观念。防病治病，救死扶伤是社会、人民赋予医务人员的崇高使命，医务人员手中的医药分配权、处方权、住院权是人民给的，理应为人民服务。医务人员所掌握的医疗技术，只能是为人民服务的手段而不是谋取私利的筹码。

廉洁奉公、遵纪守法，是医务人员自律的医德要求和医德品质。这一医德规范是医务人员公正地为人民健康服务的前提条件，是医德医风的重要内容和重要标志，也是我国优良的医德传统。医务人员应该用自己的实际行动维护患者的利益，坚持原则，与歪风邪气作斗争，反对一切不正之风。

（七）互学互行、团结协作

现代医学科学的发展，需要医务人员共同努力和密切协作完成工作任务。任何一项科研成果的取得，一种预防成果的完成，一例危重患者的抢救成功，都是多部门、多学科、多科室的专业人员团结协作的产物和集体智慧的结晶。这就要求同事之间要互学互行，团结协作，医务人员对待同行，应当虚心学习别人的长处，尊重同行的人格、劳动和荣誉，相互之间应主动支持，密切配合，协调一致。切不可文过饰非，争名夺利，更不应在患者面前评论其他医务人员或有意无意地贬低别人，抬高自己。在患者面前评论他人医疗工作的缺点，可能使患者丧失对他人的信任和治疗信心。这样做，在同道之间也会造成矛盾，影响团结。

第三节　现代医学道德的基本范畴

一、现代医学道德范畴的含义

医德范畴是人们对社会主义医德现象的总结和概括，是医学领域中医德现象相关系最本质、最重要、最普遍的基本概念，它包括权利、良心、义务、情感、保密、荣誉、功利等。

医德范畴反映了医德基本原则、规范的要求，受医德原则、规范的制约；反之，医德范畴是医德基本原则、规范的补充和具体体现，没有医德范畴，就使医德基本原则和医德规范缺少思维形式，从而不能确定医德体系，医德原则和规范就不可能发挥各自的作用，就不可能转化为医务人员的医德行为。

因此，医德基本范畴在调整医务人员行为，将客观外在的医德原则和规范要求转化为医务人员内在的医德愿望，从而产生强烈的道德责任感、自我评价能力和自我约束、激励的能力，促使他们自觉地调整自己的行为，实现医德基本原则和规范的要求。

二、现代医学道德范畴的基本内容

（一）医德权利

1. 医德权利的基本含义

权利是指公民或法人依法行使的权利和享受的利益。在政治和法律范围内，权利和义务是相对应的。谁要尽到了自己的义务，他就可以享受一定的权利。在处理权利和义务的关系上，不能把权利和义务的对等关系简单化、绝对化，不能在享受权利时就尽义务和责任，没有权利时就不尽义务和责任。那么，我们医德范畴的权利就是医务人员与患者在医德允许的范围内可以行使的权利和应享受的利益。它既指患者应该享受的权利与利益，也包括医务人员行使的权利。

2. 医德权利的基本内容

（1）患者的权利：其一，平等的医疗护理权。这一权利，一方面是指患者生了病都应该得到及时治疗，医务人员不得拒绝患者的治疗要求。是否实现患者这一权利，是衡量医务人员医德水平高低的重要标准。如果将患者拒之门外，延误了治疗时机，致使患者伤残甚至是死亡的行为，都是很不道德的，甚至是违法犯罪。另一方面是指任何患者都有享受医药服务的权利。虽然因有限的医疗资源不能平均地满足患者的特殊需求，但医务人员不能因患者的地位、阶级、权势、收入、容貌、关系等不同而区别对待，否则就是没有尊重患者的人格。其二，监督医疗护理权。患者有权对不负责任的、质量低劣的医疗给自己的身心造成损害的医院和医生、护士提出赔偿要求，甚至追究法律责任。患者不仅享受平等医疗的权利，而且享有获得实情、知情同意、提出医疗意见并得到答复以及要求了解医疗费用等情况的权利。其三，知情同意权。知情同意是指为患者作出决策提供必须的、足够的信息，在此基础上做出承诺。知情同意是患者自主权的一个重要和具体形式，现已成为医学研究和实验、临床诊疗领域最受人关注的伦理问题之一。在英国、美国等很多国家规定，没有获得知情同意的治疗属非法行为，医方要赔偿患者损失并被追究法律责任。《中华人民共和国执业医师法》中也已明确提出，如患者的病情需要手术，一定要取得患者及其家属的同意，待患者或家属签字后，才能进行手术。医务人员绝不能为了取得科研资料，隐瞒实情，骗取患者同意手术，这是不道德的。临床知情同意的伦理意义是自主原则的集中体现，有利于建立和谐的医患关系，同时也可减少民事和刑事责任。其四，保护隐私权。在医疗过程中，患者为了治病的需要，毫不保留地向医务人员讲出自己生理、生活和思想的隐私，并要求医务人员给予保密，医务人员决不能将患者的个人秘密和隐私向外泄露，甚至当笑料任意宣扬，如果这样就会给患者造成严重的后果。另外，还有社会免责权、诉讼赔偿权、了解医药费用权等。

（2）医务人员的权利：其一，是医务人员诊疗的自主权。患者得了病，是处在一种依赖状态，希望得到医务人员的帮助与指导，这就使医务人员的医疗活动具有自主权。医务人员在治疗过程中，采取什么治疗方案，是门诊治疗还是住院治疗，是保守治疗还是手术治疗，用何种药物，要求患者及家属应做何种配合等，都是由医务人员根据医学科学知识和治疗原则决定的，是医务人员权利范围内的事情，患者及家属不得无故干涉医务人员的这种自主权。然而，医务人员在做医疗决定时，也要征求患者的意见，不是简单地要患者与家属同意自己的方案，而是要耐心认真地说明医疗方案的选择意图，使患者及家属在真正知情的基础上采用对患者最佳的方案。这不是对医务人员自主权的不尊重，而恰恰是更好地行使医务人员的自主权。当然，这样的自主权，它已超出了一般权利“享受”范围。其二，是医务人员的特殊干涉权，即对讲真话、保密、拒绝治疗和行为控制的干涉。

（二）医德义务

1. 医德义务的基本含义

义务是指医务人员对他人和社会所承担的道德责任。医德义务就是医务人员对患者，对社会防病治病的自觉责任感和对医疗卫生事业的献身精神。它是由衡量个体道德的医德原则和规范所确定的，是实践道德原则和规范的具体要求。医务人员在医疗工作中应当树立整体观念，顾全大局，互相支持，密切配合。每个医务人员在医疗活动中所担负的只是某一项工作，是医疗工作总体的一环，无论在哪一环节上出差错，都会给医疗工作造成损失。

科室之间、医务人员之间都应该在为患者服务的前提下，互相支持，反对互不通气、互相推诿、互相拆台的错误倾向。要尊重同行的人格，尊重同行的劳动成果，相互学习，取长补短。

作为医德范畴的义务有两个特点：第一、不同于政治、法律以及一些政党、学会、团体章程中所规定的义务。政治、法律以及政党、学会、团体所规定的义务同权利通常是不可分割的。要享受权利，必须尽相应义务。同样，谁履行了自己的义务、就可以享受相应的权利。但是，医德义务不但不是以获得某种相应的权利或报偿为前提，而是以牺牲个人利益来实现他人和社会的利益为前提的。虽然，其中有些人在履行了自己的道德义务后，会受到社会舆论的赞扬以及社会或他人给予的报酬或权利，但作为行为者本身，无论是在履行义务的动机，还是在履行义务的整个过程中，都不应有丝毫希望报偿和权利的想法。第二，不同于行政上带有强制性的规章制度。医德义务不靠强制来实行，而是依靠人们的内心信念和社会舆论来自觉维持的，作为医德义务的履行者，这是天经地义的，是应该做和必须做的，是医务人员发自内心的要求对自己的使命、责任、职责或任务怀有的内在信念和强烈的意志。

2. 医德义务的重要性

医德义务是医学伦理学的中心范畴。它制约和影响着其他范畴，其他范畴都是医德义务的延伸和派生，理解和掌握医德义务是理解和掌握其他范畴的前提和基础。

医德义务是医务工作者的服务方向和职业价值目标。

3. 医德义务的基本内容

全心全意为人民健康服务是医务人员最基本的义务。每个医务人员必须把防治疾病的工作看做是无条件的，必须把解除患者的痛苦视作自己义不容辞的责任或义务。任何时候都应当把患者的健康需要摆在自己一切工作的首位。无论何时，抢救患者的需要对每个医务人员来说都是至高无上的命令，职业的责任感促使每个医务人员忘掉和放弃个人一切，立即投入紧张的抢救患者的工作中，而不能有丝毫的耽误和懈怠。

正因为道德义务要求每个医务人员把防病治病、救死扶伤的工作看做是无条件的，把解除患者的痛苦视作自己义不容辞的责任。因此，医务人员在医疗过程中，决不应拿诊断、治疗、住院、开方、给药、动手术等作为谋取私利，达到个人某种目的的手段。即使由于自己因抢救患者付出了辛勤的劳动，某些患者或家属往往以物质酬谢来表示自己感激之情时，医务人员应把这视作患者对自己的赞扬、鼓励和鞭策，绝不应接受物质报酬。这是因为，治病救人、解除病痛、挽救生命，既不是医务人员对患者的恩赐，也不是医务人员对患者发的慈悲之心，而是医务人员不可推卸的责任和义务。

社会主义医德义务在医疗过程中有一定的作用，它表现为：①社会主义医德义务能使医务人员明确服务方向，自觉地为人民健康服务。医务人员把防病治病、救死扶伤、全心全意为患者服务看成是自己对国家、对人民义不容辞的义务，就会积极、主动工作，就能正确对待医患关系，热爱医学专业，把身心扑在医疗卫生事业上。②社会主义医德义务能帮助医务人员正确处理公私关系。明确了医德义务的特点，就能使医务人员在行医过程中摆正公私关系，不求名利，不图钱财，不计报酬，真正做到忠于职守，廉洁奉公。③社会主义医德义务还可促使医务人员医德修养的提高，自觉抵制各种不正之风，自觉严守医疗秘密，以自觉的行为解除患者的痛苦。

（三）医德良心

1. 医德良心的基本含义

良心是伦理学的基本范畴之一，它是隐藏在人的内心深处的一种道德意识。它与责任是紧密相连的，是个人对他人和社会履行责任的道德感；又是个人进行自我道德评价的一种能力。因此，它是多种道德因素在个人意识中的有机结合。是个人对他人和社会的道德责任感的表现。马克思指出："良心是由人的知识和全部生活方式来决定的。"在我国，"良心"二字首先由孟子提出的，他认为"良心"即"仁义之心"。

医德良心是指医务人员对自己行为荣、辱、美、丑的深刻感受和检点，它是医务人员在对他人关系及社会关系上发自内心的、对自己所担负的职业道德责任的自我意识和自我评价。医务人员的良心，表现为总是以医德的原则和规范为准则，对人民的健康事业忠于职守，为人民的身心健康竭尽忠诚。

良心的特点是不管有无外界的压力、监督和利益的诱惑，认定自己应该这样做，而不应该那样做，依靠良心来指导、评价人们行医的道德作风，形象地说，良心是道德的自我法庭。

2. 医德良心的基本内容

良心是人们内心深处的一种感情，是人们意识的一种形式，是客观物质世界在意识上的反映。因此，它的内容是客观的，它来源于客观物质世界，而不是某种神秘莫测的东西。对于医务人员的医德良心来说，它是从一个人学医、行医的过程中不断在外界熏陶和自我反省中形成的，是在客体主体化和主体客体化的过程中作出的一种自我选择、自我评价，是外界在自我意识中打下的深刻烙印，从而又成为主体评价外界事物的特有的一种认识和情感统一的结构。

首先，医德良心要求医务人员在任何情况下，都忠实于患者。医务人员的医疗行为大多是在患者不了解甚至失去知觉的情况下进行的。因而医疗行为的正确与否、意义大小，是由医务人员单方面认可的，患者一般很少有可能申述自己的意见，更难以对医务人员的医疗行为进行监督。医务人员在没有外界舆论的监督，甚至在某些利益的诱惑下，都能做到忠诚于患者的利益，尊重患者的人格与价值，工作一丝不苟，在进行任何操作时，做到有人在与无人在一样，即使一时疏忽出了差错，也应及时纠正，主动汇报，敢于承担责任。这是医务人员必备的高尚的医德良心。

其次，医德良心还要求医务人员忠实于医疗事业，具有为医学献身的精神。医学事业是一项以救死扶伤、治病救人为宗旨的崇高事业，这就要求医务人员在从事医疗活动中，不仅要抛弃一切私心杂念、个人名利，而且要有不惜牺牲自己为医学事业贡献一切的精神。

再次，医德良心还要求医务人员忠实于社会。我们生活在社会主义社会，为患者服务是医务人员的应尽义务。有些患者为了治病、住院、开好药等目的，有可能采取送礼、行贿等方式拉关系、"走后门"。医务人员应依靠自己的职业良心唤醒自己的职业道德，从而自觉拒绝、抵制社会上的不正之风，自觉维护并纯洁崇高的医学事业。

3. 良心在医德行为过程中的作用

良心在医德行为过程中起着选择、监督、评价的作用。

首先,良心在医务人员的道德生活中起着选择的作用。人们在行为之前,总是要从某种动机出发,对行为进行选择。这时,医务人员的良心便依据医德原则的要求和自己的道德义务,对行为动机进行自我检查。对符合内心道德要求的动机予以肯定,对不符合内心道德要求的动机进行抑制或否定,从而确立正确的动机。

其次,在行为过程中,良心还起着监督作用。良心对符合医德要求的情感、意志、信念以及行动的方式和手段会给予激励,对不符合医德要求的情感、欲念或冲动则予以纠正和克服。以"良心发现"的形式,发现情欲干扰、手段失当等错误,并及时纠正某种自私欲念和偏颇情感,改变其行为的方向和方式,以避免产生不良倾向。良心的这种监督作用,使医务人员能自觉保持自己的正直人格,提高自己的高尚道德修养。

再次,在行为之后,良心具有评价的作用。良心可以自发地评价医务人员的医疗行为,可以使他们对自己的行为后果作出肯定或否定的恰当的评价。对履行了道德义务的医疗行为,内心感到满足和欣喜,对没有履行道德义务的医疗行为则感到不安、自责、内疚与悔恨,甚至陷入极度痛苦之中,从而唤醒自己在今后医德行为中扬善避恶,发扬优点,改正缺点,不惜任何代价挽回自己行为所造成的损失。

(四)情感

1. 情感的基本含义

情感是人对客观事物态度的体验, 它具有独特的主观体验形式和外部表现的形式,是人的内心世界对客观事物或周围人群喜怒哀乐的体验,是人们对外界刺激肯定或否定的心理反应。

2. 情感的基本内容

(1)同情心:在面对患者的身心受到病魔与精神折磨过程中,医务人员对患者表现出的极端的焦虑、热情、关怀、帮助以及不怕脏臭的服务态度,甚至不惜献出自己一切的博大情怀,这就是同情心。

首先,有同情心才能设身处地为患者着想,想患者之所想、急患者之所急、痛患者之所痛,才能在对患者检查和治疗时,做到满腔热忱、体贴入微、态度和蔼、言语可亲,并十分注意自己的表情、姿势和态度对患者所产生的影响;才能在对患者治疗时,尽量选择痛苦少、疗效高的治疗方案。不仅注意对患者进行身心两方面的治疗,而且常常为使治疗达到更好的效果而牺牲个人利益。

其次,有同情心才能克服对患者的嫌恶之心,在任何情况下都能一心赴救。患者患病时,往往出现形体难看、气味难闻和呻吟不止的现象,在这种情况下,只有同情患者,才能不计较这些,并竭力为患者解除病痛。有的患者连续多日便秘,腹胀难忍,吃睡不安,非常痛苦。在别无他法的情况下,医务人员毫不犹豫地用自己的手一点一点把大便抠出。有些重危患者,由于呼吸困难使痰液不易咳出,甚至在痰液堵塞气管引起窒息的关键时刻,医务人员同样会事不宜迟地口对口将痰液吸出。这种不嫌脏臭的举止,充分表现出医护人员对患者高尚的同情心。

(2)责任心:这是指医务人员把挽救患者的生命作为自己崇高而又神圣的职责。这种情感首先表现为对患者的高度负责。医务人员在诊断、治疗的整个过程中，认真仔细、严谨周密，为了挽救患者的生命，他们常常不分上班下班，不分白天黑夜，不分节假日，随叫随到；从睡梦中叫醒，从饭桌上拉走，既无加班费，也无人表扬，有时反而会听到别人的埋怨声。作为一个医务人员，他们已自觉地将自己的全部时间、全部心血、全部技术都无条件地献给了人民。这是社会主义国家医务人员对患者特有的道德责任感。责任心升华为事业心，这是情感的最高境界。

3. 情感在医德行为中的作用

情感对医德行为的作用是不容忽视的。情感如何，对医务人员的医德行为起促进或阻碍作用。作为医务人员，只有热爱本职工作，热爱患者生命，才能有强烈的医德情感。例如，一位患者因公受伤，截去了右腿，这个意外的打击使他失去了生存的信心，感到极为痛苦。责任护士为他喂水喂饭，端屎端尿，擦身洗脚，还从家里为他带来可口的饭菜，使患者深受感动。在做好生活护理的同时，护士还耐心做好心理护理，使他备受鼓舞，对未来生活充满了信心。许多事例证明，医务人员良好的情感，对医德行为起着促进和推动作用。反之，消极的情感，对医务人员的行为只能起阻碍的作用。有的医务人员对本职工作认识不足，缺乏医德情感，对患者态度冷漠、生硬、不负责任，使患者产生恐惧感和不信任，对医治自己的疾病缺乏信心，以致影响康复，甚至产生不良后果。因此，医务人员要培养良好的医德情感，增强执行社会主义医德基本原则的自觉性，提高对本职工作的认识，把医德情感上升到理想的境界。

（五）保密

1. 保密的基本含义

保密是指医务人员在防病治病中应当保守医疗秘密，不泄露患者的隐私及某些疾病情况。保密作为医学伦理学的特有范畴，是医学道德的历来传统。早在希波克拉底誓言中，就有这样的内容。誓言说："凡我所见所闻，无论有无业务关系，我认为应守秘密者，我愿保守秘密。"1948年，世界医学会曾将希波克拉底誓言现代化，制定了《日内瓦宣言》。在《日内瓦宣言》中也写到："患者吐露的一切秘密，我一定严加信守，决不泄漏。"这些誓言和宣言都要求医生应为患者保守秘密。目前，世界上大多数国家的医学院校的校训或医学生毕业誓词中，仍将保守医疗秘密作为医务人员必须具备的道德观念。

保密也是保护性医疗的一种措施，其目的是不给患者以任何精神刺激，使患者在接受治疗的过程中保持良好的精神状态。

2. 保密的基本内容

一般来说，医务人员在保密时应该注意3个方面：一是对患者为了医疗的需要而提供的各种个人秘密，不应随意泄露，更不能当作谈话资料而宣扬。二是对一些患者的某些病情保密，如对患者精神可能带来挫伤的恶性肿瘤或其他危害患者生命的病情（对于恶性肿瘤患者病情的保密问题，国内、外医学界有不同的看法。有人提供资料证明，把癌瘤的病情告诉患者和对患者保密，没有明显不同反应。有人在研究几例无法手术治疗的癌症病例后指出：只有少数病例告知实情后有不良作用，而大部分病例并未受到过分打击，甚至对病情还有良性作用）。三是对某些知名度很高人士的病情、性格、健康状况，以及治病期间涉及个人、国家、社会秘密的谈话，应严格保密。

保守医疗秘密，对于建立医患之间的信赖关系，避免医患矛盾和医疗纠纷是必需的；对于患者在接受治疗中保持良好的精神状态，早日康复是有利的。

（六）功利

1. 功利的含义

所谓功利，是指功效和利益。医德功利，是指医务人员履行医德义务，坚持全心全意为人民身心健康服务的前提下获得的社会和集体利益以及个人的合法利益。

功利并不与医德相矛盾。医德是调整医务人员与患者、社会之间关系的行为规范，但医务人员与患者、集体、社会的关系归根到底是利益关系。普列汉诺夫说："人类道德的发展一步一步跟随着经济上的需要，它确切地适应着社会的实际需要。在这种意义之下，可以也应当说，利益是道德的基础。"由此可见，道德与利益是密切相关的。我们提倡医德理想和情操，并不排斥功利。马克思主义并不反对一般的功利主义，反对的是个人利益至上的资产阶级功利主义，而主张个人利益应当服从社会、国家和集体利益。解除人民的病痛，保障人民的健康是医务人员最大的功利，对社会贡献的大小是衡量医务人员功利的依据。

2. 社会主义医德的功利内容

维护患者的身心健康是医务人员的最大功利。医务人员通过自己的努力工作，使患者恢复了身心健康，具有了充沛的精力，投身到社会主义现代化建设中，创造更多的物质财富，这是医务人员的最大功利。每个医务人员在自己的本职工作中，应当更加努力地工作，多为患者和社会作贡献，为集体和社会创造更大的功利。

坚持集体和社会功利至上，个人功利服从集体功利。在个人功利与集体和社会功利的关系中，不仅个人功利与集体和社会功利要和谐共存、相得益彰，而且更重要的是坚持集体和社会功利至上的准则，个人功利必须服从集体和社会的功利。我们说集体和社会功利至上，是因为集体和社会功利是个人功利的保证，只有集体和社会功利得到实现后，才有个人功利的实现。总的来说，集体和社会功利与个人功利是一致的，但有时也会出现矛盾，当两者发生矛盾时，就需要医务人员牺牲个人功利，维护集体和社会功利。

坚持在全心全意为人民身心健康服务的前提下维护医务人员个人的合法利益。医药卫生部门和其他各行各业一样，有着自己行业的利益；医务人员也和其他各行各业的人们一样，有自己的物质利益。医务人员的辛勤劳动在一定意义上仍然是一种谋生的手段。医务人员用自己掌握的医药知识为人民救死扶伤、防病治病，为他人和社会作出了贡献，他们获得报酬，利用业余时间进行有偿服务，增加集体和个人的收入，有利于医疗卫生事业的发展，改善医务人员的生活和工作条件。医务人员的晋级晋职，是为了自身和业务的发展，而更有利于医疗卫生工作，所以，医务人员应树立正确的功利观。

（七）荣誉

1. 荣誉的基本含义

在伦理学中，荣誉就是对道德行为的社会价值所作出的客观评价和主观意向。它包括两个方面的含义：一方面是指社会用以评价人们行为的价值尺度；另一方面是指对个人行为的社会价值的自我意识。这两个方面是互相联系和互相影响的。

医德荣誉是指医务人员在履行了对患者、对社会的义务之后，所得到道德上的社会公认和褒奖。也是医务人员的自我意识。现在有不少医务人员被誉为"华佗再世"、"白衣天使”等，这都是由于他们出色地履行了对患者、对社会的义务之后而得到颂扬和赞誉。对医务人员来说，荣誉还表现为一种情感上的满足感。

2. 医务人员要树立正确的荣誉观

全心全为人民身心健康服务，为发展医学科学作贡献，是最大的荣誉。荣誉与义务是一致的，荣誉应与虚荣划清界限。医务人员在医疗卫生工作实践中，按照社会主义医德要求，刻苦钻研医疗知识，诚实而勤奋地工作，自觉履行自己的医德义务，为患者和社会作出应有的贡献，得到患者和社会的赞扬与肯定，而且把这种赞扬与肯定看做是人们鞭策自己做好医疗工作的动力，而不被荣誉所束缚，继续出色地工作，作出更大贡献，这是真正的荣誉观。那种有了荣誉后，故步自封，傲视他人是不对的。

荣誉的获得是以奉献为前提，以求是为基础的。对医务人员工作的评价和应得的荣誉，应该是以对社会主义现代化建设所做出的贡献大小，作为衡量的标准。因此，把自己的工作看做是社会主义现代化建设的重要组成部分，只有自觉地把自己的全部精力和智慧毫不保留地奉献给医疗卫生事业，才能获得荣誉，可以说没有奉献就没有荣誉。一个不忠于职守，不愿作奉献、牺牲的人是不会获得荣誉的。如果采取弄虚作假、欺骗患者、欺骗社会的手段去获得荣誉，那是极不道德的行为。

个人荣誉与集体荣誉的统一。在社会主义条件下，个人、集体、国家三者的利益在根本上是一致的。个人的荣誉和集体的荣誉是紧密相连的，个人的荣誉是集体荣誉的一部分，集体荣誉是个人荣誉的基础。但是集体荣誉是第一位的、主要的。我们医务人员个人所取得的任何荣誉，都包含着党组织的教育，同行的大力支持，患者的密切配合，从这个意义上说，没有集体的荣誉也就没有个人的荣誉。因此，要把个人荣誉与集体荣誉统一起来。

第四节　医患关系的伦理道德

医患关系是一种社会关系，是患者与医者在诊疗过程中所建立的相互关系，这是一种特殊的人际关系。一般来说，在医患关系中，医生处于主动地位，大部分患者则处于被动地位，这种关系不利于调动患者的积极性。随着社会发展，人们物质、文化水平的提高，医患之间的关系在发生着变化，从医生、护士主动而患者服从的被动模式转向医患协商、互相尊重的新型医患关系。因而，加强医患沟通，重视医患双方的权利和义务，建立现代的医患关系，有利于减少医患矛盾，更有利于对保障人民的身心健康，尤其对于广大医护人员来说，能充分认识并协调好这种关系具有重要的意义。

一、医患关系概述

（一）医患关系的含义

医患关系有狭义和广义之分。一般认为，狭义的医患关系是特指医生与患者之间相互关系的一个专门术语。而广义的医患关系中，“医”不仅是指医生、护士、医技人员，还包括管理、后勤服务人员及医疗群体；“患”不仅是指患者，尤其对失去或不具备行为判断能力的特殊患者，这时与患者有关的人群往往直接代表了患者的利益。因此，广义的医患关系一般是指以医生、护士为主的群体（治疗者或医疗卫生组织）与以患者为中心的群体

(患者、亲属、监护人、单位组织等),在诊疗和预防保健康复过程中所建立的各种联系。

(二)医患关系的特点

在不同的历史时期,由于社会经济条件、医学技术水平等因素的不同,形成了具有不同特征的医患关系。

1. 古代医患关系的特点

古代医学是经验医学,由于当时的医疗技术条件十分简陋,医生只能通过“望、闻、问、切”、“视、触、叩、听”等直接与患者相接触的形式了解病情,医生对患者的病痛要全面考虑,整体负责。这种朴素的整体医学观,使医患关系出现3个特点:一是医患关系的直接性。医者从了解病情,提出诊断意见到实施治疗等,都由医生直接进行,医患直接交往,关系比较密切。二是医患关系的稳定性。医生对患者的疾病需要全面考虑和负责,患者往往把自己的生命和健康寄托于某一个接诊的医生,该医生也就单独地承担起诊治患者的全部医疗责任,形成医患关系的稳定性。三是医患关系的主动性。大多数医生把“爱人便是爱医”、“医乃仁术”作为行医的信条,常常上门服务,将在医疗活动中主动地接近、关心和了解患者作为自己的行医准则。

2. 现代医患关系的特点

从欧洲文艺复兴运动以后,医学从自然哲学中分化出来,形成了独立的学科体系。首先,它用还原论的研究方式,把人体分解为相互独立的器官、组织和细胞,而不再是一个完整的人。其次,近代医学科学的发展,各项医学技术为系统的实验研究和诊治疾病提供了物质条件,诊疗方式逐渐置于实验科学基础上。再次,随着医学科学和现代社会的发展,疾病谱和死亡谱发生了变化。过去的传染病、呼吸系统疾病、营养不良性疾病等已不再是威胁人们健康的主要疾病,取而代之的是心脑血管疾病、糖尿病、肿瘤等。这些疾病的共同特点是:引发疾病的因素错综复杂,而其中与患者的心理状况、环境因素及不良的生活方式和习惯有关,并受到医学界的普通关注。美国精神病学和内科学的恩格尔教授在1977年首次提出了新的医学模式,即:“生物—心理—社会”医学模式。这一模式在医学观、健康观和疾病观上都形成了新的认识,它很快被医学界所接受,成为现代医学界发展的重要标志,它是现代医患关系的发展趋势。现代医患关系与古代医患关系相比发生了深刻的变化,其表现有以下特点:

(1)医患关系的技术化:随着医疗技术的不断提高,易导致“人机化”倾向,即高技术低感情的倾向,具体表现在3个方面:

第一,医患关系物化趋势。在现代医学中,由于实验医学在医疗活动中的大量应用(医务人员大量地采用物理、化学等医疗设备),改变了经验医学的治疗方案。医生在给患者诊疗时,对这些医疗设备产生了依赖性,它很大程度上成为医患关系中的第三者媒介,使医患双方相互交流的机会减少,淡化了双方的感情,使医患关系在某种程度上被物化了。

第二,医患关系分解趋势。一方面,由于分科越来越细,医生分工日益专科化,形成一个医生只对某一种疾病或患者的某个病变部位负责,促进患者的健康工作需要由多个医生、护士和其他人员共同完成。另一方面,随着医院和病房的出现,患者集中于医院治疗,表面上医患双方生活于同一空间,交往似乎密切了,但实际上,患者在疾病的发生和发展的过程中为其诊治护理的不可能只是一位医务人员,使以往稳定的医患关系就分解成多个部分,医患双方的情感联系又相对减弱了。

第三,人病分离趋势。以生物学为基础的医学,为了探索疾病的生物因素,往往把某种疾病的特定因素从患者整体中分离出来,舍去了引起疾病的社会、心理等因素,孤立地研究病理生理。这样,在医生工作的视野中,患者只是试管里、显微镜子下的血液、尿液、脑脊液、细胞和各种形态的标本……从而,活生生的人的完整形象消失了。把疾病从患者身上分离出来作为医学研究的对象,使得医患双方人与人之间的关系被淡化了。

(2) 医患关系的商品化:在美国,患者作为消费者已成为现实。1962年,美国国会通过了消费者权利法案,包括了保护消费者健康的一些基本原则。2001年,浙江省人民代表大会在全国第一个把医患关系和医疗服务列入《浙江省实施〈中华人们共和国消费者权益保护法〉办法》中,商品化使各种利益关系在市场这个"天平"上得到了最佳组合,医德建设也有其更为和谐的基础。利益需求的内在驱动,引发了医德主体的经济冲动,调动了医德实践者的建设积极性,强化了医务人员的人格力量。医务人员通过医德修养,将医德规范内化为医德信念,再在意志作用下转化为医德行为。这也是包括技术、经济、道德水平和服务条件等在内的全方位竞争力量。这样可导致医疗更优质、更方便、更带有"顾客第一"的服务性。但是,商品经济对价值的追求,又潜伏着一定条件下为价值而牺牲使用价值的可能,从而助长经济冲动,冲淡道德理性,导致或助长医务人员非道德意识、行为、作风的产生和发展,甚至产生新的商品拜物主义和拜金主义。表现为奉献精神淡化、医德观念淡薄、以医谋私和医疗服务质量下降,以至钱道淹没了人道和社会道德的总体滑坡。这是市场经济固有消极因素渗透作用的结果。

(3) 医患关系的民主化:当今医患关系由以医生为中心向以患者为中心转变。希波克拉底爱护、关心患者的人道主义医学传统得到重新确认,医患关系中患者地位不断地提高,患者权利不断地增强。随着教育水平的提高,公民权利意识的增强,患者对自身健康的关注,医患关系中患者的地位和主动性将更加提高,传统的家长式的医患关系正朝着以患者为中心的医患关系模式转变,患者拥有了更多的自主权利,医生也必须把尊重患者的自主权看成是绝对的义务,让患者有权参与有关自身医疗选择。

(4) 医患关系的法律化:我们的国家是依法治国的国家。人们的法律意识也在逐渐增强,传统的靠伦理道德规范来维系医患关系显然是不够的,因此,法律规范将逐步成为医患关系的制约手段。如对"知情同意"、"保密"等内容已写入我国《执业医师法》《医疗事故处理条例》等法律法规之中,还有《护士条例》等一系列的规定的出台,说明医患关系步入法律化,医患双方都应学法、用法、守法,运用法律武器保护自己的正当权益,尤其是医者。

(5) 医患关系的社会化、扩大化:医学科学一方面向微观即向亚细胞、分子、基因等生命活动和疾病过程的内在机制深入发展,另一方面强化医学服务的根本宗旨。当今社会对人的认识和理解越来越深刻,越来越尊重人。体现在医患关系中,就是要强化医学服务的根本宗旨,全心全意为人类身心健康服务。"以患者为中心"是现代医学必须树立的服务理念。它要求医务人员在工作中,应依据生物—心理—社会医学模式,把患者看做是一个完整的人,既重视生理治疗,又重视心理治疗,使医疗护理的对象由患者扩大到全社会的人，医疗护理的内容由生理的扩大到心理的、社会的，医疗护理的范围由医院扩大到社区乃至家庭。表明医患之间的交往也在多层次上展开，形成了一种医患互动，更为全面和新型的医患关系。

医患关系既是医患双方主观意志的体现，又是客观实现关系的反映。医患关系反映了医患双方满足其需要的心理状态。如果医患一方在交往过程中对另一方不真诚或不友好、不尊重，那么就会使另一方产生不安或发生冲突。因此，在医疗实践中，医患关系表现出了真诚、融洽、和谐和怀疑、矛盾、冲突等形式。但无论哪一种形式都反映了医患双方的心理需求和互动。

二、医患关系的内容

医患关系的内容包括医患技术关系和医患非技术关系。在医疗活动中，医患关系一方面表现为医务人员与患者在医疗措施决定和执行中的技术关系，这是医患关系的专业内容，医患技术关系是基础，因为医务人员有技术而患者找到了他；另一方面表现为医务人员对患者的服务质量和伦理道德的非技术关系，它是与医患关系技术方面同时存在的。如果医患之间不和谐、不信任，甚至是紧张的或发生冲突的，医患的技术关系就难以维持，会直接影响临床工作的开展，甚至损害患者的健康利益。因此，医患关系非技术方面的内容是顺利实施技术的保证，从某种意义上显得更为重要。

（一）医患技术关系

对医患技术关系模式的划分，国内、外学者均有不少的提法，主要有 3 种医患关系分类模式：即罗伯特·维奇（Robert Veateh）提出的维奇模式（纯技术模式、权威模式和契约模式）、布朗斯坦（Braunstein）提出的布朗斯坦模式（“传统模式”和“人道模式”）和萨斯（Seaz）、荷伦德（Hollender）提出的萨斯、荷伦德模式，本书主要介绍后一种模式。

1956 年，美国学者萨斯（Seaz）、荷伦德（Hollender）在《内科学成就》中发表的《医患关系的基本模式》一文中首次提出，现已被医学界广泛接受。此模式根据医生和患者地位、主动性大小，将医患关系分为 3 种类型：主动—被动型、指导—合作型、共同参与型。

1. 主动—被动型

这是一种具有悠久历史的医患关系类型。在这一模式中，医生是主动的，患者是被动的，是一种不平等的医患关系。它的特点是患者到医院就诊，请求医生给予诊疗，患者往往处于被动地位，而医生掌握诊疗技术，给患者以诊治，往往以主导者自居。患者不能发挥积极主动作用，不能发表自己的看法，也不能对医生的责任进行有效的监督，容易引起不应有的事故和差错。故西方学者把这一模式称之为：“父权主义模型”，这一模式相当于生活中父母与婴幼儿的关系。这种模式在现代医学实践中多有存在，如外科手术、麻醉、抗生素的使用、急诊治疗等，这种模式，在强调人权的今天，已受到越来越多的批评。但是，对于休克昏迷患者、精神病患者或难以表述主观意见的患者，则是适用的。

2. 指导—合作型

这是一种构成现代医疗实践中医患关系基础的模式。医患间存在着相互作用，患者被看做有意识、有思想的人，在医患双方关系中有一定的主动性，医者注意调动患者的主动性，医患关系比较融洽，但这种主动性是有条件的，是以主动配合、执行医生的意志为前提的。主动配合的具体表现：主动述说病情，反映诊治中的情况，配合检查和治疗。医者仍具有权威性，仍居于主导地位，医生告诉患者做什么，而不喜欢患者提出问题或表示异议。这一模式无疑比主动—被动型医患关系前进了一步。它有利于提高诊疗效果，有利于及时纠正医疗差错，在协调医患关系中能够起到一定作用，但仍不够完善和理想，总体上医患的权利是不平等的，这一模式相当于生活中父母与青少年的关系。

3. 共同参与型

这是现代医患关系的一种发展模式。此型的医患相互关系中医生和患者有近似相等的权利和地位，医务人员帮助患者自疗。此类型与以上两种类型的区别是：患者在医疗过程中不是处于被动地位，而是主动与医生合作，主动参与医生的诊治活动，有时患者还和医生一起商讨治疗措施，共同做出决定。医生在诊疗过程中能认真听取患者的意见，采取其中合理的部分，诊治中发挥着医患双方的积极性。这种类型有利于建立真诚和相互信任的医患关系，对提高医疗质量是非常有利的。大多数慢性病的治疗适用这种模式，此模式相当于成人与成人之间的关系。

（二）医患非技术关系

医患非技术关系又是医患关系中最基本和最重要的，主要有以下几个方面。

1. 道德关系

这是非技术关系中最重要的内容，医患双方均用一定的原则、规范来约束自己。

2. 利益关系

医务人员通过自己的劳动，应该收取患者的费用，更好地发展医院，同时支付医者的工资，而患者得到了相应的医疗服务，应按规定支付医疗费。

3. 价值关系

“我为人人，人人为我”正是我国人与人之间价值关系的高度体现。

4. 法律关系

医患双方的行动和权益都受到法律的约束和保护。

三、医患纠纷的类型

近年来，医患纠纷呈不断上升的趋势，医疗纠纷投诉已成为公众投诉热点之一。医患纠纷发生的原因既有主观因素，也有客观因素，是多种因素相互作用的结果，但约 2/3 的医患纠纷是非技术原因导致的。

医患纠纷是指医疗单位（包括卫生行政部门）与患者在诊疗、护理、康复等过程中，由于某些原因造成了互相冲突或发生了不良后果及对不良后果的原因认识不一致而导致的争议。随着社会发展和人们自我保护意识的增强，医疗纠纷时有发生。因此，关注医患纠纷产生的原因，积极寻找有效途径避免和化解医患纠纷，对于正常医疗工作开展、维护医患双方的利益，有着重要的意义。

医患关系矛盾有两个方面，当两个方面平衡时，医患之间是一种和谐的关系；而当失去平衡，如患者认为自己的权益受到侵害，身心健康受到破坏时，就会产生医患纠纷。医患关系不仅体现在技术方面，还包括非技术方面，就是在服务态度和医疗作风等方面，同样也能引发医患纠纷。因此，为了确定医患纠纷的性质，根据医务人员在诊疗过程中有无过失，一般将医患纠纷分成医疗过失纠纷和非医疗过失纠纷。

1. 医疗过失纠纷

医务人员肩负着救死扶伤的崇高使命，在任何时候、任何场合下都应忠于职守，以极端负责的态度去履行自己神圣的职责，这是医学职业所决定的。然而在现实中，有的医务人员缺乏责任心，不认真分析病情，导致临床误诊、误治、误伤，因此导致严重后果；有的面对患者先替自己打算，不愿承担风险，该抢救的不抢救，随意推诿患者；或为了自己方便，不认真执行规章制度，不按操作规程办事，导致差错或事故等；有的医务人员技术水平低，经验缺乏，在具体操作过程中，固执己见，以致酿成医疗事故而引发医患纠纷。这些医疗过失是人为因素造成的，属于渎职行为。虽然，医疗过失引发的医患纠纷只占医疗纠纷一小部分，但造成的后果是严重的，对此必须有清醒的认识。

2. 非医疗过失纠纷

这一类医患纠纷大多由于医疗服务质量、服务态度、责任心等非技术关系所致，一般虽构不成医疗事故，但是反映了医院的服务质量和医务人员的道德素养。有些医务人员把医疗服务看做是对患者的一种恩赐和施舍，以权威自居，不尊重患者的人格，态度傲慢，他们认为患者应绝对服从自己，没有把自己放在服务者的位置上。在这种心理指导下，对患者的诊疗缺乏热情和耐心，对患者及其家属提出的问题不愿作解释。他们甚至让患者做一些不必要的检查，直接增加患者的痛苦和经济负担，由此会引发一系列医患纠纷。还有一些医院和医务人员缺乏对患者自主权利的尊重而导致侵权纠纷，这是当前医患纠纷又一表现形式。这些医务人员对医疗技术的掌握和应用上并不存在问题，对患者的诊治也能认真负责，但却有意无意地忽视了患者的感受和意见，忽视了患者在医疗中的自主权、知情同意权等，使患者身心受到伤害，形成了医患纠纷。从现实的伦理和法理上分析，对类似伤害，医院和医务人员必须承担相应的道德和法律责任。我国新的《医疗事故处理条例》已经体现了这方面的内容。另外，少数患者往往从自身利益出发，提出一些不合理的需求，当要求不能得到满足时，就对医院和医务人员产生不满情绪。类似情况发生的医患纠纷也属于非医疗过失纠纷。

四、影响医患关系的因素

（一）医方原因

在市场经济条件下，以追求价值为目的的商品经济是实现社会主义经济规律所规定的生产目的的手段。但是，商品经济对价值的追求，又潜伏着一定条件下为价值而牺牲使用价值的可能，从而助长经济冲动，冲淡道德理性，导致或助长医务人员非道德意识、行为、作风的产生和发展，甚至产生新的商品拜物主义和拜金主义。表现为奉献精神淡化、医德观念淡薄、以医谋私和医疗服务质量下降，以致钱道淹没了人道和社会道德的总体滑坡。这是市场经济固有消极因素渗透作用的结果。

1. 市场经济的竞争性能引发医德主体的投机心理和急功近利行为

市场经济条件下，竞争成了个人或单位对自己最大利益追求的合理方式，是价值规律作用于商品经济活动不可缺少的调节机制，也不可避免地造成了一定的自发性和盲目性，极易诱发人们的投机心理。这是盲目追求价值利润而牺牲使用价值的结果，为"以医谋私”提供了滋生土壤，也导致个别医疗单位贪大求洋、重复投资、丢失传统与质量及出现新的卫生资源配置失衡。

2. 市场经济的功利性会助长医德主体的拜金主义思想

人们追求利益的冲动，必然导致医疗卫生服务中社会效益与经济效益的脱钩。一味追求经济效益，以获取较大价值利润为目标，就可能盲目地接受和滋长个人主义和利己主义思想。出现了药品回扣、大处方、乱收费、拒绝治疗、违规操作等现象。某些医务人员对工作缺乏热情，对患者态度生硬，工作粗糙、得过且过、敷衍失责，对疑难症患者不是认真分析、全面检查、反复推敲，而是应付了事，致使诊断不得要领，甚至酿致误诊，致使领导者与被领导者之间、科室与科室之间、医院与医院之间、医务人员之间、医患关系之间的人际关系紧张，矛盾冲突增多。医疗卫生服务的社会公益福利性特征丧失，“救死扶伤，实行社会主义人道主义”的医德原则也无从谈起。

3. 市场经济的社会开放性增加了医德规范真空带

市场经济的社会开放性必然会增加医德规范真空区域，可能出现一定时期的医德无序状况，市场中介作用下，人们活动空间和自由度的增加，打破了医德秩序，新的道德约束机制又不完善，人们的非道德现象必然增加，这也是商品生产的特殊利益，是商品经济活动出发点和归宿这一根本的内在规律的自发倾向。

4. 在新时期，市场机制的引入，使得医疗服务在市场发育不完善的情况下具有客观垄断性

医疗卫生单位成了相对利益“买方市场”，加之医疗消费需求弹性极小，医患双方就处于不平等地位，医疗服务的微观效益与宏观效益也就会出现重大偏差，防病与治病脱节。

总之，市场经济条件下拜金主义的侵蚀，使医德价值观扭曲；等价交换原则的误用，使索取心理错位；效益观的误导，使个人主义膨胀；第二职业的冲击，使职业理想动摇；分配不公的驱使，使劳动积极性锐减；补偿机制不健全，使管理道德滑坡。医者的服务态度差，责任心不强，缺乏同情心，技术水平又不高，精神心理因素又有权威心理、科研心理等，冷、推、硬、顶，金钱至上等不道德因素，这些现象和行为势必引起患者或家属的不满，产生医患纠纷。

近年来，尽管国家有关部门出台了一系列的法律法规，不少医院也建立了各种各样的规章制度，然而由于缺乏有效的管理和监督，有章不循、违章操作的现象时有发生，造成了医疗秩序不规范、医疗流程不合理、医疗环境差、医患关系不协调等状况。而部分医院在出现医患冲突后，为了化解矛盾，息事宁人，减少对医院的不良影响，不分责任、不依法律，赔、奖了之。事实上，这种做法不仅不利医院管理、化解矛盾，还可能诱发新的冲突。有些医院缺乏对医患冲突的防范意识，在发生医患冲突后，不是积极地应对，而是消极回避，为医院或医务人员寻找开脱的借口，进一步加剧了医患矛盾。

还有医院管理方面的因素：①管理不力：制度不健全，方式不当，管理水平落后，缺乏合作精神；②观念错位：片面追求经济效益，医院之间的检查不能共享；③医院环境不良：病房环境差，设备陈旧。

（二）患方原因

在医疗过程中，由于医方是医学知识和技能的拥有者，患方出于对自身疾病诊治的

需要而表现出心理上的服从，这种服从有利于充分发挥医方的主导作用。但是，由于缺乏患方的必要监督，容易导致误诊、漏诊、操作失范等现象的发生。同时，这种服从又是极不稳定的，它往往包括盲从的成分。因为患方对医方的知识和技术有时并非真正地了解，对医方的服从仅仅是基于他（或她）是医生、护士，相信他（或她）可以解除自己的病痛。在诊治过程中，患方一旦发现了医方的稍微不足或与自己感受、期望不同的方面，就会对医方产生怀疑，甚至产生对立、抵制情绪。

明代龚廷贤在其《病家十要》中提出："一择明医，于病有裨，不可不慎，生死相随。"每个患者都希望得到"名医"的诊治，希望医到病除。但是，由于医学科学发展水平的限制，目前人们还有许多没有认识或没有完全认识的疾病，面对一些绝症、杂症，医务人员即使精心救治，也难以妙手回春。而患者往往认识不到这一点，就将责任强加到医务人员身上，迁怒于医方。也有的患者，由于对健康期望值过高，在治疗效果方面与医方发生分歧。医生认为是理想的治疗效果，而患方并不满意，对于某些难以避免的副作用和损伤，患方由于缺乏医学知识，而对医务人员妄加埋怨。目前，国内、外一致承认医疗确诊率只有70%左右，各种急救成功率也只有约70%。即使在医学高度发达的国家，仍有相当一部分疾病诊断困难，治愈无望，不少疾病仍存在较高的误诊率。还有患者有不信任的就医心理，不理解医方的辛苦劳动。因而，纠正患者不良的就医行为，是建立正常的医患关系，避免医患纠纷发生的一个重要环节。

（三）社会原因

改革开放以来，随着我国经济的飞速发展，国家对卫生保健的投入尽管在绝对数量上逐年都有所增加，但总的量大大不足，医疗资源分布又不均，居民个人支出的医疗卫生费用也逐年增加，其结果是：一方面，国家卫生投入不足，而医疗成本渐升，医疗单位要维持生存和发展，创收理所当然地成为压倒一切的大事。医疗单位的各项改革政策自觉不自觉地都围绕着增加经济效益这件大事来转，工作重心也就不可避免地发生了偏移，从注重社会效益转向了注重经济效益，从关注患者利益转向了关注医院利益。另一方面，群众个人医疗卫生支出的大大增加，造成有病不医、因病致贫的事实，使得患者更加计较医疗费用的高低。经济利益的冲突势必导致医患矛盾的加剧。医保保障水平低，看病贵、看病难问题日益显突。

在我国目前的医疗收费结构中，综合医院的住院收费45.3%是药品收入，33.3%是检查治疗费，21.4%才是服务和技术性及其他收入。医务劳动服务主要体现诊断治疗技术活动及有关的操作上，药物则是一种物化劳动。医院售出药物的附加值并不能完全体现医务人员的劳动价值，其主要部分也不归医务人员所得。医疗服务劳务价值过低是一个长期存在的现象，一些高技术检测的价值并没有考虑医务人员的技术价值，他们选择某项适宜或最佳检测项目，他们对检查结果结合临床提出有价值的诊断意见，这些劳动价值也几乎未予体现。尽管国家主管部门对医疗服务劳务价值偏低的问题也采取了一些措施，但由于物价问题是一个敏感的问题，医疗服务价格的调整牵动着整个价格体系，受着多种因素的制约，一时又难以到位。这种现象，违背了经济规律，造成了知识的价值与价格不符，从而使部分医务人员心理失衡，甚至不安心本职工作，或通过红包、药品回扣等途径增加收入，从而影响了医患关系。

五、避免和化解医患纠纷的道德原则

医疗纠纷的发生原因多种多样，也是极其复杂的。虽然它与医院管理、医务人员的技术水平有一定关系，但是仔细分析各种医患纠纷，都会发现与医务人员违背医德规范有着一定关联。良好的医德是提高医疗服务质量，避免和化解医疗纠纷的关键。所以，提高医疗服务质量，减少发生医患纠纷的各种隐患，避免和化解医患纠纷，就必须遵循一定的医学道德原则。

（一）加强医院管理，完善规章制度

医院的科学管理和各项工作的正常运转必须依赖各项规章制度的有效执行。当前医疗部门在“三医”改革中，首先，要把减少或避免各种医疗纠纷作为医院管理的重要内容，列入医院的综合目标责任制，分析和研究新时期医患纠纷的特点及其产生原因，制定和完善各项规章制度，采取具体措施充分调动医务人员的积极性，做到在无人监督的情况下，自觉遵守各项规章制度，努力避免医患纠纷的发生。其次，要善于发现各种纠纷隐患。一旦发生医患纠纷，医院有关部门应尽快采取措施，设法化解医患纠纷并努力减轻患者的痛苦和损害程度，做好患者及家属的接待工作，认真调查和提出处理意见。再次，要坚持正确的处理原则，根据医患纠纷的性质，以事实为根据，以法律为绳索，维护医患双方的合法权益。

（二）爱岗敬业，重视职业道德的教育和修养，提高医务人员的整体素质

医学是直接服务于人的生命科学，良好的职业道德是一个合格医务人员的前提。在医疗活动中，医务人员应自觉加强医学道德修养，坚持“救死扶伤，全心全意为人民服务”的根本宗旨。正确处理医务人员之间、医务人员与患者之间的关系，主动适应社会主义市场经济的要求，强化“患者第一”的服务理念，不断提高医疗服务质量。面对现代医学的快速发展，医务人员要努力学习，刻苦钻研，不断提高技术水平，从根本上减少和避免医患纠纷的发生。良好的职业道德和技术水平是避免医患纠纷的关键，同时要学好伦理、法律知识。

（三）尊重患者生命，遵守知情同意的行医行为

这是调整医患关系的主要道德规范。医务人员尊重患者的生命健康，尊重患者的人格尊严，尊重患者的自主权利，平等地对待每一个患者，这是增强患者对医务人员的信任感、安全感，取得患者及家属信任及理解，建立和促进良好的医患关系的根本途径。《医疗事故处理条例》明确规定，医务人员实施的各项诊疗措施必须取得患者或者家属的知情同意，其根据就是出于对患者权利的尊重。医务人员在诊治前，对患者应实事求是地交代清楚目前疾病的状况，运用不同诊治方案带来各种预后的可能，随时反馈诊治过程中的各种信息，而且要讲清所需要承担的医疗费用，使患者及其家属能对疾病诊治进行慎重考虑，心理有所准备，必要时要签订知情同意书，这样做是对患者尊重和负责的医疗行为。尊重患者的正当欲望是医疗人道主义的内容，患者到医院就诊，是希望得到及时而又全面的检查与治疗，希望得到疾病有关的信息等，当患者的欲望是合理正当的，就应当予以尊重和满足。同时在医患行为互动中，医务人员要给患者行为产生影响，重视和研究患者行为是临床诊治工作的又一个重要方面。在临床实践中，如能坚持做到这一点，很多医

疗纠纷是可以避免发生的。

（四）加强团结协作，形成良好的医际关系

随着现代医学的发展，医疗工作分工越来越细，职责越来越明。然而，任何一项医疗工作都不可能由某一个人或某个科室单独完成，而是需要一个互相紧密联系的整体来共同实施和完成的。因此，一旦其中的某个环节出现问题，整个医疗工作就会受到影响，甚至产生不良后果，造成医患纠纷。所以，每一名医务人员都要树立整体观念，发扬社会主义的集体主义精神，加强团结协作，任何时候都要以大局为重，以患者健康利益为重，避免因科室和医务人员因工作不协调而酿成的医患纠纷。如果已经造成医患纠纷，有关部门和人员则应实事求是地面对问题，勇于承担责任，尽量化解医患纠纷，且不可在医疗纠纷面前相互推诿，更不可因此而幸灾乐祸，在患者面前搬弄是非，加深医患纠纷。总之，医务人员互相尊重，团结协作，形成良好的医际关系是避免和化解医患纠纷的重要内容。

第五节　社会主义市场经济体制下的医德建设

物质决定精神，存在决定意识。当代中国由于多种经济成分和多种分配形式并存，人们的利益需求也就必然表现为多元态势。在由计划经济向市场经济过渡的转轨时期，市场机制和市场规范尚未完全形成，上层建筑在社会意识形态领域的道德秩序和道德价值取向也相应处在一个质的不稳定时期。医学伦理道德亦如此，探讨社会主义市场经济与医学道德及其建设的关系，努力构建与完善中国特色医学伦理新体系就显现出鲜明的时代特征和重大的现实意义。

一、发展社会主义市场经济与医学伦理道德的进步

经济基础决定上层建筑，上层建筑又反作用于经济基础。道德是一种社会意识，属于上层建筑，因而研究市场经济条件下的医德建设是建设有中国特色社会主义的内在规定的客观需要，直接关系着医疗卫生改革与实践的社会主义性质，也影响着社会的全面稳定与发展。社会主义市场经济的内在矛盾和基本特征决定了其功能作用的发生，必将涉及医学伦理道德范畴，既有积极有利的一面，同时也会产生消极不利的负面影响。

（一）市场经济对医德建设的促进作用

社会主义市场经济与资本王义市场经济的不同在于社会主义国家掌握强大的经济力量，因而国家的宏观调控作用富有成效，市场竞争更有秩序，商品当事人的矛盾一般不会激化。市场经济的积极作用表现为：合理配置资源、自动（双向）调节供求、客观价值评估和强制奖优罚劣，最终导致利益关系及分配形式、道德价值取向变更，使经济发展与道德进步在按劳分配的原则下趋向一致和质的有序。具体表现为：

1. 效益激励效应

社会主义市场经济的发展，使各种利益关系在市场这个“天平”上得到了最佳组合，社会主义医德建设也有其更为和谐的基础。利益需求的内在驱动，引发了医德主体的经济冲动，调动了医德实践者的建设积极性，强化了医务人员的人格力量。医务人员通过医

德修养，将医德规范内化为医德信念，再在意志作用下内化为医德行为。这也是包括技术、经济、道德水平和服务条件等在内的全方位竞争力量。

2. 公正效应

由于社会主义市场经济体制的确立，在价值规律作用下的市场竞争，给了医德主体一个对“市场与人情”的不可兼得的选择，以期达到真正的公平与公正。这其中就包含着权利的规定，多元利益与需要的驱使和交换关系的存在以及一切特权的否定，更决定了医患之间自主、平等关系的建立，根除了“以医谋私”等行业不正之风滋生的土壤，为医德建设开辟了光明的前景。

3. 价值认同效应

社会主义市场经济的深入发展，不同层次人群不同水平的医疗卫生保健需求，克服了“脑体倒挂”的弊端、破除了医疗卫生服务纯公益福利、纯消费的观念局限，使医德主体和劳动价值在市场上得到认同和平衡，尊重知识和人才的观念得以强化，健康文明的社会道德风尚和良好的社会秩序逐步建立。将医德建设和效益追求有机地结合起来无疑成了当代社会医德主体的理性选择和价值认同。

4. 观念催化效应

市场经济体制的建立引起利益关系的变化。因此，人们的开拓进取观念、公平竞争观念、时间效益观念、人才信息观念、自主自尊观念、法制纪律观念、个人正当利益观念等逐步确立起来，从而形成一种巨大的社会舆论力量，反作用于经济基础，推动社会主义市场经济的发展。商品经济强调医德主体自身的功利，要求医德主体在提高社会效益的同时提高经济效益，更引发了医德观念的连锁更新和医德评价标准及评价方式的改变，以至对医德教育和建设的方方面面产生巨大而深远的影响，这也充分反映了社会的强烈呼声。

（二）市场经济对医德建设的消极作用

以追求价值为目的的市场经济是实现社会主义经济规律所规定的生产目的的手段。但是，市场经济对价值的追求，又潜伏着一定条件下为价值而牺牲使用价值的可能，从而助长经济冲动，冲淡道德理性，导致或助长医务人员非道德意识、行为、作风的产生和发展，甚至产生新的商品拜物主义和拜金主义。表现为奉献精神淡化、医德观念的淡薄、以医谋私和医疗服务质量下降，以至钱道淹没了人道和社会道德的总体滑坡。这是市场经济固有消极因素渗透作用的结果。

1. 市场经济的竞争性，能引发医德主体的投机心理和急功近利行为

市场经济条件下，竞争成了个人或单位对自己最大利益追求的合理方式，是价值规律作用于市场经济活动不可缺少的调节机制，也不可避免地造成了一定的自发性和盲目性，极易诱发人们的投机心理。这是盲目追求价值利润而牺牲使用价值的结果，为“以医谋私”提供了滋生土壤，也导致个别医疗单位贪大求洋、重复投资、丢失传统和质量，出现新的卫生资源配置失衡。

2. 市场经济的功利性会助长医德主体的拜金主义思想

人们追求利益的冲动，必然导致医疗卫生服务中社会效益与经济效益的脱钩。一味追求经济效益，以获取较大价值利润为目标，就可能盲目地接受和滋长个人主义和利己主义思想，致使领导者与被领导者之间、科室与科室之间、医院与医院之间、医务人员之

间、医患关系之间的人际关系紧张，矛盾冲突增多。医疗卫生服务的社会公益福利性特征丧失，“救死扶伤，实行社会主义医学人道主义”的医德原则也无从谈起。

3. 市场经济的社会开放性增加了医德规范真空带，可能出现一定时期的医德无序状况

在市场中介作用下，人们活动空间和自由度的增加，打破了既存的医德秩序，新的道德约束机制又不完善，人们的非道德现象必然增加。

4. 在新时期，市场机制的引入，使得医疗服务在市场发育不完善的情况下具有客观垄断性

医疗卫生单位成了相对利益“买方市场”，加之医疗消费需求弹性极小，医患双方就处于不平等地位，医疗服务的微观效益与宏观效益也就会出现重大偏差，防病与治病脱节。

总之，市场经济条件下拜金主义的侵蚀，使医德价值观扭曲；等价交换原则的误用，使索取心理错位；效益观的误导，使个人主义膨胀；第二职业的冲击，使职业理想动摇；分配不公的驱使，使劳动积极性锐减；补偿机制不健全，使管理道德滑坡。

（三）正确认识市场经济对医德建设的双重效应

首先，我们要用辩证唯物主义全面性的观点，透过现象看本质、看主流的观点和用发展眼光看问题的观点，科学评价市场经济对医德建设的双重效应，坚持“两点论”与“重点论”的统一。要正视消极影响的客观存在，分清医德进步与局部暂时反医德现象的主支流关系。我们不能因为社会主义市场体制中出现的反道德现象，就对医学的道德进步视而不见，更不能把个体行为或某个群体的不道德行为看成社会行为。我们正视的目的是为了把其缩减到最低限度，减少和防止经济活动中和医疗服务中不道德现象的发生。其次，要明确种种反医德行为和消极现象的存在，正是市场经济机制不完善、改革还不够深入的反映，决不是发展社会主义市场经济的必然结果。同时，它还受其他因素如经营的环境、消费的社会监督、国家借助法律和行政以及对经济活动严格管理的制约。如果把社会上医疗活动中的不道德行为都归罪于市场经济，不加分析地在市场经济上找根源，不是思想上的偏见，就是认识上的肤浅。我们相信，随着社会主义市场经济体制的确立和各种配套措施的完善，影响医德建设的消极因素将会大大减少，社会主义市场经济的逐步健全和发展一定会为医德进步奠定更为坚实的基础。

二、医德在社会主义市场经济发展过程中的调节作用

随着社会主义市场经济的进一步发展，医疗市场的建立和完善成为现实客观的要求，也就是说，医疗市场一定将作为我国市场经济的一个组成部分进入市场经济的大循环之中。如何发挥社会主义医德的积极调节作用，对医疗市场的实践和培育及医德行为的科学有序化都具有重要意义。医德调节功能表现在以下几方面。

（一）有利于激发医德主体的积极性，提高医疗卫生管理水平

人们在从事经济活动、实践市场行为时，总是要受一定道德观念的影响，在一定道德动机支配下进行。而任何经济行为都是人们社会活动的一部分，并非纯粹的经济活动或纯粹的物质活动。医疗市场中的医务人员也不例外，他们的道德境界直接影响着医疗服务的质量、态度、立场及其积极性的能动发挥和对社会的影响。按照社会主义医德原则和

规范去支配自己的行动，就能切实履行个人对社会的义务，以主人翁的态度对待劳动、勇于改革、大胆创新，充分发挥个人的聪明才智，医德建设与医疗市场发育也才能逐步健康完善。反之，势必出现非医德言行，更不能构建完善的适应社会主义市场经济需求的医德体系。

（二）有利于正确处理个人与国家、集体三者之间的利益关系，保证医疗卫生事业的社会主义性质，从而增强医疗卫生单位的活力

医务人员与国家、集体之间的关系，不仅仅是物质利益关系，也体现了道德关系。虽然在社会主义市场经济条件下，三者的利益从根本上说是一致的，但也常常发生矛盾，特别表现在医患之间。要解决这些矛盾，就国家来说，主要是靠正确的政策和经济立法等手段，但这只是解决物质利益方面的问题，而道德关系方面的问题还需要用道德手段去解决。就个人而言，就是要对国家、集体承担义务和责任，遵循集体主义医德原则的要求形成全心全意为人民服务的医德观，把国家整体利益和人民的利益放在个人利益之上，防止和克服自私自利的思想和行为。

（三）有利于贯彻按劳分配原则，从而满足不同层次人群的不同水平的医疗卫生保健需求，提高社会效益

效益原则是当代社会职业道德建设的理性选择。在社会主义市场经济条件下，各行各业的劳动者不仅要遵守为人民服务、忠于职守、团结协作等道德规范，也应当坚持当代社会职业生活的效益原则，将职业道德和效益追求有机结合起来。我们既要讲按劳分配、保证劳动者的个人利益，又要加强社会主义道德教育和建设，发扬公而忘私、大公无私的精神，遵循“以社会效益为一切活动的唯一准则”，提高医疗卫生服务的社会效益和医务人员的道德素质，创造出更多的物质和精神财富，达到经济效益与社会效益的辩证统一。

（四）有利于建立新型医患关系和医社关系，消除旧思想、旧道德的影响

社会主义市场经济的发展，提高了人们的物质生活水平，一部分人先富了起来。但由于种种原因，有的人生活仍不富裕，有的甚至还比较贫穷，不能得到医疗卫生保健需求的满足。这就需要国家、集体的救济，也需要社会和其他劳动者的扶持和帮助。因此，建设社会主义医德新体系，不仅要在市场经济条件下建立和健全完善政府主导的医疗保险制度，并发扬中华民族的助人为乐、扶困济贫等传统美德，由此不仅有利于广大人民群众一道享受经济发展的成果，而且有利于建立人与人之间包括医患之间的友爱互助的新型关系，创造安定团结的社会环境。同时，清除旧思想、旧道德的影响，使人们在道德上破除旧观念与经济上改革旧体制同步进行，使医德进步与社会主义市场经济的发展协调同步。

三、充分发挥医德的价值导向作用，正确处理医疗服务两个效益的关系，使医德进步与社会主义市场经济同步发展

从社会历史发展的轨迹可以看到，经济的发展与道德的进步从总体上讲是基本同步的，要发挥医德的价值导向作用使之与经济同步发展，首先要明确医疗服务两个效益关系，进而找准两者之间的结合点，达到相互促进的目的，这是当前医德建设的首要课题。

（一）社会主义市场经济条件下医疗服务两个效益的道德思考

在医疗服务中既要重视社会效益，也要讲求经济效益。医疗服务活动要以社会效益

为最高准则是毫无疑义的，但并非不讲经济，经济范畴、道德原则是个意识形态范畴，两者相互区别又相互关联。因为在医疗服务中存在着经济活动，就必须按经济规律办事。从这个意义上说，两个效益内涵包容，目标一致、有机统一，都是为了提高医疗卫生保健服务的生产力，满足人民的医疗保健需求，这也是市场运行本身的要求。我们知道，“利益是道德的基础”，经济发展呼应市场，促进道德进步，正是物质交换的存在、社会分配的差异和生产资料配置的不同，使得经济发展与道德进步同等重要，两个效益相互促进。

认清两个效益的一致性，自觉地把社会效益放在首位。我国医疗卫生单位既是经济实体，要按经济规律办事；又是国家福利政策代行者，必须救死扶伤，实行社会主义医学人道主义，坚持把社会效益放在第一位。在医疗服务中，兼顾国家、集体、患者的利益，千方百计改善服务态度，提高服务质量，为社会提供优质服务，“义利兼顾”。因为，只有“疗效高”的医疗服务才能更好地满足人们的医疗需求，也才能增加其需要量，与之成正相关的医疗收费才能随之增加，医疗服务的扩大再生产才有保障，从而形成服务与发展的良性循环。

（二）充分发挥医德的价值导向作用，使医德进步与经济发展同步

经济发展与医德进步虽基本同步，但某个时期两者也存在着不相适应的情况，其影响因素是复杂的、多方面的。我国改革正反两方面的经验教训给我们一个深刻的认识，即并不存在单纯经济形态的国家现代化。任何国家的现代化，既必须依赖于一定的价值目标（包括道德价值目标）的导向，更必须包涵或伴随着一定价值目标的追求。以至有理由说，一定的经济现代化往往只是一定的价值目标在经济实力上的体现，或者说，这种经济的现代化，不过是达到设定的价值目标的一种最重要的手段。在这里，医德价值导向作用的重要性才能充分显现。

经济的发展和道德的进步都是我国社会主义建设的客观要求和基本内容。社会文明程度的提高总是表现在以经济为基础的物质文明和精神文明两个方面，只有坚持“两手都要抓，两手都要硬”的方针，才能真正实现国富民强，也才能使全社会展现良好的精神风貌和道德情操，从而实现社会的全面进步与发展，这已为我们中国特色社会主义建设实践所证明。

既然市场经济的发展离不开道德这个无处不在的伴侣，在医疗市场的发育完善过程中就应该十分重视医德的价值导向作用，提倡奉献精神，这也是实现医疗服务两个效益有机统一的有效途径。同时加强医德的教育，不断提高医务人员讲求医疗服务社会效益的自觉性，把体现社会效益的医疗服务质量和医疗效果的标准及指标作为医疗卫生单位“各种管理责任制”，特别是质量管理的核心或主要目标，用经济杠杆调动其提高医疗服务社会效益的积极性。还要注意克服两种观念上的偏差：一种是只讲按经济规律办事，效益第一，而抹杀社会主义医德的意义和价值；另一种是在医疗职业活动中讲医德原则规范和卫生事业的福利性，而忽视医疗市场的存在和经济效益。

社会主义市场经济体制的建立与发展，使我国社会道德生活发生了一个必然的、合理的变化，以现实（功利）伦理为基础，以理想（奉献）为主导，应当成为我国当代社会主义道德生活的基本格局，以勤俭为行为核心，以自尊为心理基础，以公平为交换原则，以互助为社会前提。并在此基础上升华到全心全意为人民身心健康服务的崇高的道德境界，树立科学的医德价值观。

市场经济的发展和完善是一个规范化、法制化的过程，也是人们的职业道德、价值观念、行为规范发生分化和重组的过程。但医疗卫生服务的市场取向并不等于完全市场化，这就要求我们不能把过程中的东西当成本来应有的东西，更不能把一时的反道德现象转化为一种习惯和传统，而应明确医疗卫生服务最根本的特点。首先在于它是一种社会公益性福利事业，它追求的目标是防病治病，增进人类健康的社会公益和实行医学人道主义，不是或主要不是经济目标。只有树立“救死扶伤”和“全心全意为人民的身心健康服务”的医德价值观，才能最大限度地满足全体社会成员不同层次的医疗卫生保健需求，保证市场经济条件下医疗卫生服务的社会主义方向。

四、发展社会主义市场经济与弘扬为人民服务精神

医德责任感、医德境界和医德行为等问题，在医德品质形成过程中占有显著的地位，甚至是形成医德品质的前提，直接影响着市场经济条件下医德体系的构建与完善。科学的医德价值观和理想，则是解决这些问题的重要精神条件，核心是全心全意为人民的身心健康服务。

（一）弘扬为人民服务精神是社会主义医德建设的核心要求

“为人民服务”是对马克思主义人生观的精辟概括。它既是马克思主义人生观的核心和灵魂，又以此为基础构成了人生观的完整体系。弘扬为人民服务精神无疑成了社会主义市场经济条件下医德建设的最根本的要求、出发点和归宿，具有鲜明的中国社会主义特色。

我国医疗卫生改革的实践也证明，只有弘扬为人民服务精神，才能充分发挥市场经济的积极作用，即合理配置医疗资源，不断增强医疗单位的活力与效益，以满足全社会不同层次的医疗卫生服务需求；也才能限制甚至消除市场经济的消极作用，从而充分调动医务人员工作积极性和首创精神，进一步加强医德医风建设。

（二）社会主义市场经济的性质要求我们必须树立为人民服务的思想

发展社会主义市场经济，努力使大多数人能够过上富裕文明的新生活，不仅在物质文明上达到一个新高度，而且在精神文明上也要达到一个新境界。在宏观调控上，要把人民的当前利益与长远利益、局部利益与整体利益结合起来，首先是着眼于社会整体利益，在实现整体利益中实现局部、个人利益。如果出现整体利益与局部利益乃至个人利益的矛盾，就要求人们必须树立为人民服务的思想，局部的、个人的利益必须服从和维护整体利益。这与医疗市场化过程中坚持社会效益第一，同时注重经济效益的观点也即道德盈利观是一致的。

（三）坚持为人民服务是社会主义市场经济的根本要求和出发点

我们把为人民服务的思想作为发展社会主义市场经济的根本宗旨，就是使国家、集体、个人三者的利益相统一，并且把广大人民的利益放在第一位。因此，在市场经济中，遵循等价交换原则的同时，必须同时提倡为人民服务的意识和无私奉献精神；在鼓励竞争的同时，必须同时提倡友善的支持和真诚的合作，防止将人与人之间的关系和一般社会关系（包括医社关系、医患关系等）变成赤裸裸的金钱关系。建立社会主义市场经济体制，

要经历一个艰难的新旧体制转换的过程。由于制度和机制不健全、不完善,给以权谋私和违法乱纪的人以可乘之机,个人利益至上,拜金主义滋生,道德水平下降甚至出现反道德行为。一些人置党和人民的利益而不顾,一头钻进钱眼里不能自拔,行业不正之风蔓延。这些现象告诫我们,必须弘扬和提倡为人民服务精神,不断增强人们的免疫力,反腐倡廉,为社会主义市场经济健康发展和纠正行业不正之风创造良好的社会环境。

(四)社会主义市场经济的价值准则要求人们必须树立为人民服务思想

我们实行的市场经济所孕育出来的质量意识、服务意识和职业道德等,是和我国社会主义制度联系在一起的。这就要求我们把优良的质量意识、服务意识、崇高的职业道德意识作为我国社会主义市场经济的重要价值准则。人们进入市场经济各个领域时,必须以优质的产品、优质的服务、高度的主人翁态度和责任感对待所从事的事业。而这些价值准则又都包含在为人民服务的宗旨之中。真正解决以医谋私等行业不正之风和构建新的医德体系的途径,首先还是要求人们真正树立为人民服务的思想,用它来规范自己的医德、言行。

医德价值取向是指对医德价值目标的选择和追求，表现为我国医学伦理体系中医德行为的总的指向和根本特征。医德评价则是依据一定的价值标准(道德准则),通过社会舆论或个人心理活动等形式,对他人或自己的医德行为进行善恶判断,表明褒贬态度。正确地解决价值取向和评价标准,对树立科学高尚的医德价值观并付诸实践,具有重要意义。

1. 医德价值取向

医德价值取向是医德建设的生命线,我们的选择是:以社会、国家利益为中心,追求救死扶伤,发扬社会主义医学人道主义,全心全意为人民的身心健康服务的价值目标;在医疗卫生实践中立足于国家和人民利益,以事业为重,正确对待个人利益与社会利益、经济效益与社会效益的关系;把个人利益同社会利益结合起来,在为社会利益、为人民服务中实现个人利益,又以个人的发展和完善去促进人民和社会的发展。

2. 市场经济原则与医学原则的关系

在社会主义市场经济条件下,我们既不能用医疗卫生事业的福利性去否认市场经济的通行原则对保护和发展医疗卫生服务生产力的作用,又不能用医学伦理原则去否认医疗卫生服务的商品性和医疗卫生单位实行市场经营取向的必要性;既不能把市场经济原则同医学道德原则对立起来,又不能用市场经济原则去代替医学道德原则。我们要正确处理医务劳动的商品性与医德的关系、医疗卫生事业的国家宏观调控和微观搞活的关系,医疗服务收费和价值规律的关系、社会效益与经济效益的关系、积累与消费的关系,以及市场经济原则与医德原则的关系等,特别要处理好医疗服务市场竞争与伦理道德关系问题。坚持遵纪守法的原则、质量信誉第一的原则、密切协作的原则、合理检查和治疗及用药的原则,以及公正廉洁的原则。坚持义务论、公益论、功利论的统一,不断提高服务质量,向质量要效益。这是社会主义市场经济条件下医德建设的必然选择。

五、树立科学的医德价值观,进行科学的医德教育

科学的医德价值观直接关系着社会主义市场经济体制下医学伦理学体系的构建,进行卓有成效的医德教育尤为重要。

（一）坚持医疗服务的社会主义方向

坚持医疗卫生服务的社会主义方向，充分展现我国医疗卫生事业的社会公益福利性质，从而满足人们不同层次的医疗卫生需求，这是社会主义医德建设的根本要求和医务人员立身处世的根本原则。这就要求我们必须树立公正、自主、人道的社会主义医德观念和经营意识、服务意识和规范意识。

1. 公正观念

公正的基本含义，首先表现为各种社会关系的调节都应找到对立双方的对应的、恰当的关系，使社会成员的作用和他们的社会地位之间、贡献与索取之间彼此相适应。因此，公正是我们“在平衡中考虑的道德判断”。其次表现为权利和义务的统一，对此，马克思提出了一个经典公式就是：“没有无义务的权利、也没有无权利的义务”，公正所规定的权利，不仅仅是要求人们履行应尽的道德义务，而且规定享受应该得到的道德权利，两者是辩证统一关系。

2. 自主观念

自主观念就是自我决定、自我选择和对自我行为后果负责的观念。它表现为自主和自律两个方面，人作为道德主体，表现出既是行为发动者、承担者，又是行为选择的支配者、主宰者。自律就是医疗卫生单位及个人对自主选择、决策和行为趋向后果完全负责，这种责任不仅要求对自身声誉、风险、收益负责，还要对患者本人、医疗卫生事业及社会发展负责，显现出对自我行为极强的自我意识能力和评价能力。自主与自律既对立又统一，自主是自律的前提，自律是自主的有效保障，相互依存，辩证发展。

3. 人道观念

为什么在医学史或医德史上医学人道主义有其不灭的光辉，表现出占统治地位的永恒性呢?这是因为人的生命只有一次，其生命价值也只有一次。同时，人乃万物之灵，无论患者或正常人都是有意识、有目的和情感体验的，更为重要的是医学人道主义观念具有世界各国社会和医学界与医学团体都能接受的丰富内涵。

（二）以人民的利益为言行的宗旨

把为人民谋利益作为一切言论和行动的宗旨，是人生目的的出发点和归宿。就是要坚持集体主义的道德原则，把为绝大多数人谋利益即为人民服务作为人生的宗旨或目的，坚持动机与效果的统一。评价功过是非，主要应根据行为的效果，评价道德善恶，则主要应当根据行为的动机。我们的一切言行都要从人民的利益出发，不能从个人或小团体的利益出发；要划清个人利益与自私自利的界限；还要正确处理个人利益与人民利益的关系，在市场经济体制下的医德建设中，还要正确处理新医德观与传统医德的辩证统一关系，努力做到：治疗疾病与维护健康的统一，经济效益与社会效益的统一，“义和利”的统一以及时效与优质服务的统一。

总之，社会主义市场经济体制的建立和完善，对医德建设来说可谓挑战与机遇并存，希望与成功同在。只要我们以服务为宗旨，以提高医疗质量为保障，以效益为追求目标，以竞争为实现手段，以勤俭为行为核心，以自尊为心理基础，以公平为交换原则，以互助为社会前提，不断地发现新情况、解决新问题，不懈奋斗，构建适应社会主义市场经济体制的医学伦理体系。

【思考题】

1. 试述现代医学道德的含义和特点。
2. 医学道德规范的本质是什么？
3. 医学道德范畴的基本内容有哪些？
4. 医德在社会主义市场经济发展过程中怎样发挥调节作用？
5. 如何理解医患关系的含义？
6. 现代医患关系有哪些特点？
7. 如何正确评价各种不同的医患关系模式？
8. 如何建立和谐的医患关系？

第三章 医学临床实践与管理中的道德

随着医学科学技术领域的迅速发展和广泛运用,新的伦理现象和问题不断地对医学伦理学所研究的对象和范围提出新的挑战。从医学伦理学角度研究临床诊疗、护理工作、医学科研、预防医学和卫生管理等方面的医德问题,对于推动医学伦理学的发展、解决医学及社会医学中的伦理问题,有着积极的现实意义。

第一节 临床诊治中的道德

在临床诊治中,医务人员的道德境界直接关系到能否以正确的诊断和恰当的治疗为患者解除病痛。临床诊治过程中,每一个步骤与环节上的道德要求,都对患者的生命安全及其家庭的悲欢离合具有现实意义。诊断是医生对患者所患疾病的认识和做出的判断,而治疗是在诊断基础上采取的减轻患者痛苦和促进患者康复的措施。在上述过程中,医德同医术一样贯穿于始终,并影响着医生的诊断和治疗,也影响着患者的康复和社会的精神文明。因此,在疾病诊断、治疗中,忽视道德的观点是错误的。

一、临床诊疗的伦理原则

临床诊疗的伦理原则是指临床诊疗工作中医务人员必须遵循的一定的道德原则,依照这一原则,合理地选择诊疗手段,尽可能避免诊疗手段带来的不良影响,以利于患者的康复。

临床诊疗的伦理原则包含:患者第一的原则、身心统一的原则、最优化的原则、协同一致的原则。

(一)患者第一的原则

患者第一的原则是临床诊疗工作中最基本的原则。救死扶伤、治病救人是医务人员唯一的信条,所以在临床工作中做到:一切为了患者、为了患者一切、为了一切患者,急患者之所急,想患者之所想,将患者的利益放在第一位,是医务人员必须遵守的最基本的道德原则。贯彻患者第一原则,必须做到:

1. 平等相待,一视同仁

在临床诊疗过程中,患者无论是什么人,都应从诊治疾病的需要出发,热情接待、关心体贴、认真负责、周到细致。不能因患者的社会地位、贫富、年龄、外貌、亲疏关系等厚此薄彼,不得索要礼品,或提出其他不合理的要求。

2. 尊重和维护患者的医疗权利

享受医疗是公民的基本权利,医务人员不得以任何借口拒绝患者合理的要求。如因客观原因不能满足患者要求时,应耐心地做好解释工作,以取得患者的理解。

3. 全心全意,一心赴救

对患者的生命与人类健康竭尽全力,认真负责,精心诊治。切不可粗心大意,马虎拖拉,造成差错事故。

4. 文明行医,礼貌待患

医务人员在工作中的举止仪表应该稳重端庄,语言要亲切、温和、文雅,努力增强患者对自己的信任感,取得患者的信任是获得疾病准确信息、取得良好疗效的前提。

(二)维护患者身心健康原则

在医疗活动中应注意,保护性医疗对保证诊疗工作的顺利进行具有重要的意义。特殊检查的结果对诊断、治疗以及预后常起决定性作用。因此,患者在接受检查的过程中,往往存在紧张不安的心理状态,家属也顾虑重重。医务人员应自觉地对患者及其家属做好精神保护,防止医源性的不良性影响。接待患者或家属态度要诚恳、热情,详细了解病情并对有关的检查做必要的说明,解除顾虑并取得合作配合。在检查过程中不在患者面前分析病情,以免造成患者的误解,增加思想负担。在得出结论后,要向患者或家属做出适当的交代,争取患者配合做进一步的诊治活动。对于病情较严重的、经检查已证实患有严重疾病的患者,更需进行精神保护,可与家属密切合作,采取妥善的方式,以保护患者正常的心理状态。对于与情绪或精神因素有关的疾病,如患有甲状腺功能亢进的患者,其本身情绪就不稳定,有烦躁、易激动等特点,更应注意实行保护性医疗。医学实践中的保护性原则,反映了医务工作者的专业素质与品德素质,直接关系到诊疗效果,所以,医务人员必须认真贯彻。

(三)最优化原则

任何临床学科在诊断、治疗过程中,都存在最优化原则。患者在就医过程中,会遇到许多种不同情况,需要接受各种检查,服用不同药物或某些特殊治疗措施。临床最优化的原则,是指在临床诊疗过程中付出最小代价以获得最大效果的决策。在临床工作中,随时随地都需要医生做出决策:药物配伍中首选药的最优化;外科手术方案的最优化;妇科中保命与保生殖功能的最优化;产科中保婴儿与保母亲的最优化,等等。因此,最优化原则是最普遍的,也是最基本的诊疗原则,一方面有技术性,另一方面也有道德思想基础。特殊检查中的最优化原则主要指在保证诊疗效果的前提下,正确运用放射性药物,尽量发挥放射线的有益作用,把副作用降低到最低水平。其内容包括准确地选择检查方法、合理地使用放射性药物、科学地操作、正确地评价检查结果以及控制射线的环境污染等。

最优化的伦理思想基础是什么?是人道主义与功利主义相结合,以达到诊疗手段与诊疗目的相统一。在保证诊疗效果的前提下,在医疗技术允许的范围内选择给患者收益最大、痛苦最小的诊疗手段。

最优化原则的内容包括:疗效最佳、安全无害、痛苦最少、耗费最少等4个方面。

1. 疗效最佳

疗效最佳是指诊疗效果在当时科学发展水平来说是最佳的,或在一定条件限制下是最佳的。如选用药物最佳、治疗方案最佳、手术方案最佳等。追求最佳诊疗方案是医务人员最基本的医德原则和医学目的。

2. 安全无害

技术的二重性使医疗难免给患者造成一定的伤害。西医之父希波克拉底曾指出："医生首先用无害的治疗。"有利无害原则，要求有利要建立在无伤基础之上，在效果相当的情况下选择最安全最小伤害的诊疗方法，对必须使用但又有一定伤害或危险的治疗方法，应尽力使伤害减少到最低程度，并保证患者生命安全。如切除女性附件肿瘤时，肿瘤要切干净，还要尽可能保存一侧卵巢；急性化脓性乳腺炎排脓时，应尽量避免切断乳腺导管，以免产生破坏乳腺组织的副作用；截肢等大型手术，要反复权衡利弊，为患者的劳动、就业、生活等远期后果考虑。采血要"一人一针一筒，一人一垫一条"，避免交叉感染。

3. 痛苦最小

痛苦最小是指在保证治疗效果的前提下，选择给患者带来痛苦最小的治疗手段，包括疼痛、血液损耗、精力消耗等。有些不宜普遍使用的特殊检查，只能在必须的、有针对性并有保护措施的情况下才能使用。

4. 耗费最少

耗费最少是指在保证诊疗效果的前提下，在选择诊断手段和治疗方案时，应当考虑患者的经济负担和社会医药资源的消耗。特别是采用那些效果突出而代价昂贵的医学新技术时，更需要从多方面权衡，尽量避免因过高的医疗开支而从经济上把患者重新置于绝望之地。

总之，在医疗活动中，追求医疗行为中技术性与伦理性的统一，是最优化原则的具体体现。

（四）协同一致的原则

协同一致的原则是指医务人员在诊疗过程中，密切配合、团结协作。医疗效果的好坏不仅取决于个人能力的大小与水平的高低，而且也取决于群体水平的高低。这一切都使得临床医务人员的个体性受到了严重的挑战，群体性表现得越来越突出，越来越重要，因而，医务人员之间的密切合作已成为提高医疗质量的关键。任何一个部门或环节出现疏忽，出现偏差或不协调，都会影响医疗工作质量，危害患者的利益。

二、疾病诊断中的医德要求

临床诊断是医务人员通过询问病史、体格检查和各种辅助检查，收集患者的病情资料，然后将资料进行整理，加以归纳分析，从而作出概括性判断全过程。这个过程需要医患双方的相互配合。一方是患者要求帮助，另一方是医务人员给予帮助。这种关系不同于一般的人与人之间的关系，它是一种特殊的人与人的关系。协调诊疗过程中人与人的关系行为规范的总和被称为临床诊疗道德。临床诊疗道德是医务工作者选择最佳诊疗方案的依据和准则，是衡量医务工作者道德水平高低的重要尺度。

（一）询问病史中的道德要求

问诊是医生通过与患者、家属或有关人员的交谈，了解疾病的发生、发展、治疗经过以及患者既往的健康状况、目前症状和其他与疾病有关的情况等。要使问诊准确，除了医学科学知识和技术之外，医务人员还应遵循疾病诊断中的道德规范。

问诊是临床疾病诊治过程的重要一项，在四诊中占有重要地位。对于疾病的很多情况，如患者的病史、自觉症状、既往健康和家庭史等，只有通过问诊才能获得。了解上述情况，可为医生分析病情、判定病位、掌握病情、辨证治疗提供可靠的依据，特别是对于那些只有自觉症状而缺乏客观体征的疾病和因情感因素所致的疾病，就显得更为重要。同时，询问患者的主要疾病，又可为医生有目的、有重点地检查病情提供线索。所以历代医家向来重视问诊。如《素问三部九候论》说；"必审问其所始病，与今之所方病，而后备切循其脉。"《疏五过论》说："凡欲诊病，必问饮食居处。"

问诊时，医生首先要抓住患者的主要病痛，再围绕主要病痛进行有目的、有步骤地询问，既要突出重点，又要全面了解。同时，医生要以高度热忱的精神和认真负责的态度进行详细询问，对患者要给予同情，说话要和蔼可亲、通俗易懂（不能用医学术语问话）、耐心细致，这样才能取得患者信任，使患者详细地倾吐病情。如发现患者叙述有不清楚不全面之处，医生可进行必要的提示和启发，但切不可用自己的主观意愿套问或暗示患者，以免使问诊资料与实际情况不符。在问诊中医生还要注意，不要给患者精神带来不良刺激或产生不良影响，要帮助患者建立起战胜疾病的信心。对于危重患者，医生要为抢救患者作扼要的询问和重点检查，及时进行抢救，对不详细之处再作补问，不可为苛求完整记录而耽误对患者的抢救。

在问诊中要求医务人员有高度的道德责任感。应做到以下几个方面：

1. 仪表端庄

要取得患者信任，首先应以端庄稳重的仪表出现在患者面前。衣着整洁，神态安详，举止大方，态度诚恳，热情相待，给患者一种信任和鼓励的目光，能使患者消除顾虑，稳定患者情绪，产生信心。相反，医生的衣冠不整、表情傲慢、态度冷淡、举止轻浮，会使患者缺乏安全感及信任感，因此不愿意畅所欲言，结果形成一种简单、刻板地问答式交流，难以获得需要的资料，从而影响对疾病的诊断，甚至造成漏诊或误诊。

2. 言语亲切

患者是常态社会角色中分离出来的特殊人群，由于疾病的折磨，患者不同程度地存在恐惧心理，精神负担较重，希望得到医生的同情和安慰，因而往往对医生的举止言谈十分敏感。在询问病史时，医务人员亲切而温和的语言，会使患者乐于接受询问；通俗易懂的语言，使患者感到平易近人，这些都是取得患者信任的基础。相反，粗鲁的语言，会使患者感到受辱，缺乏安全感；用高傲、生硬的语言会使患者感到疏远，缺少对医生的信任感。

3. 听诉耐心

患者是疾病的亲身体验者，他们的自诉常常能真实反映疾病演变过程的因果关系，提供认识疾病的重要依据。但是，由于患者的职业、文化水平、表达能力不同，对病情的主诉差异甚大，为获取完整的病史，医务人员必须耐心听取患者的主诉，态度诚恳，不要随便打断他们的主诉，要耐心倾听，并随时点头以示领悟。否则，会遗漏许多重要的病史资料，致使病史不完整、不全面。

4. 询问仔细

医生在取得患者的信任和合作的基础上，要根据患者的主诉和其他三诊的资料进行有系统、有重点、有目的地询问。疾病的发生、发展及临床表现有一个过程，对此过程的各个环节的询问必须仔细严密。凡应询问而漏问的都要补问，绝不能敷衍了事，更不能编造病史，欺上瞒下；也不可凭自己的主观印象暗示、诱导患者，以避免得出不符合客观实际的结果。

（二）体格检查中的道德要求

体格检查是医生利用自己的眼、手、耳等感觉器官或借助于简单的诊断工具，如听诊器等进行检查来收集资料、认识疾病的一种诊断方法，以发现疾病的一种重要手段，是一种最简便、最实用、应用最广、行之有效的诊断方法。体格检查的基本方法有视诊、触诊、叩诊和听诊。多数疾病可通过体格检查再结合病史作出临床诊断，一部分需要特殊检查的疾病也必须由病史及体格检查的结果来考虑检查的方法。然而，体格检查或多或少会给患者带来一定的病苦和心理上的焦虑。因此，医务人员进行检查时应该关心体贴、尊重患者的人格。

1. 关心体贴，动作轻柔

因为人患病后会出现心烦、疑虑、恐惧，需要受到他人的尊重，对尊严更为敏感。必须避免使患者过劳、受凉或增加患者的痛苦，绝对不许单纯将患者作为学习对象和不顾患者痛苦的种种做法。医生在体检过程中，要根据患者的病情选择舒适的体位，注意寒冷季节的保暖，对痛苦较大的患者要边检查边安慰。同时，检查时动作要敏捷、手法要轻柔，敏感部位要用语言转移患者的注意力，不要长时间检查一个部位和让患者频繁的改变体位，更不能我行我素、粗暴操作，以免增加患者的痛苦。

2. 尊重患者，心正无私

检查时医生思想要集中，要尊重患者，心正无私。根据专业的界限依次暴露和检查一定的部位，不要暴露与检查无关的部位。对待被检查的患者不得多语调笑，谈话喧哗。男医生检查女患者性器官应有护士或家属在场。相反，在检查过程中，医生心不在焉，暴露与检查无关的部位或任意扩大检查范围，检查异性、畸形患者时有轻浮、歧视的表情或语言，强行检查一些头脑清醒而不合作的患者等，都是不符合道德要求的，甚至是违法的。

3. 全面系统，认真细致

检查时医生应严肃认真、耐心细致、手法轻巧、操作正规，依次暴露患者的被检查部位，并按一般状态、皮肤、黏膜、毛发、淋巴结、头、颈、胸、腹、肛门、直肠、外生殖器、脊柱、四肢和神经系统的顺序进行，不放过任何疑点，尤其是重点部位。如遇危重患者，应首先进行重点检查，以便立即进行抢救，待病情好转后，再作全面检查，切忌粗枝大叶，草率从事，发生漏诊、误诊。

（三）辅助检查的道德要求

辅助检查是诊断疾病的重要组成部分。它包括实验室检查和特殊检查（包括放射诊疗、核医学诊疗）等。是借助于化学试剂、仪器设备及生物技术等对疾病进行检查和辅助诊断的方法，对疾病诊断起着关键作用。为了使先进的技术能够更好地为临床医学服务，为人民服务，医务工作者应遵循以下道德要求：

1. 目的纯正，合理选择

由于辅助检查不同程度地存在对患者造成损伤或增加患者痛苦的弊端，有可能会出现医源性疾病；辅助检查项目的大量涌现，也使得患者的经济负担越来越重。如果临床医生完全依靠辅助检查，而忽视临床观察，忽视问诊、体格检查的第一手资料，忽视理性思维，将会使自己工作能力下降，也将导致临床误诊、漏诊现象不断发生。所以，我们必须根据问诊、体格检查、慎重的理性思维而产生的推断，作为正确选择辅助检查项目的主要依据。不得开展与病史或体征无关的辅助检查，更不能因患者的要求做无关的检查；在确保辅助检查的针对性和有效性的前提下，根据循序渐进的原则，医技检查的程序应该是较低层次的检查先于较高层次的检查，即简单的检查先于复杂的检查，无害的检查先于有害的检查，费用少的检查先于费用高的检查，能少做绝不多做。那种不考虑患者疾苦，单纯经济利益观点，"拉网式"的检查是不道德的。因怕麻烦、图省事，需要的检查项目不做，也是一种失职行为。

2. 知情同意，尽职尽责

医生确定了辅助检查的项目以后，必须向患者或家属讲清楚检查的目的和意义，让其理解并表示同意再行检查，特别是一些比较复杂、费用昂贵或危险较大的检查，更应得到患者的理解和同意。如腰椎穿刺、骨穿刺、内镜等，患者因惧怕痛苦而拒绝检查。但只要这些检查是必要的，医生应尽心尽职地向患者解释和规劝，以便尽早确定诊断和进行治疗，不能听其自然而不负责任，也不能强制检查而剥夺患者的自主权。

3. 联系临床，综合分析

辅助检查的手段能够使医务人员更深入、更细致、更准确的认识疾病，从而为疾病的诊断提供重要依据。特别是一些疾病的早期，在没有明显症状和体征时，辅助检查可以及早诊断。但是，任何医技检查所反映的都是机体瞬间状态或局部表现，难以代表机体全过程的整体的变化，而且医技检查受到种种条件的限制，有一定的局限性。所以，医务人员不能过分依赖医技检查，必须将医技检查的结果结合病史、体格检查的第一手资料一起综合分析，才能提高诊断的正确率，如果片面夸大医技检查在诊断中的价值，就会发生诊断的错误而影响对患者疾病的诊治。

三、疾病治疗的医德要求

疾病的治疗包括药物治疗、手术治疗、心理治疗、康复治疗、饮食营养治疗等方面。在临床治疗过程中，是否按医学道德原则办事，将会有不同效果。实践证明，治疗失当，并非都由业务知识缺乏、技术水平不高或设备条件不好所致，而有时与违背医学道德原则有关。因此，治疗效果的好坏，与医务人员医德水平的高低有直接关系。

（一）药物治疗的道德要求

药物治疗是临床最常用的治疗手段。"药到病除"是人人都向往的，然而药物作用具有双重性，既能治疗疾病，又有其毒性作用，引起药源性疾病甚至造成残疾、死亡等。医务人员要掌握药物治疗原则，充分发挥药物在治疗疾病中的有效作用，防止由于滥用药给患者造成不应有的危害。临床上，违背医学原理，或不符合病人病情和生理、病理状况的用药称为不合理用药或滥用药。所以医务人员在临床用药时应遵循以下原则：

1. 安全有效的原则

用药必须掌握在安全有效的范围内，应考虑用药剂量及机体耐受力，尤其对一些效力较高、安全范围较窄、排泄较慢的药物需倍加注意。药物治疗疾病必须达到利大于弊。用药前应充分分析病情，了解患者的机体状况，估计产生的毒副作用，及时地采取纠正损害的措施，以确保用药的安全有效。更应注意要根据病情轻重缓急选择适当的剂量，使之控制在安全有效的范围之内，切忌盲目追求高效与快效而违背科学规律滥用药物。

2. 近、远期效益统一的原则

用药物治疗时，不仅要看到用药的近期疗效，还需要注意药物的远期效果，特别要注意远期的不良影响。例如，广谱抗生素、贵重药物、补益药物的大剂量使用，往往只见短期疗效，却会使患者的长期利益蒙受损失。患者常有渴望得到高效、快效、贵重药物的心理，但他们并不懂得药理、药效，不懂得用药后的远期效果。如果医生单纯迎合患者的心理要求，追求所谓的“药到病除”、“医术高明”而滥用药物，开进口药、贵重药，把维生素当作安慰药，滥用抗生素、激素等，虽能得到患者一时的信任，但实质上却损害了患者的长远利益，有的可导致药源性疾病的发生，使患者增加痛苦，这是违背医学道德的。

3. 毒副作用小的原则

凡是临床治疗药物都有正作用和副作用，即治疗作用和毒副作用，特别是化学药品的毒副作用是至今仍未解决的一大难题。这就要求临床医生在处方用药时一定要考虑到药物的正、副作用，根据患者的体质、抗药能力等个体差异情况，适当地选择药物及其剂量。既要注意提高药物的疗效，确保治疗效果，又要注意防止药物的毒副作用对人体的危害，以确保患者的健康利益和生命安全。对一些容易引起变态反应的药物，必须按规定做好过敏试验，防止发生意外。

4. 节约廉价的原则

少花钱、治好病，这无疑是绝大多数患者的希望。用药的目的是为了治病，廉价药物能达到目的就不用贵重药。这个原则无论从患者自身利益还是从社会公益的角度看都是正确的，符合最优化原则。无论是对自费患者还是对公费患者，都应贯彻这一原则。在临床上，患者往往认为药价越昂贵药效越可靠。迎合这种心理来处方用药是不负责任的，也是不符合医学道德的。那种为了医院的经济收入而不顾患者利益，开“大处方”、实行“药海战术”的做法是不符合医德要求的。

5. 慎用新药的原则

药品是一种特殊的商品，是用于预防、治疗患者的疾病，有目的地调节人的生理功能并规定有适应证、用法和用量的一种物质。药品直接关系到人民群众的健康与生命利益，因此，对于药品的生产、经营、使用和监督的管理，必须纳入法制的轨道，依法管药。特别是要加强毒、麻药品管理，加强药品监督，保证药品质量，合理使用药品，增进药品疗效，对于保障人民群众用药安全，维护人民的身心健康具有十分重要的意义，这也是药物治疗的道德目的之所在。

（二）手术治疗的道德要求

手术治疗是外科治疗的主要手段，也是临床常用的医疗手段。但由于它本身具有复杂性、风险性和损伤性等特点，所以对从事麻醉和手术的医务人员无论是道德上，还是技术上都有比较高的要求。

1. 手术治疗的特点及道德意义

临床上许多疾病是以手术为主要治疗手段的。手术可使不少顽疾妙手回春，转危为安。手术治疗与其他疗法相比有见效快、不易复发的优点，有些疾病在现有的条件下是其他治疗方法不能与其相比的、最好的治疗方法。手术治疗具有与其他治疗手段不同的特点。

（1）手术治疗具有一定的损伤性：任何一种手术治疗，都会给患者带来某些损伤和痛苦。因此，选择手术治疗必须遵循有关的伦理原则。对手术方案的设计应当是最优化的，在手术过程中既要考虑应尽可能减少损伤，又要考虑近期与远期效果。

（2）手术治疗具有特殊的技术性：手术操作是技术性很强的工作。手术涉及众多医学基础知识和临床知识，手术又是一个精细的工艺过程，它的成败直接关系到患者机体功能的保全和丧失，乃至患者生命的安危。因此，对技术的精益求精，是外科医生必须遵循的医德准则。

（3）手术治疗具有很强的协作性：任何一台手术的成功，都需要医生、麻醉师和护士台上台下的配合和协作，而这种协作较其他一些医疗关系显得更直接、更密切。协调合作是手术取得成功的重要保证，而一定的道德要求又是建立这种协调、合作关系的重要条件。因此，医务人员应当自觉加强道德责任心。

（4）手术治疗具有一定的风险性：由于病情的多变、患者个体的差异，以及医学上还存在的许多未知因素，任何手术都具有一定风险和缺陷，手术缺陷主要有：计划性，意外性和过失性，尤其是危重疑难病症的手术，病情复杂，变化很多，风险很大，一旦发生事故或意外，将给患者造成严重的损伤，甚至危及生命。因此，承担手术的医务人员都肩负着关系患者生命的重大责任。

2. 手术前的道德要求

（1）掌握手术适应证：认真确定手术适应证及选择手术时机，是外科治疗的一个重要环节。任何手术治疗，不论方案设计多么巧妙、精细、周密，对于人体的器官都具有一定的破坏性和一定的损伤性。正是这一特点，决定了手术治疗中医务人员一定要权衡手术治疗与非手术治疗的利弊及界线，严格掌握手术治疗的适应证。手术治疗如果是病情确实需要的，在现有条件下其他治疗方法又不能与其相比的，则是最好的治疗方法。凡是可做可不做的、术后无希望的以及术后反而加速病情恶化的手术，或手术治疗虽属必需，但手术条件并不具备的都不宜施行手术治疗。如果不严格地掌握手术适应证，或抱着切开看的态度，甚至想通过手术来练手的动机，都是违背患者根本利益和医德要求的。

（2）必须做到知情同意：决定是否实施手术治疗，除了患者具有手术适应证外，还必须取得患者或家属（或监护人）的同意，并履行签字手续。要患者或家属同意就必须使患者知情，了解病情、手术方式、术中术后可能出现的异常情况等，即知情同意原则。如遇患者昏迷等特殊情况，则由家属或单位代替表示同意。影响重要生理功能的破坏性手术，如截肢等，必须征得科主任和有关院长的同意。违反知情同意原则的手术（特殊情况除外）显然是与医德准则相违背的，是不可取的。

（3）选择最佳手术方式：患者病情不一，外科医生一旦确定必须手术时，必然会遇到手术方案的比较和选择。而选择手术方式（包括麻醉的选择）应从患者的利益出发，做多方面的考虑，权衡利弊，选择最佳的手术方式。医务人员应本着对患者负责的精神，严肃认真，一丝不苟，从患者的病情及个体差异考虑，从手术的近期效果与远期效益考虑，从治疗作用与损害作用及术后并发症、全部治愈与部分治愈等考虑，进行全面分析，反复比较，权衡得失，选择最佳的手术方式，从而达到减少手术治疗带来的损伤性，保证正常组织和器官免遭破坏。

3. 手术中的道德要求

（1）态度严肃，作风严谨：在手术中，参与手术的医务人员都要始终保持态度严肃、全神贯注，做到动作敏捷、沉着、果断，不马虎迁就，尽量避免差错，杜绝事故的发生。一旦出现差错，应该忠诚老实，襟怀坦白，勇于承担责任，并采取恰当的补救措施，积极纠正错误，决不能隐瞒错误，推卸责任。不谈论与手术无关的事，集中精力做好手术。

（2）关心患者，体贴入微：患者进入手术室，通常比较紧张和恐惧，并对医务人员有“生死相托”的心情。因此，医务人员要关心、体贴和安慰患者，尽量满足患者的合理要求，医护人员不谈论与手术无关的事，切忌讲容易引起患者误解的话，如“糟了”、“坏了”、“错了”等。

（3）精诚团结，密切协作：在手术中，手术医生、麻醉师、器械护士等人员都要以患者的利益为重，一切服从手术的全局需要，相互间要精诚团结、密切协作。

4. 手术后的道德要求

（1）严密观察，勤于护理：术后的观察、护理对及时防治手术并发症具有重要意义。临床上许多重要的病情变化往往是在术后发生的。所以加强术后观察，及时发现问题，进行积极处理，不仅能保证手术的成功，而且有利于患者早日痊愈。另外，术后主刀医生要根据手术经过详细记录，术后检查、全名签字。那种错误地认为手术结束即万事大吉，忽视术后观察护理的麻痹思想是不可取的。那些记录不详，或为了掩盖诊断上的错误故意歪曲手术所见，或对术中由于操作过失引起的脏器损害有意回避等的做法是医德所不容的，一经发现应进行教育和处理。

（2）减轻痛苦，加速康复：手术后，由于伤口疼痛和活动受限，患者比较痛苦，有的患者还会因手术失去某些生理功能而心理上焦虑、忧郁等。因此，医务人员应及时给予镇痛，帮助患者翻身和及早活动，并做好心理护理，以便促进患者早日康复。那种对患者痛苦熟视无睹或将护理工作推给家属去做的行为，是不负责任的失职行为。

（三）心理治疗的道德要求

随着医学模式的转变，心理治疗越来越受医务人员的重视。心理治疗作为疾病的两种重要治疗方法自古有之，早在公元前二世纪，古希腊和古埃及的医生就已经使用催眠暗示方法来治疗疾病，他们十分强调医生语言的治疗作用，把语言作为心理治疗的最重要手段。《黄帝内经》中有许多关于心因致病和心理治疗理论及方法的论述，例如，提到关于开导式心理治疗时讲：“人之情，莫不恶死而乐生，生之以其败，语之以其善，导之以其所便，开之以其的苦，虽有无道之人，恶有不听者乎。”意思是要利用患者求生的欲望，一方面告诉他疾病的危害，要认真对待，同时又指出疾病是可以治好的，以增强战胜疾病的信心；另一方面告诉患者如何调养及治疗，以帮助患者解除紧张、消极的情绪，这样患者都乐于接受。有人称心理治疗为精神疗法，心理治疗从广义来讲，包括人所处的环境和生活条件的改善、医生的语言作用、特殊的布置以及医生所实施的专门心理治疗技术等；从狭义来讲，专指医生对患者所实施的心理治疗技术和措施，包括觉醒状态下的治疗和暗示治疗等。心理治疗的定义，到目前还没有一致的说法。心理治疗一般要通过医生与患者之间的一个相互交往过程来实施，即医生通过他的语言、表情、姿势、态度和行为，去影响及改变患者的感受、认识、情绪、态度和行为等，从而减轻或消除导致患者痛苦的各种紧张因素、消极情绪等异常行为，以及由此引起的各种躯体症状。总之，通过心理治疗，有助于患者中枢神经系统机能的恢复和加强，使其精神和身体状态获得改善而达到治疗的目的。心理治疗是一种特殊的疗法，医务人员应遵循以下要求：

1. 尊重、关心患者

患者一方面由于疾病的折磨而身心痛苦，极易产生自卑心理；另一方面，由于是求助于医务人员的帮助，处于被动地位，客观上存在着“被动祈求”的心理，担心受到医务人员的冷落、鄙视等，给心理治疗带来了阻碍。要消除这种心理障碍，医务人员应关心、同情患者，尊重患者的人格，礼貌相待，热情相迎，对患者一视同仁，消除患者对医务人员的不信任，消除患者的孤独感和自卑感。

2. 了解患者，有的放矢

患者患病之后的心理状态十分复杂，他们担心疾病能否治好，担心疾病影响自己的事业和家庭，担心受到医生的怠慢，担心支付不起医疗费用等，种种顾虑与担心使患者产生了恐惧心理，有的患者把康复希望完全寄托在医生身上，产生了依赖心理；还有的慢性病患者在治疗不理想时产生消极、急躁心理等。对于这些复杂的心理状态，医生必须要向患者循循善诱地了解病情，掌握患者的心态，根据患者的心理需要，有的放矢地进行心理治疗。

3. 积极鼓励患者

心理治疗是通过医生与患者之间的相互交往和作用来实现的，因此良好的医患关系的建立是心理治疗成败的主要因素，所以治疗中不应过分强调医生对患者的权威作用以及患者对医生的依赖，而应尽量启发患者与疾病作斗争的主观能动性。心理治疗的宗旨不是去教育和改造患者，而是帮助患者自己起来改变自身的病理状态，让他们在治疗的过程中发挥积极的主动作用。医生要成为患者的朋友，而不是教育者。

4. 使患者消除疑虑，树立信心

患者来院治病时，最担忧的是自己的病情，希望得到及时、可靠、安全、有效的治疗，避免发生各种意外，不因疾患或误治降低自己的生命质量，因此，患者迫切需要了解确诊意见、治疗措施以及有关愈后等各种情况。对此，医务人员应耐心聆听患者各种内容的诉说，善于发现患者的苦恼，及时介绍疾病医治意见，回答患者关心和提出的多种询问，正确估计预后，正确解释和说明有关的治疗问题，以科学的方法解除患者的各种疑虑，以增强患者战胜疾病的信心和力量。

第二节　护理工作中的道德

护理工作是整个医疗卫生工作的重要组成部分，它既受整个医学规律的支配，又有其自身相对的独立性和特殊性。重视护理工作本身的道德问题研究，加强护理队伍的道德素质建设，对提高护理工作水平、维护人体健康和改善人的生命质量、推动护理科学的发展等都具有十分重要的意义。随着现代护理科学的发展，护理道德的作用越来越明显，护理道德的内涵越来越丰富。尤其是整体护理模式的兴起，对护理人员提出了更高的道德要求，从而促进了护理道德建设向更高层次发展。

一、护理道德的含义及其作用

(一) 护理道德的含义

护理道德是指护理人员在履行职责过程中的心理意识和调整个人与他人、社会关系的行为准则及规范的总和。

随着医学模式的转变,护理事业由附属专业向独立学科发展,护理工作范围由单纯的疾病防治的护理扩大到身心的整体护理,护理工作对象也由少数患者逐步扩大到全社会的人群。与此相适应,护理道德的内涵和外延正在向着更深入、更广泛的范畴发展,研究内容已从调整护理人员个体的人际关系,扩大延伸到包括调整护理事业与全社会的关系,社区护理与各种人群中的预防保健和康复,即人们健康的增进和维持、人类生命质量的提高、患者权利的保护等。这些新领域中护理道德问题在医学科学整体结构中占有越来越重要的地位。

(二) 护理道德的作用

护理道德是社会意识形态之一,来源于人们社会生活和护理实践,同时,反过来又对人们社会生活和护理实践具有推动作用。

1. 有利于促进社会道德的建设和进步

护理工作对象广泛,接触面大,与人民群众的身心健康息息相关,其工作的辐射范围和涉及生命活动的特殊性质决定了护理道德水平的高低,对社会各阶层将会产生重大影响。同时,护理道德又是构成整个社会道德的重要组成部分,从某种意义上说,护理道德是社会道德的一个重要窗口,直接反映当今社会的道德风尚。加强护理道德,必然会促进社会道德的进步。

2. 有利于医疗护理工作质量的提高

护理质量一般取决于护理技术条件和护理人员的服务态度。技术条件对护理质量固然有着十分重要的作用,但如何运用技术并尽职尽责地为患者健康服务,则取决于护理人员护理道德水平。道德高尚的护理人员,善于把掌握的科学技术最有效地运用于护理实践中去,千方百计地治病救人,力争取得最佳效果。同时,多数情况下护理人员都是单独进行护理操作,有些工作难以规定确切的量作为检查衡量的可测指标,这需要护理人员具有道德责任感,它是以本人的内心信念为驱动力,贯穿于一切活动之中,对患者高度负责的自觉的责任感。有了这种道德责任,可以避免那种鄙薄护理工作,玩忽职守问题的发生。有了这种道德责任的驱动,护理人员将会认真钻研和掌握技术,严格执行规章制度,科学地实施护理保障。

3. 有利于新型护理人才的培养

随着生物医学模式向生物—心理—社会医学模式的转变,护理模式也由过去的以疾病为中心的护理模式逐步转向以人为中心,以人的健康为中心的护理模式。这种转变对护理人员提出了更高的要求。正如我国第一位南丁格尔奖章获得者、护理界老前辈王秀瑛所说:“护士技术和质量也随着医学科学的发展,不断向精、难、高前进。现在的护士不仅要为患者做生活护理,还要掌握各种疾病的特殊护理方法,掌握各种穿刺、急救、各种监护仪器的操作技术等,还要从生物、心理、社会性等方面对患者进行科学的、整体的观察和护理。”这就意味着，现代护理队伍应是高素质的专业人才的群体。而造就这样一种人才是离不开护理道德教育的，只有具有良好的道德素养的护理人员，才能不断地学习钻研新技术、新知识，并将掌握的科学技术与知识最有效地运用到护理实践中去。护理道德要求护理人员学习护理传统美德和近、现代中外护理界先驱的品德和献身护理事业；提高职业素质，培养适应科学技术发展的能力；保护患者利益，全心全意为改善人们生命质量和心身健康服务，从而造就一批具有理想人格和全面发展的新型护理人才。

4. 有利于推进护理科学的发展

现代护理工作领域的扩大，内涵的深化，新科学、新理论、新技术在护理过程中逐步应用，护理人员与社会、患者间关系上的新矛盾，护理的新模式，都反映了护理道德对于护理科学的发展发挥着越来越大的作用。例如，器官移植中的护理、危重患者的监护、责任制护理和自我护理等，尤其是过去以疾病为中心的功能制护理向以患者为中心的责任制护理的转变，都是以强调人的整体性，尊重人的生命，尊重人的尊严和权利为基本条件来实现的。只有具备了护理道德的人才能真正圆满地完成责任制护理，实现护理科学向新阶段、新层次的发展；只有对社会、对人的生命健康、生命质量抱有强烈的道德责任感，才会忘我地去深入研究护理科学发展过程中的各种新问题，进而推动护理科学的不断前进。

（三）护理道德的实质

国际护理学会 1973 年修订的《国际护士守则》中规定护理人员的职责为：“增进健康、预防疾病、恢复健康、减轻痛苦。”从具体任务来看，有 4 个方面的内容，归结为一点，就是维护患者的尊严和保持人的完整性，就是“尊重人的生命，尊重人的尊严，尊重人的权利”，这“三个尊重”，既是护理的本质，也是护理道德的实质。护理工作面对“社会的人”，不论其民族、种族、信仰、肤色、年龄、性别、政治观点和社会地位的差异，都要尊重患者的生命、人格尊严和患者权利，尊重患者的信仰、风俗习惯、生活习惯，为患者有关情况进行保密。护理人员在护理工作中为患者、家庭、社会提供健康服务，是医学人道主义的体现，应该始终保持护理职业的荣誉感、责任感。

（四）护理道德的特点

护理道德属于医学道德的总体系，它既与临床医德有一致的方面，也有其自身特性。护理道德的特殊性是由护理工作的特殊性质和护理人员的特殊地位决定的。

1. 影响广泛

护理工作具有社会性，护理人员既要面向医院里的患者，又要面向社会各种类型及各种健康状况的人群，其道德责任是双重的。护理工作关系到千百万人的健康及千家万户的幸福，具有重要的道德价值，护理人员要做好患者的护理，也应积极参加防病治病、卫生宣传、妇幼保健咨询、家庭医疗保健等项工作，成为人民健康的卫士。护理道德在整个社会卫生保健事业中，其影响面是广泛的。

2. 关系多端

护理人员处于医、护、患三者之中间位置，并与患者家属、单位、社会有着不同程度的联系，而处理每种关系都有相应的道德要求。例如，医护关系中要注意治疗和护理的协调一致，为了患者利益，医护间既要互相尊重、互相合作，又要相互制约、相互监督。护理人员之间、护理人员与各科室以及后勤部门人员的联系中，要真诚团结、密切配合。护理人员与患者的关系,应忠诚于患者利益,全心全意为伤病员服务,根据不同病种、不同病情,在患者护理和治疗中,有不同的道德要求。对家属、对社会保健卫生工作的对象,也都有特定内容的协调关系的道德准则。可见,护理关系的多端性决定了护理道德内容的多样性。

3. 规范具体

患者在治疗过程中,护理人员担负着喂药、注射、灌肠、导尿、插管、引流、包扎等可操作的护理任务,还有观察病情、心理护理等治疗内容,同时直接照料患者饮食、睡眠等生活需要,负责管理病房温度、湿度、照明等物理环境及安全等社会环境。为保证十分复杂、琐碎、具体的护理,护理过程有严格的行为规范,如"三基三严"、"三查七对"等,护理道德也提出了严肃的责任要求,从患者入院到治疗的实施过程,从基础护理、责任制护理、特殊护理、心理护理、医学工程应用中护理等各种模式中都有具体的道德规范。护理人员就是在真诚和科学的服务中,在严格遵循道德要求下,展现自己的道德风貌,赢得患者和健康人群由衷的尊重。

4. 自觉选择

护理对象的复杂性和被动性要求护理道德有更加高的自觉性。患者在整个治疗中,处于接受者地位,常常是被动的,需要护理人员提供帮助和支持;护理人员经常独自执行任务,以个人为单位进行操作;护理环境悬殊极大,护理对象也千差万别,性格、年龄、病情、经济条件和家庭状况各异。这就要求护理人员具有高尚的道德情操,自觉选择道德行为。不因忙乱而烦躁,不因地位高低分优劣,不因病情状态有亲疏,一切对患者负责,对患者一视同仁。对一些依赖性大、被动性强的患者,更要自觉维护患者利益。

二、护理模式与道德要求

护理模式是依据患者在治疗和康复过程中生理和心理的护理需要而提出的。不同的模式存在着不同的特点和不同的道德要求。

(一)基础护理的道德要求

两个或两个以上专科所需要的护理理论与护理技术,都被列为基础护理的内容。基础护理主要包括带共性的生活服务与技术服务,还有有关患者情况的各种护理资料的记录和收集,基础护理是护理工作的重要组成部分。

1. 基础护理的特点

(1) 时序性:基础护理都是每天例行的常规性工作,而且在时间上都有具体的规定。例如晨、晚间护理,体温、呼吸、脉搏的测量,发药、注射、输液、进餐、就寝等,每天都要以对患者健康高度负责的态度,严格按顺序进行,时序也是基础护理质量的评价标准。卫生员的病房清扫必须在晨间护理以前,医生查房与各种无菌操作一定要安排在晨间护理以后,这不仅使病房工作有条不紊,更是为了避免发生感染,保证患者的安全。

(2) 预见性:基础护理时刻接触患者,可以从中了解患者自觉症状,发现他觉反应,获取某些体征信息。这些情况有的是治疗护理措施的反馈,有的则是病情发生新变化的一种征兆,护理人员及时预见,对指导下一步诊疗工作具有重要价值。如一位儿科护士给急腹症患儿倒大便时,发现呈果酱性,疑是肠套叠的症状,立即报告医生而明确了诊断,及时得到处理。一位内科护士护理冠心病心功能不全患者,见其汗水淋漓,静卧于床,头部前倾90度，这种不正常的头部过度前倾姿势，预示心源性休克的征兆，经及时抢救，才化险为夷。

（3）导引性：为患者进行大量服务的基础护理中，护患双方进行语言性和非语言性的情感交流，增强了患者的安全感和信赖感。精神导引可使患者对治疗充满信心，使许多疗法奏效。如鼓励遵医行为，利用“正强化作用”，使之坚持下去；制止影响疗效的行为习惯，利用“负强化作用”，使这一行为不再出现。有的则更需要待诚服务来达到精神导引。彻夜辗转反侧，不能入睡的患者，经过晨间护理的床上擦浴、更换衣服、梳理头发，就会感到全身轻松，可以很快安静下来。周身酸痛，情绪焦虑烦躁的患者，经翻身和定位按摩，并在有理有据排除注意力的解释中，可以减轻痛楚，精神松弛，在宽慰中增强战胜疾病疼痛的能力。

（4）科学性：基础护理不仅是服务，而且是科学。每一项操作，每一个处置，都有其理论根据，并且要求严格按照科学原则办事，不然就不能获得预期效果。给药应考虑药物过敏或中毒反应，几种药物伍用，要注意有无协同或拮抗作用。静脉推注毛花苷丙（西地兰）和钙剂时，应严格掌握速度，否则可能引起急性心律失常，甚至心搏骤停。护理与医生诊治同等重要，同样具有两重性。违反科学原则，会导致损害患者健康或生命的严重后果。

2. 基础护理的道德要求

（1）树立职业自豪感：热爱护理事业，有为护理事业献身的理想，有强烈的职业自豪感，这是从事基础护理的基本道德要求。护理是一门独立的专业，服务对象不仅是患有各种疾病的人，而是全社会的人群。护理是社会进步、民族繁荣、人群健康所需要的崇高职业。每一个危重患者痊愈出院时，就包含着基础护理的成果、护理人员的辛劳及其从事的基础护理的价值和意义。只有懂得为谁工作、为什么工作和怎样工作，才能真正爱护并尊重自己的工作对象，想其所想，急其所急，痛其所痛，形成高尚的职业道德感，把工作做得精益求精，使之更好适应患者需要。

（2）满足患者身心的基本需要：患者因病而行动受限制，一切生活所需都要由护理提供保障。重病患者丧失多种功能，卧床不起，活动更为局限。基础护理就是尽量设法满足患者的身心基本需要：正常的呼吸、饮食和排泄；充足的睡眠和休息；保持身体恰当的体温和清洁的皮肤；病室中合理的照明和通风；患者心理情绪的平衡稳定；人际交往和文化娱乐生活。这样，护理操作过程中，护理人员要像对待自己亲人那样，了解患者的不便和使他最痛苦的症状和体征，了解患者的思想牵挂和各种要求，尽力创造一个宜于治疗的环境和利于康复的和谐气氛。

（3）严密观察，谨慎处置：基础护理的过程也是观察、了解患者症状和疗效的极好时机，认真观察一些细微变化也是有意义的。如患者入院卫生处置时，发现体征及时告知医生，便于明确诊断，尽早对症处理。老年昏迷患者突然烦躁不安，做生活护理时应注意膀胱是否充盈，由尿潴留引起者需及时导尿，以便患者迅速安静下来。即使发现与患者所患疾病无关的症状，例如肋骨骨折患者突然肝区疼痛，也要考虑是否合并症，提请医生注意。患者神态反常都有症结所在，应以关切态度，解开症结，消除不正常现象。根据观察的各种信号，要精心修改治疗护理方案，或采取必要的紧急措施，帮助患者早日康复。

（4）细心操作，减轻痛苦：基础护理的内容中，很多是具体操作的，而这些操作应当尽量避免或尽可能减轻患者的痛苦。如采血、注射、输液、输血时，应当掌握熟练的技巧，争取一次穿刺成功，防止多次穿刺的痛苦；或血液外逸形成血肿；或药液渗漏到周围组织，造成局部肿胀、疼痛和坏死；测量生命体征时，力求数值精确可靠；应用新理论、新技术、新方法进行基础护理时，要持审慎态度，并注意收集反馈信息。一切草率从事，不遵守操作规程，都是缺乏道德责任的表现，也易造成护理事故。

（二）整体护理的道德要求

整体制护理是运用系统理论和行为科学的理论组织护理工作的方法，是道德化的护理，也是护理道德化的一种形式。

1. 整体护理的特点

（1）以患者为中心实施整体护理：主要特点就是不以疾病为中心，而是以患者为中心，有目标、有计划、有分工，系统地进行护理工作。也就是患者从住院到出院，由护士负责其身心健康的全面、系统的整体护理。护士应该根据患者生理、心理需要解决的护理问题，制订计划，执行计划并及时评价护理效果。这是对患者个体针对性最强的护理，突出人的地位和作用，可以扭转见病不见人的倾向。因此，护士除应该具有独立工作能力、精通理论知识外，还必须具有高尚的护理道德责任感，为患者恢复最佳健康状态而精诚服务。

（2）综合的、动态的计划护理：护理的基本内容是护理程序，护理程序的核心又是计划护理。针对不同的患者给予不同的个体护理，提供一个适应患者独特需要的护理结构。它不仅是护理方法和护理形式的改变，也是护理理论的新发展，是护理工作维护人类权利和高尚护理道德的体现。计划护理的内容至少包话 3 个方面：一是能反映患者目前的健康状况；二是能预见今后可能发生的护理问题；三是与患者健康有关的各种因素均考虑在内。护理程序理论认为对患者的计划护理是一个科学的完整的过程，是一个综合的、动态的、具有决策和反馈功能的过程。综合是指护理手段是来自各有关学科的知识，融会贯通地处理不同患者的疾病和健康问题。动态是指根据患者整个病程的各个阶段，采用不同的护理手段。决策是指根据护理问题，提出有针对性的决定措施。反馈是采用个体护理措施后的结果，经过评价来影响和决定下一步护理决策和措施。其目的是满足患者正当、合理的需要，有计划、有系统地解决患者健康需要的护理问题，提高护理质量。实现这个计划的前提是尊重和关心每个患者，建立和巩固直接的、稳定的护患关系。

2. 整体护理的道德要求

（1）坚持护理内容的科学性：以护理程序为核心的护理，体现了患者第一、以患者为中心的观念。它丰富和发展了护理学研究内容，也要求护理人员不断充实和扩大知识领域，以平面型的知识结构变为交叉型的知识结构，坚持以科学原则指导护理实践，树立高度的责任感来体现护理过程的科学性。由于环境和遗传因素的影响，每个患者有着不同的体力和生理限度。同样疾患由于患者的个体差异、不同的社会环境和心理状态而表现各异。为满足患者的个体需要，必须制订不同内容的护理计划，作为护理的依据和目标。以崇高的职业责任心，科学严谨的作风，熟练准确的技术，确保护理工作全过程达到优质高效。

（2） 调动护理对象的能动性：整体护理是以整体论原则来纠正过去的片面护理方法。护理对象都是有生命、有思想情感和有意识的人，很多疾病症状往往是通过患者自我感觉与认识传递给护理人员，患者本身是认识疾病的主体。因此，要充分调动患者主观能动性，使患者主动与医生、护士合作，积极全面地提供自己症状，治疗和护理的体验，使医护工作达到最优化。护理中必须达到：①患者对自己疾病有正确认识，消除顾虑，增强信心，挖掘自身潜力，激励战胜疾病的信心和勇气；②患者及其家属了解治疗护理的意义，学会配合和参与的方法；③患者调动自己的力量来克服病痛，了解和掌握自我护理，减轻患者家庭的经济及精神负担，提高社会效益。调动护理对象的主观能动性，实质是对人的权利的一种尊重。

（3）保证护理质量的完整性：责任护士承担了自己负责护理患者的全面责任。保证护理过程的质量标准，首先有赖于正确采集病史及实施均衡的护理，而其基础又是护理人员的责任感与事业心。采集病史时，责任护士须以热情关切的态度及机智敏锐的观察力，从患者叙述中发现问题与了解其相关需求。具有高度同情心与取得患者信任，才能创造有利于采集病史的客观环境，真实了解患者身体上存在的不适以及心理上的消极因素，从而加强对症治疗，提高护理质量。患者在接受治疗各阶段，能否得到有效护理与护理人员的经验、理解力、理论知识、道德水平有着密切关系。正确的护理诊断，主动和连续的实施护理计划，客观的评价和反馈过程，都必须做到有和谐的气氛，关怀的态度，科学的分析，完善的资料，严谨的作风，熟练的操作，系统的考查，全面的评估。总之，保证护理质量的完整性，就要协调内稳态，和谐外环境。

（三）自我护理的道德要求

自我护理是人们为了维持机体的健康与稳定，每个人自身进行护理的实践活动。人都具有适应外界环境变化的能力，健康人不需要别人帮助，有自己进行的护理即自我护理的能力。而一旦健康状态发生变化，以致必须依赖他人才能生活或维持生命时，这个人就由自我护理者变为护理接受者。护理工作是帮助患者通过自我护理活动，弥补体力、意志、知识的不足，逐步恢复自主生活，适应社会需要。

1. 自我护理的特点

（1）教育性：责任制护理是以护理人员为主体，自我护理则是以患者为主体。患者就是自我护理能力有缺陷的人，需要护理人员提供帮助和教育。教育内容包括：帮助教育患者进行自我护理活动；协助某些患者改变自我护理方式；训练患者如何配合治疗。患者自我护理能力分为 5 个等级：1 级是患者可自行着手进行自我护理活动；3 级需要患者、护士、家属分担责任来维持正常状态；5 级必须依靠护理人员来维持生命；2 级与 4 级则介于各该上下两级之间。患者自我护理缺陷的程度，决定护士承担的职责是：教育帮助性的、部分代偿性的、完全代偿性的。但是，不论哪级类型，护理人员都有责任向健康人或患者传授他们所缺乏的护理知识与技术。首先要从理论上加以阐述，再从技术上进行操作示范，教育患者和家属以及社区人群，用科学的方法维持机体生命、健康和安宁。

（2）渐进性：人体是一个完整的有机体，是一个自我支持、自我改造、自我完善、自我控制的“非平衡稳态系统”。机体与环境的关系，不是被动地受外部条件的影响，而是缓慢有序地自动进行自我调节，逐步适应外部条件已经发生的变化。外部环境条件发生变化，可以引起患者一系列生理和心理的变化。或病体的康复，或自护能力逐渐增强。原来的自护缺陷需他人替代，而经过治疗、锻炼和学习能够达到安全自理，即自我护理。自我护理必须循序渐进、逐步提高，自我护理替代者的干预就要相应减少，否则妨碍自我护理能力的递进，增强依赖性，降低适应社会生活的能力。反之，过早地或过快地增加护理接受者的自我护理责任，将对患者康复不利。

（3）普遍性：自我护理的本来意思是自顾。健康人同样也有自顾，要进行保持机体健康和稳定的活动，如呼吸、饮食、排泄、独处与社交、活动与休息、安全、维持正常状态等。患者则不是，自顾不暇，需要护理人员支援自护，以维持治疗性的自护需要，填补在体力、智力、意志方面的缺陷，使之能够恢复自主生活，充当社会生活的角色。所以，护理的作用就是不论服务对象是否健康，都应该帮助他们增进体质和恢复健康，发挥自我护理能力。自我护理不是单纯地把自我护理的本领传授给患者及其家属，而是让人们普遍地、自愿地进行维持和增进自己健康的活动，也是向护理人员提出新的护理责任和护理道德的要求。

2. 自我护理的道德要求

自我护理无论在医院、社区、家庭病床都是护理工作必不可少的组成部分。自我护理是患者进入康复的重要步骤，是健康者维护健康的必要保证。因此，护理人员应有较高的道德要求。主要突出3个方面：

（1）遵循个体化原则：自我护理程序要从服务对象的生理、心理和社会情况出发，正确估计，因人而异，区别对待。护理人员应以严谨的态度，对收集到的资料反复予以核实，并作出具体综合分析，使护理计划中的诊断，协议、执行等方面，切合服务对象的实际，以便取得自我护理的满意效果。对于自我护理能力为5级的高龄、极度衰弱、危重患者，护理工作应当是完全代偿性的，要设法保存他们的精力和体力，而不勉强他们去从事力不能及的工作。正确诊断患者的自我护理能力，针对他们的具体情况，调节自我护理能力，决定患者不能满足治疗性自我护理需要的程度，开展有个体特征的自我护理活动，这是护理人员责任心的升华。

（2）维护服务对象个人尊严：制订协议和评价护理工作时，即使病情危重，也要向患者或其家属解释说明疾病的发展和转归，介绍治疗和自我护理的方法，听取他们的意见，并给予考虑的时间。这是对患者权利和责任的尊重，是对患者人格的尊重，对患者价值的尊重。每个人对自己的了解总比他人的了解要全面、深刻。听取和尊重服务对象的意见，就有可能更好地纠正护理中不周全的地方。避免某些偏倚的发生，也能够使他们在护理程序中主动地予以配合。

（3）坚持高度负责的精神：自我护理虽是以患者为主体，但仍是护理人员起主导作用，其伦理学意义是护理人员道德责任加重了，而不是使不负责任合法化。宁肯自己做，使之迅速完成护理任务，不愿教给患者自主操作，是一种不负责任的不道德行为。错误认为自我护理的提出是减轻护理工作量，一切可交给患者自己去做，患者不能胜任，则要求其家属代理，这也是一种推卸责任的不道德行为。自我护理是对患者、健康者、家庭和社会的全面负责与高度负责。护理工作的重要作用，在于估计服务对象自我护理能力，一旦发现缺陷，就要具体干预和调整。尤其要预先估计到各种意外事件发生的可能性，以高度负责精神，采取有效的防范措施。

三、护理道德修养

修养，通常包含两方面的意思：一是指人们在政治思想、知识技能和道德品质等方面所达到的能力和水平；二是指为达到上述能力或水平的目的所进行的自我教育、自我锻炼、自我陶冶和自我培养的过程。护理道德修养，是指护理人员在护理道德方面经过长期的勤奋学习和护理实践的陶冶与磨砺达到的境界。护理道德修养主要包括以下几方面。

（一）尊重患者的尊严

全心全意为患者服务，首先要尊重患者尊严，以患者为中心，这种观念是建立在医学人道主义基础上的。具体表现为：

1. 尊重患者生命价值

不论患者是残疾或非残疾，可行走或不可行走，传染病或非传染病，预后良好或预后不良，病情缓解或恶化，康复期间或发病之际，护理工作都要从患者的生命价值和患者安全出发，不应有任何忽视或歧视某些患者生命的现象。

2. 尊重患者平等就医的权利

不论患者社会地位的高低、权力的大小和人道的需要来行事，做到一视同仁。

3. 尊重患者独立的意志和人格

任何时候、任何情况下，护理人员都不可把自己的意志强加于患者；不能欺骗、侮辱患者；不能损害患者的声誉；要为患者保护隐私；不可乘人之危达到个人目的的不道德行为。

4. 维护患者安全利益

护士工作归结起来可以概括为为患者提供疾病护理和保护健康。作为患者利益保护人的护理人员，对于诊治、预防、保健中有损害患者利益的不道德行为、失职行为和不法行为，要注意察觉，一旦发现问题，不论当事者职务和社会地位如何，与自己有无直接或间接的关系，都要主持正义和公道，制止损害行为。护理工作中确保患者的安全是维护患者利益的重要内容，要严格防止发生患者自杀、被盗被偷、病区失火、患者意外发生事故和伤害等。

5. 保持患者心理平衡

患者在遭受肉体上的痛苦时，往往还承受着种种心理精神上的折磨，所以容易发生心理缺陷或一些消极心理反应。癌症、严重外伤及易形成致残的手术等患者更是如此，护士在进行疾病护理的同时，应时刻注意患者的心境，了解患者的心理需要，给患者以精神上的安慰和支持，帮助其保持治疗康复中所需要的最佳心理状态。

（二）尽心尽责服务于患者

护理科学研究的中心是人，护理目的是使每个患者摆脱不良因素的干扰，使其身心全方位的接受诊治护理，从而恢复健康。

1. 充分理解

患者就诊或入院，环境的变迁和生活方式的改变往往带来焦虑和不适，需要护士通过交谈、调查、观察，对其病情、思想和个性、习惯、心境、行为产生原因有一个详尽的了解，根据获得的信息，综合分析，对患者的病情表示充分的理解，并热情释疑，积极引导，取得患者的信赖。

2. 支持参与

认真听取患者的意见,充分调动患者参与护理过程,使患者不仅仅局限在准确叙述病情、疗效和各种反应的被动地位,而是参加护理计划的实施,对护理方案提出认可或修正的意见。从认识论说,患者不是消极的认识客体,而是认识主体,治疗中许多认识是通过患者传导到医护之中。患者不是机器和护理加工对象,争取患者参与协调是防止缺陷、达到诊治护理最优化和高效化的重要途径。

3. 热诚以待

护士要以自己良好的心理品质、精湛的技术、广博的知识、端庄的仪表,使患者获得安全感、亲切感和愉悦感。以关心、爱护、有效的态度和手段,使患者尽快适应角色,将期待欲望接近于现实效果。

4. 健康指导

护士对患者要承担最直接、最具体、最持久的健康指导。如常规指导:介绍治疗环境和入院注意事项等,使患者在感知上形成具体的第一印象;随机指导:各种检查或手术时一些随机情景使患者出现定向反射时,有意识地排除情绪障碍,消除焦虑;情感指导:慢性病和可能丧失工作能力的患者，由于社会责任感和自我实现需要无法满足时出现忧郁,甚至消极悲观时,有针对性和有阶段的情感指导,使认识上升到一个新的高度。

5. 审慎操作

审慎是护理人员长期修养锻炼的结果,是提高护理质量的一个基础条件,是保证患者心身健康和生命安全的重要前提。除严格按医护操作常规执行外,尤其要在给药中正确掌握合理性,重视药物作用的两重性;着眼药物的整体和长期效应;严格控制在安全有效的范围内;慎重地试用新药;不滥用毒麻药品。同时,护理人员要有自主性和责任心,正确对待和执行医嘱;做到认真及时完成医嘱;仔细核对医嘱;不消极被动地等待医嘱;果断地执行好口头医嘱。审慎才能及时发现和处置问题,防止意外发生。

6. 语言激励

语言作为神经系统的特殊刺激物,可以治病,也可致病,其机制是通过情绪反应这个中介作用实现的。护士要运用治疗性语言,避免语言冷淡、粗鲁、尖刻,提倡使用礼貌性语言、安慰性语言、解释性语言、暗示性语言、保护性语言和科学性语言。

(三)品质和气质的陶冶

1. 情绪饱满,主动热情

在繁忙而琐碎的护理工作中,情绪饱满,对患者始终是耐心、细心、主动、热情。即使遇到患者指责或不理解、不配合,也不冲动、不怠慢。即使个人生活中遇到不幸和不愉快的事情,也不在工作中表露出来。善于控制自己的主导心境,经常保持心态平衡,避免矛盾和差错,使服务不断完善。

2. 机智敏锐,温和文雅

护理人员应培养应变能力,干练地运筹自己的工作,做到根据各种变化的情况,找出最佳处理方案,忙而不乱,井井有条。同时富有活力,专心致志,豁达大度,不卑不亢。护士的仪表和风度以端庄、稳重、典雅为美,结人以纯洁、平静、高雅之感,这都有利于患者增强对护士的信任,战胜疾病的信心,对生活美的追求,使之受到安抚和鼓励。

3. “慎独”修养，严于律己

人贵于自爱自重，有自知之明。珍爱自己的职业荣誉就是钟爱自己，对自己的长处和短处做到正确估量，发扬长处，克服缺点，善于自制。在困难面前勇于挑重担，在荣誉面前多谦让。不嫉贤妒能，宽宏大量。不意气用事，善于和同道合作共事。由于职业的特性，任何情况下不能做有损于患者健康的事。在道德意识和行为上要具有“三性”：即把自己的护理行为建立在对自己责任的深刻了解和自尊自爱的自觉性；不论困难或顺利，白天或夜晚，有无人监督，患者态度的好或坏，工作都一丝不苟，始终如一的一贯性；护理过程中坚持原则，不为任何利益所诱惑，不为任何压力所屈服，一切以患者健康和社会利益为出发点，保持自己正直无邪的原则性。

第三节　医学科研中的道德

医学科研道德是医学伦理学研究的重要内容之一。临床科研工作者既要有明确的科研方向，又要遵循临床科研的原则和要求，才能为临床科研作出贡献。

一、医学科研道德的含义和特性

（一）医学科研道德的含义

医学科学研究的重要任务就是认识生命现象的本质和规律，运用基础、临床医学理论和现代科学技术揭示疾病发生、发展的客观规律，探讨战胜疾病，增强人民健康的途径和方法。在实现这一艰巨任务的过程中，不仅需要临床科研人员的聪明才智和现代化手段，而且更需要高尚的科研道德修养和献身精神。临床科研道德就是探讨临床科研中人与人、人与社会之间关系所遵循的行为准则和具体要求。它也是临床科研工作中有益于人类健康、有益于社会进步的道德意识和行为，因此，研究临床科研道德是十分重要的。

（二）医学科研道德的特殊性

任何科学成果的应用，都会直接或间接地联系和影响人类幸福、社会进步，没有道德哲学的科学是伪科学。凡是有益于人类生存、健康、幸福和社会进步的科学活动是道德的，反之，则是不道德的。

医学科研的目的在于认识和揭示医学领域内客观现象的本质和运动规律，用实验研究、临床观察、现场调查等方法，揭示疾病的发生、发展的客观过程，探索战胜疾病、增进人们身心健康的途径和方法。由于研究对象是与自然和社会相联系的人，研究内容是人的生命活动，研究过程和成果应用都直接联系到人民群众的健康和幸福。因此，医学科研存在着与其他科研活动不同的自身特殊性。

1. 利害关系的直接性

科学发现往往存在着两重性，或有益于人类的生存和发展，或给人类带来危害和灾难。医学科学研究对人们的影响更直接、更深刻。因此，医学科学研究内容从选题、设计到成果论证、应用，必须具有很高的预见性。在任何一项医学科研成果推广运用到临床时，不仅要考虑近期效果，还要关注远期作用；不仅考虑患者治疗效果，还要注意到副作用；不仅想到一般的副作用，更要重视可能发生的癌变和畸变等严重后果。20 世纪 50 年代末，西德医药科学家研制一种新药叫“反应停”，这种药物对早孕反应有特效，一度受到孕妇的欢迎。但1959年后短短几年中，西德、英国、日本等十几个国家，奇怪地不断出现许多四肢短缺的新生婴儿，人称“海豹症畸形”。仅1962年5月至1963年3月的10个月内，西德就出生了5500名“海豹症畸形”婴儿。几年后人们才发现此乃“反应停”强大的致畸作用的结果，立即禁止使用。人们是以惨重的代价才认识了这一药物的严重不良反应。

2. 生命活动的复杂性

人的疾病发生、发展和转归，同人体生命活动一样，是一个极其复杂曲折的过程。人的个体差异性和人体本身的复杂性，使同一病变在不同的人体上可呈现不同的临床表现；同一药物的使用，在不同患者体内会有不同的效果和作用；有些药物近期效果明显，而远期效果则不佳；有些药物在动物实验中作用明显，而对人体则无效。由于人体生命活动的复杂性，使医学科研在一定时间、一定地点、一定范围的条件下，科研目的与其效果总带有一定的局限性。

3. 科研成果的严肃性

任何一项医学科研成果，不管其在研究过程中考虑如何细致周密，在局部范围内使用多么可靠有效，其可行性和有效性仍需在大面积人群中得到验证。在确定一项医学科研成果的推广使用时，必须注意到整体效应和远期影响。总之，为实现促进和维护人类健康利益这个神圣目的，科研工作必须持严肃态度。英国外科学家莱思鼓吹内脏下垂和自身中毒的理论，使数以千计的患者接受了结肠或升结肠切除术、盲肠结肠固定术、胃固定术、肾固定术和子宫固定术，以治疗十二指肠溃疡、风湿性关节炎、精神分裂症、动脉硬化、高血压等，结果给许多患者造成了严重后果。其直接原因，就是没有经过动物实验，没有在医学科研中坚持应有的道德原则。

医学科学与道德是互相影响，互相促进，共同发展的。医学科研的特殊性，决定了科研进程必然是一种复杂而严肃的道德活动过程，存在着道德价值取向的选择。科研的成功往往给“不治之症”的患者带来新的希望，一旦研究失败，就可能导致患者健康的损害甚至生命的结束。而在决定成功与失败的诸多因素中，科研道德无疑是重要的一个方面。具有高尚道德修养的医务人员，抱着对人类极端负责的态度，就能实事求是地权衡利弊，从而决定进退取舍。反之，则给社会和人民带来严重危害。

二、医学科研道德的意义

实现医学科研的艰巨任务，不仅需要科研人员的聪明才智，还需要有忠诚于这一伟大事业的献身精神，尊重事实、不怕困难的刚毅品质，谦虚谨慎、团结协作的思想作风。因此，树立崇高的医学科研道德，对于一个医学科研工作者来说，是至关重要的。

1. 促进医学科学发展的重要精神力量

崇高的道德理想能激励人们为了人类健康、幸福和发展医学事业而坚韧不拔，勇于献身，这是推进科研进程的根本动力。回顾医学发展历史，任何重大医学科研成果的取得，都是医学工作者的智慧和道德相结合的产物。美国细菌学家拉泽尔为研究黄热病的传染源，曾多次在自己身上做感染实验，最后献身在古巴。我国李国桥教授为了摸清疟疾的流行情况，足迹遍及海南和云南的20多个县，经常跋涉在穷乡僻壤中。为掌握疟原虫生长规律，掌握最佳治疗时机，曾两次引疟上身，验证了恶性疟原虫每裂殖周期引起两次发热的理论。只有把科学事业当作为人类造福的崇高事业的人，才能有不怕困难、不怕牺牲的勇气和决心去攀登科学的高峰。

2. 获取医学科研成果的一个重要前提

具有道德情操的医务人员，才能在科研过程中勇于创新，勤于实践，尊重科学，实事求是，这是科学事业取得成果的基础。当今，自然科学和技术的突飞猛进，高分子化学、电子学、分子生物学、分子遗传学等学科的迅速发展，电子计算机技术广泛应用，推动了生命科学研究的进展。现代医学研究领域正在不断拓新，研究的内容日益丰富，器官移植、试管婴儿、重组 DNA 等新的成果和技术相继问世。只有抱着对人民健康极端负责的态度，才能在新药物、新技术的研制和临床使用中积极进取，脚踏实地，勇于探索，忠于事实。任何方面的诱惑和各种原因的干扰，抛弃求实的原则，与错误的理论一样，会给人类带来灾难。

3. 调节医学科研过程中各种关系的根本条件

科研活动不可能孤立、封闭地进行，需要处理个人与个人、个人与集体、社会与国家、集体与集体等多端和多层次的复杂关系。只有加强科研道德修养，才能在科研活动中做到谦虚谨慎，坚持真理，团结协作，尊重他人劳动，密切与社会的联系，这是科学研究顺利进行的保障要素。当代科学的整体化和学科间的互相渗透，尤其医学与其他学科的互相交叉、互相影响，科研工作越来越需要在本系统或跨学科、本单位或跨单位之间，协同配合，共同作战。这样，道德的作用和要求显得更加突出和重要，科研人员之间没有切实具体的道德调节系统，没有个体的道德修养，就会出现不顾大局、各自为政、相互设难、嫉贤忌能、缺乏民主、垄断霸道等种种不道德的行为。

4. 增强为人们身心健康服务的意识

造福人类，为人们身心健康着想，体现了医学科学的任务和目的，体现了个人对社会的道德责任，反映着科研工作者本身与他人、与集体、与社会的内在联系。社会生活中，任何个人在事业上的成就，既是与本身的努力分不开的，也是前人、他人、集体和社会共同奋斗的结果，是集体智慧和力量的结晶，是人民或集体的荣誉在个人身上的体现。对于得到荣誉和报偿的人来说，应把它看做是人民或集体对自己的鼓励，并在以后的工作中以极大的热情和干劲，以更高的要求去为社会和患者服务，争取集体和个人的更大荣誉。同时，在强调为集体争取荣誉时，要看到个人在其中的贡献和作用，充分肯定和鼓励个人有所作为，有所建树。保护和尊重个人的荣誉感和进取心，更好发挥个人的积极性和创造性，给有贡献的人一定奖赏和报酬，这也是合理和正常的，对推动医学科学事业的发展是十分有利和必要的。

三、医学科研的道德准则

（一）目的纯正，服务人类

科学研究工作的道德修养，最基本、最重要的是科研的动机和目的。动机支配行为，目的把握方向。纯正的目的和动机在科研活动过程中主要有如下表现：

1. 坚持正确的服务方向

医学科研的根本目标和基本任务是维护和增进人们的身心健康，防治疾病，提高人口素质，为人类造福。在这个前提下，首先，科研选题只能从医疗卫生保健事业的发展和人们身心健康的实际需要出发，任何背离这一目的，完全从个人兴趣爱好出发，凭主观臆想去选择课题，甚至有害于人类的生存和身心健康的研究工作，是违背服务方向，是不道德的。其次，医学科研的各种手段，包括基础实验、观察和其他检测行为，都不能增加患者的痛苦，损害他们的治疗和康复。第三，医学科研的最终成果都要应用到人的身上，研究必须坚持有充分的科学理论，从实验设计到具体研究方法必须符合科学原则，不能有任何轻率疏忽，避免科研成果应用时给人体生命带来的不幸和灾难。

2. 具有忘我的献身精神

只有懂得从事医学科学研究意义的人，才能不顾及自己的利益甚至自己的生命，去拼搏，为医学事业贡献自己毕生的精力。医学科研在于揭示生命的奥秘，是一种具有特别艰苦的探索性活动，需要付出巨大的精力和毅力，甚至要一大批人多年的呕心沥血，经过若干次失败才能有所进展。只有在困难或挫折面前不退却，表现出对医学事业的极大热情和高度责任感的人，才具备从事科研的基本素质。科研活动是为了发现真理，发现真理不易，坚持真理更难。许多医学科研成果，都要经过反复的实践证明，才能被社会所承认，这是科研成果作为理论形态完成以后的历史命运和全部价值。它不仅有人与自然的关系，还有人与人的关系，多重关系给科学活动带来复杂性和艰巨性。它集中表现在对于科研成果真理性的怀疑、反对，甚至对科学家的迫害上。历史上有许多医学家为捍卫医学科学的真理义无反顾，作为一种道德情感上的满足，甚至为真理而献身，他们在科研上的高尚品质是后世学习的楷模。20 世纪 40 年代魏斯曼—摩尔根的基因学说，在几十年中风风雨雨，遭到苏联等国一些科学家的全面讨伐，要把它“从科学中消灭掉”，但遗传学说并不因此而失去其客观真理性，如今已发展成一门崭新的遗传工程学。

3. 锐意创新的研究态度

科学研究是探索未知，创造新知，探索性和创造性是科研劳动的特征。医学科学的对象是“人”，从而决定了医学科研是一种特殊的研究过程，存在着人类特有的伦理关系，以及种种道德问题。如科研在于创新，其中包含着危险性和失败的可能性，医学科研工作者必须以高度的创新意识和责任心来正视现实，权衡利弊，不断开拓，勇攀高峰，使医学科学得到新的发展，战胜危害人类健康的挑战，为人类造福。这就要求：一是破除迷信，敢于怀疑。对既成理论的怀疑往往是对真理的追求，对权威和传统习惯的否定，但这就会面临困难，要付出沉重代价。二是富于想象，善于学习。事实是客观的存在，丰富的想象则赋予它们以生命。医学科学是不断创新和无限发展的过程，现代医学随着自然科学和生命科学的突飞猛进，研究领域和研究内容都日益拓展，科研工作者更要不断扩大知识面，更新知识结构，让自己的知识与科学的发展同步前进，适应医学发展需要。三是科学预见，保证效益。许多医学研究的发现常具有两重性，或有益于人类健康，或给人类带来危害，因此要求科研工作具有更高的预见性。在医学科研成果推广应用时必须关注效果和作用，在增进人们身心健康方面最低也应利大于弊，而且与同类成果比较，其效益是较佳的。医学上由于概念和理论上的错误而导致医源性疾病的事实并非偶见。

4. 正确对待名和利

荣誉和利益都是个人对社会和集体履行了义务或作出贡献后，自然产生出来的社会公认的客观评价，同时它们还含有个人对行为的社会价值的自我意识，即主观意向，但并不是个人单凭主观意向追求所能得到的。有的人把医学职业当作手段，视名利为最终目的，只承认个人的名利，不承认信念和为医学事业献身的精神。事事处处替个人打算，把自己所做的一切看成是追名逐利的资本，斤斤计较个人利益，甚至不择手段，伪造资料，假报成果，骗取荣誉，以违背科学的态度来从事科学工作，他们必然要受到历史的谴责和抛弃。

（二）尊重科学，严谨求实

医学科学工作者对人们的健康承担着道德责任，其重要前提是尊重科学，忠于事实，实事求是，严格地按科学规律办事。不能把主观的想象强加到客观世界上去，也不能夸大或缩小客观已经提供的情况。科学必须诚实，有一说一、有二说二，不能有半点虚假。

1. 对生命的高度负责

一个慎重负责的医学科学工作者，在科研工作中就会一丝不苟，严谨求实，对人的生命高度负责。必须做到：①按照试验设计的合理要求，完成全部实验步骤或项目，不能借口任何原因减少或取消其中的项目或步骤；②不但努力完成试验的质量要求，还必须按规定完成试验的数量要求；③应客观地记录阴性和阳性的全部反应，不管主观希望如何，不能暗示实验对象反映自己所希望的情况；④如实地观察和估计影响试验结果的各种主客观因素，不能选择性地观察临床反应或有意忽略或隐瞒实验结果的记录数据；⑤试验无效或不符合要求的，必须重做，不能把失败的或不符合设计规定的试验当作结论的任何依据，以欺世盗名。医学科学研究中任何疏忽和麻痹，有意或无意地歪曲事实，都有可能导致伤害人体生命的严重后果。

2. 善于修正自己的错误

人体生命和疾病现象，是物质运动复杂高级的运动形式，是人体生物结构运动和自然、社会结构运动的对立统一。客观事物的复杂性给人们研究认识也带来艰巨性和复杂性。物质世界的客观存在是不以人们主观认识为转移的，要想使自己的认识符合物质运动的客观规律，反映客观事物的本来面貌，要求科学工作者必须面对客观实际，尊重客观事实，树立严肃、严格、严密的“三严”作风。同时，医学科研中难免偶然出现错误，但是错误一经发现，理应及时改正，勇于正视错误，敢于公开收回不成熟的或错误的结果。修正错误是坚持真理的特殊表现，如临床医学从 20 世纪 40 年代以来，一直以心力衰竭的临床症状作为分级标准。后来发现，充血性心力衰竭的症候群可以在不同心排出量（心搏输出量高、低甚至正常）的情况下出现，而且症状的严重程度与心力衰竭的表现并不完全一致。所以到 70 年代，改变了这种分级标准。1973 年 4 月，美国著名科学家赛宾在美国科学院的一次集会上，宣布他发现疱疹病毒可以引起某些人体肿瘤。但一年后他宣布收回以前发表的材料，因为以后的实验中无法证实其可靠性。这种知错就改的高尚行为，受到了人们普遍赞扬。

3. 排除外来的干预因素

科学研究中坚持严谨求实原则，除试验者道德因素外，客观环境的某些条件也是影响这一原则实现的重要因素。行政领导的支持、干预只能为科研工作提供和改善条件，调动医务人员积极性，组织广泛协作，绝不能去影响科学试验资料的客观性及由此而作出的结论。科学结论只能是无私无畏地根据科学事实作出，任何政治斗争需要和领导人的意愿，都不应影响试验的客观性和结论的科学性。同时，真正的科学成果，在条件相同的情况下必定可以重复，能够得到验证，能够经得住历史的检验。相反，如果离开事实的基础，服务于一定的需要，尽管也可能名噪一时，但难免要遭到事实的惩罚。如当年前苏联的勒柏辛斯卡娅的所谓“活质学说”等，尽管当时政府又作决议，又给挂奖牌，可说是名声振世。但因为它不是建立在客观事实的基础上，其实验结果得不到他人的重复，因而在铁的事实面前，魂消香断，逐渐地销声匿迹了。

4. 严肃郑重公布成果

科研工作必须严格遵守实验程序，客观选择标本，精确地对待数据，而不是随心所欲地虚构结果，骗取荣誉。国际上曾发生过臭名昭著的“达西事件”。英国《自然》杂志上发表的美国国立卫生研究所的一篇研究报告中指出：年轻的心脏病研究者约翰·达西博士，截至 1981 年被揭露为止的 12 年里，总共编造了假论文 100 篇以上。类似这种弄虚作假、沽名钓誉的事例在医学界并非绝无仅有。世界上著名的“着色老鼠事件”是又一典型伪造成果的例子。1969 年美国某肿瘤研究所的研究人员宣布，他们在延长移植皮肤的存活时间方面有了新的突破，已经完全克服了皮肤移植中的排斥反应。可是到了 1974 年，人们拆穿了这一骗局。原来老鼠身上的有色皮肤不是新移植上去的，而是涂了一层颜色的皮肤。结果，这些研究人员声名狼藉。

（三）谦虚谨慎，团结协作

这是医学科学工作者探索科学真理，处理人与人、个人与集体、单位和单位间关系的思想基础和道德素养，也是医学科学研究工作获得成功的重要因素。

1. 正确对待他人和尊重他人劳动

尊重他人及其劳动的实质，就是要正确认识自己科学研究成果和他人劳动的内在联系，尊重客观事实。任何一项科研成果，都是在前人的基础上取得的，任何科学成就，都是人类劳动和集体智慧的结晶。因此，要尊重每一个参与者。道德原则要求不可有轻侮傲慢之心，同龄人之间要互相尊重，比自己年幼者同样尊重，比自己年长者更应尊重。对学识、见解和经验上比自己强的要尊重，不如自己的同样尊重，甘当人梯，不怕别人超过自己，建立社会主义的新型人际关系；发扬学术民主，尊重不同的学派，不同的学术见解，以平等的态度开展学术讨论，贯彻双百方针；发表论文和公布科研成果时，凡引用他人资料的，都要注明出处，不能贪人之功，窃为己有，更不能利用进修、参观等手段，在获得部分资料后抢先发表研究结果。唐代名医王焘编写《外台秘要》时，曾引用了 69 家方书，他每方每论都详细地注明了引文的出处。科研成果在著作或论文上的署名，要按贡献大小和实际参与多寡进行排列，不能掠人之美，依势压人，贬低别人，抬高自己，应体现公正、客观、合理。

2. 正确对待自己和评价自己的成就

有成绩不骄傲，有缺点不掩饰，这是科学工作者应有的道德素质。科学真理是客观的，而且也是复杂的，认识人的生命和疾病更为复杂，临床上有时出现表里不一的假象，容易使人迷惑,产生错误的判断,医学科学工作者要善于发现和纠正错误,虚心听取别人的批评意见,这是医学科学发展需要的美德。那种自认才高,自以为是,浮光掠影,不求甚解,甚至嫉贤妒能,相互排挤,学术上专横霸道,垄断科研设备,独占科研资料和讲坛,贬低别人成果,或者在科研工作中不求进取,畏难怕苦,又不愿虚心求教,以至旷日持久,无所作为,这都难以承担起医学科研工作者的神圣义务和职责,甚至损害医学科学事业,损害人类健康利益。

3. 正确对待学科和单位间团结协作

医学科学发展的高度分化和高度综合的新趋势,科学研究更要注重多方面连续性的协作攻关。因此应该遵循:①平等原则:协作单位不管大小,技术力量的强弱,对课题研究作用如何,在关系上是平等的,不存在依附和服从的问题,应该彼此尊重,共同对课题负责。②互助原则:协作单位间要互相支持,互通信息和情报,在图书资料、仪器设备等方面,互通有无,互相提供方便,任何封锁保密和故意设难的做法都是不道德的。③成果共享原则:协作单位间不能背着另一方利用共同协作的研究成果,或者科研进行中又独自另摘有关内容的单项研究,确系工作需要,也要及时通报并征得同意;同时,成果共享也不是绝对平均主义,成果所获得的奖励或转让获得的利益,应按贡献大小排列名次,分配利益。

第四节　预防医学与环境保护的道德

现代医学科学的发展,使人们对于健康和疾病的认识不断深化。维护人类的健康,不仅需要基本的医疗,还依赖于有效的预防保健。健康不仅受到生物学因素、生态环境因素的影响,而且受到社会因素的影响。预防医学及环境保护是整个社会主义卫生事业的重要组成部分,是全人类共同关心的大事。从 20 世纪 50 年代以来,预防医学已日渐引起人们的重视。随着人们赖以生存的环境不断改变,致使预防医学和环境保护工作者所面临的研究课题愈来愈复杂,所担负的任务愈来愈繁重,所涉及的范围愈来愈广泛,预防医学和环境保护的道德问题也愈来愈突出。因此,在预防医学和环境保护的职业活动中,调整好各种道德关系,对贯彻落实“预防为主”的总方针,保护和改善 13 亿人口的生存环境,减少和消灭致病因素,造福子孙后代具有重要的现实意义和深远的历史意义。

一、预防医学的含义、地位及特点

预防医学是临床医学、基础医学和社会学基础上发展起来的,旨在预防控制及消灭疾病,保护劳动力,提高人民健康水平,促进社会发展的一门综合性科学。预防医学道德是调整预防保健人员与人群环境、社会相互关系的行为规范的总和。它是由预防医学研究的对象、内容和地位决定的,它对规范预防保健人员的行为有重要指导作用。

(一)预防医学的含义

预防医学是研究预防和消灭病害,讲究卫生,增强体质,改善和创造有利于人民健康的生产环境和生活条件的医学。预防医学是以“预防为主”为方针,运用预防医学的理论、知识和技术,达到预防、控制和消灭疾病,改善卫生状况,增强人民健康为宗旨。现阶段预防医学的主要任务是，开展以防病灭病为中心的疾病控制、监测监督、卫生宣教、科学研究等。具体内容包括：

①为卫生行政部门提供制定卫生防疫工作规划的有关数据、信息，组织制定卫生政策，并指导预防工作的开展。②开展传染病、寄生虫病、地方病、职业病等疾病的预防工作，对原因不明的疾病进行流行病学调查及灾后的卫生防疫工作。③预防生物因素引起的传染病、地方病等，同时还要预防环境、社会和心理因素引起的疾病，维护社会安定和生态平衡。

随着社会进步和医学科学技术的发展，大卫生观念已开始深入人心，现代预防概念已扩大，并渗透到疾病发生、发展和转归的全过程。卫生防疫以传染病、心血管疾病、恶性肿瘤及意外死亡为主要对象，发展到现代卫生防疫向自然、社会和精神三大领域纵深发展。这就扩大了预防医学的内涵和外延，必将推动预防医学的发展。

（二）预防医学的社会地位及特点

1. 预防医学的社会地位

预防医学的研究内容和任务的拓宽，工作面向全社会人群，预防医学的社会地位日益提高。

2. 预防医学的特点

（1）预防医学涉及社会人群、生态环境和社会环境，探讨影响人类身心健康的各种因素，因此预防医学工作的好坏直接关系到千家万户的生命安全，关系到社会安定和生产、生活秩序的正常进行，总之，它影响到整个民族的健康素质和国家的繁荣昌盛。

（2）预防医学是最积极、最经济的医学服务。“预防为主、防治结合”的卫生工作方针，使我国形成三级预防：一级预防是病因学预防；二级预防是发病学预防；三级预防是防残废。三级预防相结合，不仅使人民少生病、少受痛苦，又能节约卫生资源，即低投入、高效益。

（3）预防医学是整个现代医学的重要组成部分，随着预防医学的蓬勃发展，它在医学中的地位日益增强，它对整个社会、人群承担的责任日益增多，对整个社会、人群、环境、生态的影响深远，并决定和影响着医学发展的方向。

二、预防医学的道德

（一）预防医学的道德意义

预防医学是研究预防和消灭病害，讲究卫生，增强体质，改善和创造有利于人民健康的生产环境及生存条件的医学。

随着现代工农业生产的迅速发展和社会人口数量的持续增长，人们所赖以生存的社会环境和自然环境已经发生和正在发生重大变化。与此同时，预防医学所涉及的道德问题也越来越突出。发展预防医学，贯彻“预防为主”的卫生工作方针意义重大。

1. 预防医学关系到社会的文明与稳定

预防医学关系到千家万户的切身利益，预防工作搞好了，可以产生巨大的社会效益和道德价值，促进社会文明与稳定，可以避免由于疾病的发生或流行给社会、家庭和个人带来经济损失和精神痛苦。轻视、放松预防工作会造成不可弥补的损失。一个国家、一个地区或一个社区如果发生流行性疾病，势必严重影响正常的经济秩序，造成人们的恐慌心理，还会给国家、集体和个人带来不可估量的经济损失。

2. 预防医学关系到国家的社会主义现代化建设和国家的信誉

一个国家传染病发生的多少、人民健康水平的高低、国民平均寿命的长短，直接反映这个国家的经济状况、文明程度、群众生活水平、生存条件和健康水平。从经济效益来看，预防一个人不生病比治好一个患者的疾病所需要的费用要少几倍，甚至几十倍、几百倍。如果一个国家或一个地区发生流行性疾病，还会直接影响其声誉，有些产品出口就会受到国际社会的限制，其经济损失也是无法估量的。所以，预防工作不仅关系到人们的切身利益，还直接关系到社会主义现代化建设。

3. 预防医学关系到民族的健康素质和子孙后代的幸福

预防医学是面向健康人群，提高人的生命质量的科学。各种不良的社会和自然因素都可能影响人群的身心健康，许多公害传染病、地方病，不仅会损害人群健康，还会殃及子孙后代。

（二）预防医学的职业特点

预防医学道德属于职业道德的范畴。一种职业道德总是与所从事的职业对社会、对人类所承担的特殊责任联系在一起的。预防医学道德同样与预防医学的特殊职业责任是不可分割的，并由“预防为主”这一卫生工作方针的道德价值及其意义所决定的。因此，要明确预防医学道德责任首先要了解预防医学的职业特点。

预防医学职业主要有以下 4 个特点：

1. 社会性

预防医学具有明显的社会性。它的基本观点是通过改造环境（自然环境和社会环境）来改造人们的劳动、生活条件。由此可见，预防医学的工作范围十分广泛，无论是农村还是城镇，无论是高山还是平原，无论是江河还是海洋，都是预防医学工作者的“诊室”。各行各业，男女老少都与预防工作相关联。随着岁月流逝，预防医学的社会化更为突出。19世纪以前，细菌、病毒及其他微生物、寄生虫性疾病猖獗一时，天花、鼠疫、霍乱、麻疹、肺结核等多种传染病构成了对人类健康的主要威胁，于是人类开始了有史以来的第一次预防医学革命（卫生、保健革命）。随着人民群众生活、生产环境的改善，现代社会雏形的出现，传染病的发病率已让位于社会因子病、心脑血管病、恶性肿瘤、遗传病、车祸外伤等以社会环境致病因素为主的“非传染病”，这就使得预防医学的工作重点必须从自然环境转移到社会环境中来。随着社会的进步，文明程度的提高，人们已不满足于“没有病”，而是要求身心都处于良好的健康状态，延年益寿，这就促使新的学科，诸如生物医学工程、环境医学、康复医学、老年卫生学等相继出现。由此可见，预防医学是建立在广泛的社会基础之上的。预防医学的社会化还从预防医学的责任效果中反映出来。预防医学工作不像临床医学那样面对患者，只要医务人员增强道德责任感，有精湛的技术，就可能使患者转危为安。

2. 前瞻性

预防医学的工作效益乃至道德责任所带来的社会效益是长远的、间接的，不会在短时间内显示出来，许多工作往往要经过几个星期、几个月、几年甚至几十年才能取得较明显的社会效果。例如，环境卫生中为了取得某种有害物质对人体健康影响的数据，需要长年累月进行监测，对成百上千人进行调查取样，而这种物质对人体健康的危害，可能要在子孙后代中才显露出来。预防医学的社会化特点要求医学工作者必须具有高度的社会责任感，既对当代人类健康负责，也对未来人类的健康负责，不计较个人得失，为维护人民群众长远的健康利益而奋发工作。

3. 群体性

预防医学区别于临床医学的特点之一是群体性。它的服务对象不只是个别患者，而是整个社会群体。当前改革开放的新形势，给预防医学提出了新的要求，既要对患者个体的健康负责，更要对社会群众的健康负责；既要管好 13 亿人的生老病死，又要保护和改善 13 亿人的生存环境，减少和消除致病因素。这样不仅要与患者接触，更多的则要把社会人群整体作为调查、研究对象，从而制定防止和杜绝疾病的发生和流行的措施。我国幅员辽阔，地区间的社会经济发展不平衡，有些落后地区群众的文化水平较低，缺乏医学常识，对某些疾病的严重性、危害性认识不足，因此对预防医学所进行的工作很不理解，更谈不上积极配合。预防医学的群体性还表现在预防医学工作的性质上。由于预防医学接触的大多是健康人或健康带菌者，这些人往往没有临床症状，对疾病缺少切肤之痛，对医务人员的要求和信赖不像患者那样迫切，对预防医学工作者往往是采取“敬而远之”的态度。特别是为了控制和消灭疾病的流行和传播，有时要采取一些强制性的检疫和治疗措施，可能使患者和疫源接触者的行为受到某些限制，给生活带来不便。在这种情况下，工作对象可能采取敷衍态度，甚至拒绝合作，使预防工作不能顺利进行。这就要求预防医学工作者必须时刻想到自己的职责，加强道德修养，建立起对社会、对人类负责的道德责任感，主动热情、任劳任怨地做好工作。

4. 多学科性

预防医学是自然科学与社会科学相互渗透的一门边缘科学，是运用预防医学及其相关学科理论和技术来防治疾病、消灭疾病的技术性工作。它面对的是社会人群整体，涉及人类疾病与自然、社会的关系。它要求工作人员不但要有良好的预防医学专业知识，同时还应具有生态学、地理学、遗传优生学、社会学、管理学、伦理学等多种学科知识。特别在人类文明程度不断提高的情况下，人们对预防医学提出了更高的要求。这些要求不仅涉及疾病预防的理论和实践，而且还涉及增进健康和延年益寿的理论和实践。现代预防医学的概念已远远超出了“防疫”的范畴。随着生物医学模式向生物一心理一社会医学模式的转变，预防医学在其广阔的背景下，有了更新的内涵和外延。从预防控制疾病，保障人类健康的观点出发，预防工作不但要对已经发生了的疾病了如指掌，而且要对未出现或可能出现的疾病进行科学判断和预见，以便采取各种对策和措施。这种分析判断预测工作，具有明显的多学科性，更需要各方面和多学科间的团结与合作。

5. 协作性

预防医学的内容复杂，工作范围广泛。要实现党和人民对卫生预防工作的要求，必须得到社会各部门的配合与支持。卫生防疫部门要主动向有关单位反映情况，征求意见，提出建议，帮助他们提高对预防工作的认识，争取得到配合与协助，保证工作的落实与完成。由于预防医学的社会性和群众性特点，决定了它的工作性质。许多工作都不能由一个人来完成，而需要社会各方面的配合。例如，一个课题的完成，要进行设计、调查采样、分析、论证，这些工作需要市、县各级机构的配合，实验室、计算机房的支持。因此，预防工作者必须心胸豁达，任劳任怨，不计较个人得失，以广大人民群众的健康利益为重，主动搞好团结协作。只有搞好团结协作，发扬集体主义精神，才能使"预防为主"的总方针得到贯彻实施。

（三）预防医学的道德原则

从预防医学的特点可以了解到，预防医学工作者要想很好地完成时代赋予的任务，除了应具有扎实的专业知识和技能外，还应具有与这些特点相适应的高尚的道德品质和崇高的思想境界。

1. 对社会负责的原则

医学科学中的临床医学和预防医学都担负着救死扶伤、防病治病的社会责任。但预防医学和临床医学的不同之处，在于临床医务人员主要通过对个体患者负责来实现对社会的责任，而卫生预防工作，则是通过做出正确的社会群体的"诊断"，开好社会大型"处方"来实现对社会的责任。比较起来，后者的社会责任更大。预防医学不像临床医学那样具体和直观，但对社会的道德责任都是直接的。由于预防医学的工作范围广，涉及面宽，它的服务对象不仅是单个患者，而且直接面向社会群体。工作的好坏，不只是关系单个人的健康和生命安危，而是关系到一群人的健康和生命安危。这就要求预防医学工作者必须具有高度的责任心，竭尽全力去做好工作。

预防医学工作者不仅要对人类的身体健康负责，而且要对人类的精神，心理健康负责；既要对当代人类健康负责，也要对未来人类健康负责；既要对患者个体的健康负责，也要对社会群体负责。如果工作疏忽、马虎，一旦发生失误，后果不堪设想。

儿童计划免疫接种是预防、控制、消灭某些传染病最经济、最方便、最有效的工作。预防医学工作者在这方面负有主要责任，并已做了大量工作。他们正在各自的岗位上为早日实现普及儿童免疫目标而努力奋斗。我国现行的计划生育政策，提倡一对夫妇只生一个孩子，每个家庭都希望独生子女能健康成长，这更要求从事儿童计划免疫的各级人员在工作中必须做到一丝不苟，决不能发生使用技术方面的问题，否则将会对家庭及社会产生无法挽回的损失。

2. 预防为主的原则

"预防为主、防治结合"是我国卫生工作的方针。新中国成立以来，我国的卫生预防工作取得了巨大成就，人均寿命由新中国成立前的35岁延长到70岁以上，接近发达国家的水平。贯彻预防为主的方针，卫生预防人员就要主动与临床医务人员搞好合作，做到预防和治疗相结合，确实把卫生预防工作落到实处。预防工作人员应未雨绸缪，居安思危，针对疾病的预防，主动开展工作，一旦出现威胁人群健康的疾病，则要与临床医生一起采取消毒、隔离、救治、防护等措施，控制疾病的扩散流行。

3. 秉公执法的原则

是秉公执法，还是徇私枉法，这是衡量预防医学工作者道德水平高低的重要标志。秉公执法是对预防医学工作者的一项特殊道德要求。

预防医学工作，许多是通过各种卫生、行政法规来体现的。卫生法规是党和政府对人民健康负责的体现，是在实践中产生和形成的。它规定了被监督的地区、单位和个人应当怎样在生产和生活中执行什么准则；它是人民群众健康利益的体现，反映了人民群众的近期利益与长远利益。作为一个预防医学工作者，必须正确认识卫生法规和职业道德的关系，把秉公执法当作自己神圣的职责。

近年来，为了适应改革开放的需要，我国重新修订和颁布了一系列的卫生法规和标准。这些法规和标准是预防医学工作者行使卫生监督职权的根本依据，使预防机构的地位和作用由过去的化验、监督、参谋建议、说服、教育地位变成了“有法可依、依法监督、秉公执法”的地位。预防医学工作者在执行卫生法规时，对被监督的单位、个人必须从人民群众的健康出发，严格执行卫生法规。对违法的单位和个人要秉公执法，理直气壮地进行处理，维护法规的尊严，维护人民群众的根本利益。

预防医学工作者在执法时，必然要触犯那些违反法规的不法利益，可能会受到他们的阻挠和反对。如有些饭馆和摊贩的用具、餐具不洁，不符合卫生标准；在农贸市场中，有些个体户只顾牟利，出售病死的禽畜或变质的肉类食品。对这些违反《食品卫生法》的现象，必须按章给予严肃处理。对那些企图通过送礼行贿等手段逃避卫生法规监督的个人和单位，要进行严肃的批评和揭露，直至绳之以法。卫生执法人员绝不能以权谋私、受贿徇私、见利忘义；不能因违法者装得可怜，或被监督单位因停工、停产整顿而造成本单位的经济损失就心慈手软、姑息迁就，不坚持原则。预防医学工作者一定要本着向社会负责、向广大人民群众负责、向子孙后代负责的精神，秉公执法，忠实履行自己的社会道德责任。

4. 敬业奉献原则

预防医学工作在保障人民健康、促进生产力发展等方面的作用已越来越被人们所重视。预防医学工作的好与坏，直接关系到人民群众的生命安危和千家万户的悲欢苦乐，影响到一个民族的健康素质和子孙后代的幸福。每一个从事预防医学工作的人员，都应当充分认识到预防医学的社会责任，认识预防医学工作的必要性和迫切性，从而热爱本职工作。随着医学发展和社会进步，预防医学及道德是在不断地发展。从世界各国的情况来看，近 100 多年来，预防医学经历了两次革命。第一次从 19 世纪下半叶到 20 世纪 50 年代，革命的主要对象是传染病。第二次革命从 20 世纪 60 年代开始，革命的对象是心血管疾病、恶性肿瘤和意外死亡。新中国成立以来，在“预防为主”方针指导下，预防工作从无到有，逐步建立了卫生防疫站和妇幼保健院(所、站)，使城乡卫生面貌发生了根本变化。天花、鼠疫、霍乱等一些烈性传染病已经消灭或被控制，一般传染病、地方病、寄生虫病的发病率和死亡率有了大幅度下降。这一切都充分证明“预防为主”的方针是正确的。是广大预防医学工作者勤勤恳恳地为人民身心健康服务所取得的硕果。

但是也应该看到，由于我国目前仍处在社会主义初级阶段，卫生事业受到生产力发展水平和国家经济状况的限制，卫生资源与实际需要之间存在着较大矛盾，卫生经费在国家预算中的比例较低，职业病、职业中毒、食品卫生等方面也还有许多问题亟待解决。曾经被消灭或控制的某些传染病、性病又有发生，并且呈发展趋势。加之预防医学对人们健康的效用往往没有像临床医学显得那么直接和迅速，因而服务对象住往重医疗轻预防，这就更增加了预防工作的难度。因此，预防医学工作者更应牢记自己的责任，不计较个人得失，要发挥无私奉献精神，甘当无名英雄，防止和克服患得患失的思想，热爱本职工作，立足本职展现卫生预防人员的高尚情怀。在调查疫情、监测尘毒、消灭传染病的过程中，卫生预防人员直接与病源接触，被传染的机会比较多，除做好自身的防护外，还要有不怕困难的精神，深入疫区，扑灭病源，自觉维护国家和社会的利益。要充分认识预防医学工作的重要性和迫切性，增强责任感，努力做好本职工作，为保障人民健康而贡献自己的智慧和力量。

5. 团结协作原则

被防护人群、被监测单位、被监测人与卫生预防人员的通力合作以及卫生预防人员之间的团结协作，是做好预防工作的重要条件。因此，卫生预防人员必须树立整体观念，正确处理各种社会关系，做到顾全大局，分工合作，协调行动，密切配合。要从高度责任感的角度出发，处理好预防人员之间、医技之间的关系，因为卫生预防人员的工作一旦疏忽而发生了偏差，不良后果往往比临床医生严重得多。

二、环境保护的道德

环境与人类生存和健康关系十分密切，环境保护是预防医学的重要组成部分。搞好环境卫生、环境保护，防止环境污染，对提高人民身心健康、促进社会发展具有重要社会意义。

（一）环境与生态伦理的概念

1. 环境

一般指的是相对于某一主体而言的物质氛围。这里讲的环境，特指相对于人类而言的生存环境，它包括自然环境和社会环境。自然环境是指环绕人们周围的各种自然因素的总和，主要由地球表层的大气圈、水圈、岩石、土壤圈、生物圈等构成；社会环境是指人们所处的一定社会各种因素的总和，包括政治、经济、思想、文化、宗教、伦理等社会关系。

2. 生态

也称生态环境，主要是指环绕人类周围的生物圈，如自然界的各种动物、植物（包括森林）。一般来说，生态是自然环境的重要组成部分。

人类生活环境，包括自然环境和社会环境两个方面。自然环境是指环绕人们周围的各种自然因素的总和，其中包括生活环境（水、土壤、空气等）和生产环境。自然环境污染主要是指受化学性、物理性和生物性的感染，使生态平衡受到破坏，给人类健康带来危害。

环境保护是指人们采取积极有效的措施，防止和消除人类生存的不良环境和维护生态平衡，保护人类自身利益和社会的健康发展。

（二）环境保护道德的历史发展

环境是人类赖以生存发展的重要条件，它包括自然环境和社会环境。环境保护道德是人类处理和调整人与人之间、人与自然之间、人与社会之间关系的行为规范总和。从历史演变过程来看有 3 个阶段：

1. 人是自然的奴隶

在远古社会，由于人类社会的生产力低下，文化科学不发达，人类依靠采集野果、打猎为主，原始社会的氏族、部落都与大自然中动植物关系密切。有的认为同本氏族有亲属或特殊关系，产生了图腾崇拜，把图腾物当成本氏族的标志，可起到保护和庇护作用，并对之举行崇拜仪式，以促进氏族、部落的繁衍。这个时期，人类的道德意识是人离不开自然，人是自然的奴隶。

2. 人是征服自然的主人

人类社会随着科学技术的不断发展，特别是工业革命以后，人类逐步摆脱了自然奴隶的境地，提出了“征服自然”的口号。过度的开发、利用大自然，以致对环境的掠夺愈演愈烈，干了不少违背自然规律的蠢事，造成了不良后果。其一，水污染：将有毒物质排放江河，污染了水源；其二，大气污染：大量的燃料燃气、工业粉尘和汽车尾气等污染大气；其三，噪音污染：主要来源于工厂机械和交通运输，其中交通噪音占 70%；其四，农药污染：农药中含有 DDT 的有 159 种，含狄氏剂的有 56 种，含“六六六”的有 55 种，农药的大量使用，污染严重；其五，放射性物质污染：主要来源于核能工业排放的放射性废弃物及医用放射污染；其六，耕地污染：农业耕地面积锐减，生态环境每况愈下，加之水污染严重和农药使用致使耕地污染。在这严峻事实面前，人类反思后深刻认识到，人既要做大自然的征服者，又要按自然规律办事，否则就会受大自然的惩罚。

3. 人是大自然之友

从大自然的赐予和惩罚中，人类逐渐认识到要想从自然得到更多的东西，首先要尊重、保护大自然。人有权利，自然也有权利，环境也有权利，彼此之间应当是平等的。“只有一个地球，还我蓝天”已成为全世界人民的共同心愿。今天，人们愈来愈多地认识到热爱大自然、保护环境就是保护人们自身利益，并且是崇高的道德责任。于是，人们提出了人是大自然之友，要以自然为友，改造自然与保护自然相结合；利用自然资源与保护环境结合，这已逐步成为人们的道德规范。

历史演变告诉我们：从人是自然的奴隶——人是征服自然的主人——人是大自然之友，这是人类认识史上的飞跃，也是人们理性的选择，促进了环境道德的发展和进步。

（三）环境保护的道德意义

1. 环境保护是人类自身的生存与发展的需要

环境保护是指人们采取积极有效的措施，防止和消除人类生存环境的污染和维护生态平衡，保护人类自身利益和社会的健康发展。生态伦理在西方学术界称之为“环境哲学”、“环境伦理学”，是一门关于人与自然关系的道德学说。其主要任务是：揭示人类与自然界之间的交互作用和相互制约关系；阐述人类为了自身的生存与发展必须自觉地保护自然环境，维护生态平衡，达到人与自然和谐同步发展的道理；规范人类对大自然的行为，明确在对待大自然问题上的社会成员之间的权利与义务关系等。

2. 环境保护是促使经济发展的重要保证

现在，我们已经跨入 21 世纪，人们赖以生存的地球却变得越来越糟。从人口膨胀到温室效应，从臭氧层黑洞到生物种类的减少，地球受到来自四面八方的攻击。现在的地球已经变成了一个巨大的垃圾场，在近 1/3 的陆地上，堆积着 200 多亿吨工业垃圾和接近 3.5 亿吨有害废物。垃圾增多加剧了空气污染，降低了土地肥力，使地下水质遭到破坏。在世界各地，土地侵蚀、资源过量开采和牧区的过度放牧，时刻在蚕食着有限的可耕地，其结果使干旱和半干旱地区逐渐变成了光秃秃的荒漠。目前，地球上 100 多个国家的 30.97 亿公顷干旱、半干旱土地正面临荒漠化的威胁。保护森林资源极为重要。地球上的森林总面积达到40亿公顷，也就是说，地球上被植物覆盖的土地面积近1/3，其中，热带森林12亿公顷，覆盖着9%的地球陆地面积。然而，为了开发大面积的耕地和牧场，为了得到珍贵的木材资源，对热带森林的过量采伐和破坏日趋严重。

我国生态环境现状令人担忧，现在我们的经济有了很大的发展，人们的物质生活也有了明显的改善，但自己的家园却已经开始遭受污染和破坏了。环境问题已成为制约经济发展和影响人民健康的重要因素。

工业污染是环境污染的主要来源，其中乡镇工业污染的比重呈增长的趋势。1994年，全国耕地面积减少，草原退化、沙化、盐碱化呈发展趋势。全国的沙漠和沙漠化土地已超过现有耕地面积的总和。我国是世界上荒漠化土地面积较大、危害严重的国家之一，全国荒漠化土地总面积超过330万平方千米，占整个国土面积1/3。全国近4亿人口生活在荒漠化及受其影响的区域内。在我国，水污染也正在日趋严重，全国污水年排放量已超过400亿吨；废气排放量达到11.5万亿方；工业固体废物达到6.9亿吨。专家们警告：如果不重视"三废"治理和水环境的保护，将会造成全国77%的淡水资源因遭受污染不能直接饮用。此外，大气污染、生活垃圾污染、噪声污染等各类污染也日益严重，造成的危害同样也是不容忽视的。最近，世界银行的环境和经济专家在中国环境保护局的密切配合下，撰写了关于中国环境污染状况的调查报告。报告指出：中国大城市的环境污染状况目前是全世界最严重的，全国500多个城市中，达到国家一级标准的不到1%。北京、沈阳、西安、上海、广州位居世界十大污染最严重的城市之列；在全球空气悬浮颗粒物污染严重的十大城市中，我国竟占了5个。大气污染和水污染每年给我国造成至少540亿美元的损失，这个数字接近1995年我国国内生产总值的8%。

3. 环境保护是维护人民身体健康的重要基础

环境问题日趋恶化，又日益影响着人们的身体健康和日常生活。据有关资料介绍，如果人类的平均寿命是70岁，环境污染可使人类的平均寿命缩短5年。研究表明：环境状况直接影响着优生与否，环境因素已成为影响人类下一代健康成长的一个重要因素。有关专家指出，目前已有600种以上的化学物质可经胎盘进入胎体而影响胎儿发育。比方有机磷及苯、铅中毒，均可致胎儿多种畸形。在严重化学污染区内，无脑儿、畸形儿、痴呆儿等的发生率有逐步升高的趋势。

从以上资料可以看出，目前环境卫生方面存在的问题还很多，特别是我国环境卫生状况还很不适应社会主义现代化建设和人民生活的需要。人类要生存就必须开发、利用环境。但开发、利用环境必须尊重大自然、保护大自然，按自然规律办事。如果违背自然规律，破坏自然环境，到头来人类必将受到大自然的无情惩罚。我们进行社会主义现代化建设，必须把经济发展与人口、资源、环境结合起来全盘考虑，统筹安排，努力控制人口增长，合理利用资源，切实保护好环境，确保经济持续、快速、健康发展和社会全面进步。

（四）环境保护工作中的道德要求

1. 自觉遵守和严格执行环境保护法

良好的生态环境是人类生存和经济发展的基本条件和可靠保证，为增强环境管理，我国宪法明确规定："国家保护和改善生活环境及生态环境，防治污染和其他公害。"根据宪法的规定和经济发展的需要，制定了《中华人民共和国环境保护法》。它的目的是为了保护和改善生活环境与生态环境，防治污染和其他公害，保障人体健康，促进社会主义现代化建设的发展。环境保护法的颁布标志着我国环境保护的法制建设进入了一个新的阶段。环境保护工作人员要以身作则，自觉遵守环境保护法，决不能污染环境、破坏环境。对工作中涉及的各种生物、化学、物理原料都必须严格按有关环境保护法和卫生法规办理。此外，在污水排放、烟囱排烟、废渣的处理等过程中，都应十分注意，切实采取各种环境保护措施。作为环境保护工作人员，如果违反环境保护法和卫生法规，就是明知故犯，是很不道德的行为。

2. 提高全民族的环境保护意识

要改善和保护环境，需要政府、企事业单位和公众的共同协作与努力，尤其离不开公众的自觉参与。公众的自觉参与是保护环境、克服生态危机的基础性力量。长期以来。由于某些历史原因，我们对环境保护的重要性没有认识或认识不足，对环境污染和生态破坏的危害性不甚了解，对如何保护环境缺乏必要的认识，更谈不上产生环境保护的自觉行为。环境保护工作涉及范围广，工作难度大，需要一定的人力、物力和技术装备才能够完成。目前，环境保护工作者所能做到的仅仅是一个综合治理污染的技术问题。要真正做到保护好我们赖以生存的生活、生产环境，重要的是要唤起全社会、全民族的普遍关注，改变人们以往的旧观念，提高全民族的环境意识，树立环境保护的伦理观。各级政府一定要将环境保护工作摆到重要位置上来，专门研究和决定包括社会卫生和环境卫生在内的各项爱国卫生工作。要普及健康教育，进一步提高广大群众的健康意识和知识水平，增强群众的自我保健能力，逐步在城乡树立起以卫生为光荣、以不卫生为耻辱的良好社会风气。

3. 克服困难做好监督监测工作

污染环境的因素很多，有些污染危害显现期长，易被人忽视，造成慢性毒害。因此，环境保护工作者要认真贯彻“防治结合，以防为主，综合治理”的方针，定期进行预防性的监测工作。一方面宣传环境保护法及有关政策；另一方面要对社会各部门、各单位破坏和损害环境的行为进行监督。严格执行环境保护法制，对生产性污染、生活污染、放射性污染、噪声污染、大气污染、食品污染和生产性毒物污染的情况，以及对人类健康的危害，做好调查研究工作，并且和有关部门一道，以消除污染，保护人民的健康为己任。环境保护工作者应把环境监督工作看做是义不容辞的道德责任，在工作中决不搞形式主义，要根据本地的实际，制定和落实规划，推行科学管理措施，努力做好环境保护工作。

第五节　卫生管理的道德问题

卫生事业是造福人民的事业，它关系到社会成员的健康，关系到经济的发展、社会的稳定、国家的富强和民族的进步，是我国经济社会发展和精神文明建设的重要目标，是人民生活达到小康水平的重要标志，也是促进经济发展和社会进步的重要保障。

卫生事业发展离不开卫生事业的管理，也离不开卫生的道德化管理和管理道德。研究卫生管理道德，就是要阐明道德与卫生管理的关系，揭示卫生管理领域的伦理问题，探讨卫生管理的伦理原则以及卫生管理者的行为规范。

一、公共卫生管理道德

（一）卫生管理的含义

卫生管理是管理者运用现代管理理论、知识和方法，对卫生领域的人力、物力、财力、信息、时间等要素进行计划、组织、指挥、协调和控制的活动过程。其任务目标是：合理分配卫生资源，提高卫生服务的质量和效能，制定卫生工作的路线、方针、政策、计划，明确卫生工作的奋斗目标；加强组织机构和队伍的建设，提高全体医务工作者的积极性、创造性；健全各项制度、法规、标准，规范医疗卫生工作和卫生管理工作；建立和完善卫生服务和管理体制，促进医疗卫生事业和改革的发展。卫生管理的根本目标就是为人民健康服务，提高全民族的素质。

（二）卫生管理的内容

卫生管理的内容主要包括卫生计划管理、卫生行政管理和卫生业务管理。计划管理就是制定卫生发展的各项计划，包括全面计划、专业计划，长期、中期、短期计划，提出卫生工作任务。卫生行政管理的主要职能包括制定卫生方针、政策、发展战略，协调卫生系统内外部关系，汇集和发布卫生信息，人、财、物的规划调度，卫生执法监督等。卫生业务管理包括医院管理、医政管理、药政管理、预防管理、妇幼管理、医教管理、医学技术管理等。

随着社会现代化进程的加快和医疗卫生改革的深入发展，卫生管理呈现许多新的特征：一是卫生管理的科学性、专业化加强，卫生管理学已成为一门独立的学科，对管理专业人才的培养受到社会高度重视；二是卫生管理的手段多样化、现代化，从过去单纯依靠行政手段到综合运用行政的、经济的、法律的、教育的手段进行管理，计算机在卫生管理中的运用，信息化管理日益普及；三是卫生行政部门的职能转变，从过去“办卫生”到现在“管卫生”，从强化计划、分配职能转变为主要发挥规划功能、准入功能、监管功能、经济政策调控功能和信息发布功能；四是卫生管理体制不断改革完善，卫生服务体系、医疗保障体系、药品生产流通体制、疾病预防体制、卫生监督体制、医院经营体制、人才管理体制等的改革正给我国的卫生事业注入新的生机活力。

（三）道德在卫生管理中的作用

卫生管理与道德是密不可分，相互联系、相互制约、相互促进的关系。道德贯穿于卫生管理的各项工作、各个环节，渗透其全部活动过程之中。无论是卫生目标的确立、管理任务的实施，都与人们的价值观念、行为规范及道德品质有关。而良好的医德医风和卫生管理道德，对于卫生管理水平、管理效能的提高也是至关重要的。

1. 道德是卫生管理的思想基础

卫生事业担负着救死扶伤、保护和增进人民健康的光荣使命，发展卫生事业的目的是不断提高全民族健康素质，保障经济和社会发展。我国卫生事业的发展方针强调“以农村为重点，预防为主，中西医并重，依靠科技与教育，动员全社会参与，为人民健康服务，为社会主义现代化建设服务。”其中为人民健康服务、为社会主义现代化建设服务是卫生工作方针的核心，也是卫生工作出发点和立脚点。因此，卫生事业的最高原则就是对人民健康负责。这个原则恰好体现了全心全意为人民健康服务的医德宗旨，也可以说医德与卫生事业的根本目标、根本指导思想是一致的。医德是卫生管理的思想基础，卫生管理者在想问题、做决策、办实事中始终必须牢记"救死扶伤，防病治病，实行社会主义的人道主义，全心全意为人民身心健康服务"的医德宗旨。只有以崇高的医德思想作指导，才能坚持卫生事业的社会主义方向。

2. 道德是卫生管理的基本内容

卫生管理的直接对象固然是人、财、物等要素，但这些要素都与道德的因素有关，如在医院管理中，医务人员只有以正确的医德观念作指导，才会真心诚意为患者服务，发挥自己最佳医疗技术，合理地运用医学仪器设备和卫生资源，保证医疗质量和服务效益。所以，医德医风和精神文明建设实际上也是卫生管理重要内容。卫生管理水平要提高，思想道德建设必须跟上，在人民健康要求日益提高、卫生管理现代化建设深入发展的今天，这一问题显得更为迫切。正确的伦理道德原则，将为我们在卫生管理中调节好政府、社会人群、医务人员之间的利益和行为提供保障。

3. 道德是卫生管理的重要手段

卫生管理要依靠法律的、经济的、行政的手段，特别是在市场经济的法制社会中，依法行政、依法管理应成为主导，但是这并不能否定道德的、教育的管理手段的作用。因为法律不可能规范卫生管理的一切活动，卫生管理领域大量存在着道德调节的空间。况且医疗卫生工作是为人服务的工作，道德本身就很强。现代管理研究中也越来越重视道德的作用，把道德作为管理的灵魂，认为道德是介于政府宏观调控和市场调节两者之间的第三种手段，它能超水平提高管理效益。在卫生管理中充分运用道德手段，有助于激发管理者和管理对象的内在动力，提高卫生人员遵纪守法的自觉性，协调医患、医际关系，增加组织内部凝聚力，保持良好的工作秩序。

4. 道德是卫生管理的评价尺度

衡量卫生事业成就要看是否坚持社会主义办医方向，医务界的医德医风是否有改观；判断卫生改革的成败，也要看是否符合最广大人民的根本利益，是否做到了物质文明和精神文明。这些指标在很大程度上反映出卫生管理的整体水平，很难想象一个医德医风很差的医院，会有过硬的医疗质量。随着人类文明的进步和医学的社会化，许多医学行为和卫生管理活动都要接受伦理道德的审视，有关"医院道德委员会"、"生物技术伦理委员会"的建立，正是为了在卫生管理中加强道德的评估和抉择，医学伦理学正发挥着卫生政策和价值间的桥梁纽带作用。

（四）卫生管理道德的基本原则

卫生管理道德是社会道德、医学道德在卫生管理实践中的特殊体现，是各级各类卫生管理人员处理与服务对象，与同行、与社会之间相互关系的行为规范的总和。其基本原则是：

1. 经济效益和社会效益统一，社会效益居先

卫生事业具有产业性、生产性的基本属性，卫生事业的主体结构——医院是一个相对独立的经营单位和经济实体。因此，研究卫生服务过程中的经济问题，加强经济管理和成本核算，合理筹集和分配资源，提高经济效益，是卫生管理的重要任务。

但卫生事业的本质属性是体现一定福利政策的社会公益事业，医疗服务具有不同于一般商品服务的特殊性，由此决定卫生事业必须坚持全心全意为人民健康服务的根本宗

旨,不以盈利为目的,以社会效益作为卫生管理,包括经济管理的出发点和归宿。

经济效益和社会效益也是辩证统一关系,既相互联系、相互渗透,又相互矛盾、相互对立。在市场经济的大环境下,商品关系覆盖全社会,经济活动主宰社会命脉,举办卫生事业不能不讲经济效益,否则卫生事业必然越办越穷,失去自身生存发展的基础,到头来无力满足人民群众的卫生保健需求,从根本上背离自己的使命职者,也就谈不上社会效益。但追求经济效益不等于"一切向钱看"、不择手段捞钱,或靠开大处方、滥施检查、乱收费谋取暴利,也等于放弃政府责任,将经济负担全部转嫁到患者头上。社会主义卫生事业的性质和宗旨决定了必须优先考虑社会效益,以社会效益统帅经济效益,当两者发生矛盾时,经济效益让位于社会效益。

在卫生管理中注重社会效益,就应该在宏观管理中维护人的健康权利,保证必要的卫生投入,使人人有基本的医疗卫生保健,不断满足人民群众日益增长的卫生需求。在医疗机构的微观管理中,发扬人道,开展以患者为中心的医疗,以质量求信誉,以管理争效益,以服务招患者。事实上,社会效益中蕴含着巨大的经济效益,良好的社会信义是创造经济价值的无形资产,社会效益可以促进经济效益。仅仅片面地追求经济效益,甚至见利忘义,只会是得利一时,自断前程,而且严重败坏医务界的声誉。

2. 公平与效益并重,效益居先

如何使卫生事业保持公正?如何优化配置卫生资源,提高卫生事业的整体功效?是卫生管理中的关键问题,也是十分棘手的问题。

公平本意是指给予他人应得的部分。美国著名伦理学家罗尔斯认为,公平即公正,即给予某人应得之报或合法之要求。公平原则除包含报偿性公平外,还包括机会的公平和分配的公平。机会公平就是人们不因其出身贵贱、地位高低、财产多寡、能力大小而获得某种普遍的权利。分配公平不是平均分配,而是以需求为导向进行合理的分配,保持合理的分配差距。在卫生管理中体现公平的原则,就是要寻求患者的效益、医者的利益和国家效益的均衡,保障公民平等的生命健康权利,实现人人享有基本卫生保健的目标,降低社会人群在健康和卫生服务利用方面存在的不公正和不应有的社会差距。

公正的原则,隐含着对卫生资源的合理分配,因而与效率有关,资源优化配置才能有效率,资源分配不合理就会影响效率,从这一意义上说,公正是效率的前提和基本。在我国为实现卫生事业公正性,党和政府、医务界广大人士做了许多努力,建立医疗防治网络,开展疾病普查普治、医疗下乡扶贫,推行城镇职工医疗保险制度和农村合作医疗制度等,使人民群众健康水平迅速普遍提高。但是公平性的问题远未解决。2000 年《世界卫生报告》中,依据全民的健康水平、不同人群健康水平差异的大小、医疗照顾系统对于要求医疗照顾者的反映情况、医疗照顾服务在不同经济阶层中的分布情况以及医疗照顾费用的分担情况的标准对我国公平性进行评估,结果在世界 191 个国家中列 188 位。事实上,我国的卫生资源在城乡之间、发达地区与贫穷落后地区之间、医疗与预防之间、高新医学技术与常规适宜技术之间存在诸多不合理现象,医疗保障覆盖面窄,不少人因病致贫,因病返贫,这些问题严重制约了卫生事业整体效益的发挥。

在满足公平的前提下,更要注重效率的问题。因为管理的本质在于形成更高的效率。效率除与资源配置有关,还与组织的结构、功能、资金、人才、技术、设备的优势、宏观微观的政策、制度环境、管理部门的效能和管理者的素质等有关。在卫生管理中注重效率优先，就应该加强科学决策和科学管理，合理分配利用有限的卫生资源，加强区域卫生规划和卫生管理的宏观调控，完善医疗卫生机构的内部经营机制，改革人事、分配制度，采用现代化管理手段，重视卫生市场开发与研究，开源节流，避免浪费，只有卫生事业的效率提高了，才有可能实现更好的公平。

3. 医疗和预防相结合，预防居先

预防为主是新中国建立以来卫生工作强调的一贯方针，也是卫生事业管理的基本原则和基本经验。以预防为先导，控制和消灭可能致病的因素，减少疾病，提高健康水平，提高生命质量和生活质量，是最人道、最经济的维护健康的措施，也最符合广大人民群众的愿望，它与医学的目的最终是一致的。

当代经济和科技迅猛发展，都市化、工业化、信息化加快，人类疾病谱发生变化，人民对生命质量的要求日益提高，预防工作面对新的要求。大卫生观形成，预防思想扩大，在所有医疗卫生保健机构中，在所有医疗卫生人员中，在医疗卫生服务全过程中，实行三级预防。预防工作的任务从以往重点防治传染性疾病，扩展到防治非传染性慢性病，防治职业伤害、意外伤害，提高人们的生活质量和社会能力方面。

卫生管理者必须充分认识预防工作的重要性和发展新趋势，首先在思想上牢固树立预防为主的观念，克服“重治轻防”的思想；其次把预防为主落实到卫生管理的各项工作中去，优先保证预防经费的投入，制定疾病防控的规划，制定各项卫生法令、标准，建立和完善疾病控制、卫生监督体系，开展预防医学研究教育，发动全社会共同参与社会预防工作。同时加强医疗机构的预防管理，预防医疗安全事故，预防院内感染，争取疾病早发现，早治疗，尽量避免后遗症、并发症，把防和治两者有机结合。

4. 数量和质量齐观，质量居先

卫生管理要有一定的数量观，卫生服务的收入数额，物资消耗及数量，门、急诊人次数，住院人数，病床使用周转率，医院的规模、队伍、装备的数量等都是卫生管理的重要参数，没有一定的数量，就难以保证管理的质量。但这毕竟是管理外延的内容，现代卫生管理更多强调内涵发展，通过优化技术，优化管理，优化人员素质，最终达到优化卫生服务质量。

卫生服务质量是卫生事业的生命线，是卫生管理的永恒主题。卫生服务质量管理的范畴，既包括卫生业务工作质量，也包括卫生行政工作质量；既包括医疗质量，也包括护理、医技、预防、妇幼、医学教育、医学科研、药品器械的质量；既包括医疗技术、设备等硬件质量，也包括医德医风、政策法规等软件质量。卫生服务质量可以综合反映卫生管理的成就，也综合反映卫生系统的医德状况，是评价管理成效的重要指标。卫生服务质量的好坏，直接关系到人民群众的苦危安乐，关系到卫生事业的信誉声誉，关系到医务人员和行政管理人员的社会形象。

在医疗卫生市场竞争日趋激烈的环境下，医疗卫生机构的质量和品牌，是市场竞争力的重要源泉，是自身生存发展的依靠力量，“质量和品质最终取胜”是市场经济铁的规律，在卫生管理中，一刻都不能放松卫生服务质量这条生命线，要树立“质量第一”的观点，加强质量教育，完善质控指标，健全质控机制，形成质保体系，全面地、全程地开展质量管理监督，达到质量管理标准化、数据化、程序化、科学化的目标。还要注重人的因素的作用,通过人才培养、技术培训、医德规范,为质量控制提供内在保证。

(五)卫生管理者的道德素质

卫生管理者包括了在卫生行政部门、卫生机构和群众卫生组织担任一定职务的专(兼)职管理干部。他们是卫生管理的主体,是卫生管理决策者、组织者、指导者、协调者和实施者。卫生管理人员的道德素质直接关系到卫生管理所追求的价值目标,关系到管理过程中协调的有效性、组织的周密性、规划的可行性、决策的科学性,关系到卫生组织机构的凝聚力、向心力,以及医疗卫生工作者积极性、创造性的发挥。因此,卫生管理者必须具备良好的道德素质。

1. 敬业爱岗,精通业务

各级各类卫生管理者,应有高度的事业心和责任感,强化服务意识,发扬奉献精神,钻研管理科学,培养和锻炼决策能力、协调能力、公关能力、组织能力、调查研究能力、群众工作能力、开拓创新能力等,努力成为专家型、学者型的领导。

2. 以身作则,严于律己

要身体力行,做道德的表率和模范,勤政为民,对己严格,待人宽容,以德立人,以德服众。

3. 无私无畏,秉公执法

卫生管理者要依法办事,严格执法,维护国家、人民利益。坚持讲原则、讲全局、讲政策、讲纪律,主持公道,敢抓敢管,赏罚分明,不徇私枉法,不以权谋私。

4. 民主管理,广纳良策

卫生管理者要尊重人、关心人,主动倾听群众的呼声,虚心接受群众的意见,自觉接受群众的监督,广泛吸取群众参与管理,不搞一言堂,戒除专制霸道作风。

5. 尊重人才,任人唯贤

卫生管理者一要有识才之心,任人唯贤;二要有用才之能,取其长处,避其所短,使人尽其才;三要有容才之量,不嫉贤妒能,不求全责备;四要有护才之魄,大胆选拔任用优秀人才,创造有利于人才脱颖而出的环境条件;五要有举才之德,甘为人梯,护掖后生,举荐人才;六要有育人之意,有目的、有计划地培养人才。

二、医院管理道德

现代医院管理是一个多层次的、复杂的管理系统,它包含着人才管理、经济管理、医疗质量管理、医疗技术管理、护理管理、教学科研管理、后勤管理等多项内容,并涉及从医院领导到医务工作者,从医生、护士到患者,从门诊到病房,从临床到后勤,从党政部门到各个科室等各个方面。这决定了医院管理的道德水平对临床诊疗、预防保健、临床护理、医学科研等实际工作都具有重大的影响,是卫生管理中重要的组成部分。在医院的现代化管理中,如何运用医学道德的原理,发挥医德在人际关系中的调节、教育、认识和激励等功能,以提高管理的效能和促进医院管理目标的实现,愈来愈受到医院管理者的关注。

(一)医院管理道德的含义

1. 医院管理的概念

医院管理是一门应用科学,也是一门边缘性科学。是指医院领导者按照医院工作的客观规律，对医院工作进行科学管理的理论及其具体实践，其目的是提高医院工作的效率和效果，医院管理随着医院的出现，并随着医院的发展而产生和发展：在19世纪中叶，欧洲出现了近代医院。从此，医院内出现了专业分工和集体协作，对医院管理的要求也高了，从而标准化的科学管理应运而生。随着医学科学的发展，医院内的分工越来越细，医院管理工作的范围也在不断地扩大，发展到现代，医院管理已涉及人才、经济、医疗质量、医疗技术、院内感染、护理、科学研究、教学等众多方面。在医院管理中，最核心的是人的管理。每个人都处在一定的社会关系之中，并使这种关系经常处于矛盾的“冲突一平衡一再冲突一再平衡”的动态变化之中，而医院管理道德则在其中起着协调、缓解冲突的作用。因此，医院管理道德在医院管理中是必不可少的。

2. 医院管理道德的内容

所谓医院管理道德，是指在医院管理过程中，协调医院管理者和被管理者、院内各科室、各工种以及医院工作人员与社会人群之间关系的行为准则和规范的总和，医院管理道德随着医院管理工作的出现而产生，并随着医院管理工作的发展而发展。

（二）医院管理道德的特点

医院管理道德与临床诊疗道德、临床护理道德、医学科研道德等既有共同点，又有其自身的特点。共同点表现为它们均属医学职业道德，其共同的目的都是为了确保人类的身心健康。医院管理道德的特点主要有：道德影响的广泛性、道德要求的多层次性、道德修养的艰巨性。

1. 道德影响的广泛性

医院管理道德不仅要协调医院管理者与被管理者之间的关系，而且要协调院内各科室、各工种之间的关系以及医院工作人员与社会人群之间的关系，其涉及的面非常广泛，这决定了其道德影响的广泛性。

2. 道德要求的多层次性

医院管理发展到现在已成为多层次复杂的管理系统，从宏观上的人才管理、经济管理，到具体的医疗质量管理、医疗技术管理、院内感染管理、护理管理，相应也产生了多层次的医院管理道德要求。从另一角度来看，医院院级领导成员的道德要求与一般管理人员的道德要求也是分层次而有所侧重的。

3. 道德修养的艰巨性

医院管理道德的内容和要求复杂而繁多，并且随着医院管理工作的发展和社会发展的客观需要，要求必然越来越高，这就给医院管理人员进行道德修养带来了一定的艰巨性，医院管理人员没有一定的思想理论素质和坚强的意志，是很难完成自身的医德修养，也就很难推动医院管理道德的发展。

（三）医院管理道德的作用

医院管理的基础是医院管理道德，良好的医院管理道德对保证和完善医院管理起着重要的作用。

1. 促进医疗质量的提高

提高医疗质量是医院管理的根本目的，也是医务人员为人民服务的具体体现。提高医疗质量涉及许多因素，但是最重要的不外乎两大方面：一是需要医务人员掌握精湛的医疗技术和医院具有必要的仪器等诊治条件；二是医务人员必须具有良好的医德医风，对患者极端负责，对技术精益求精。两者是相辅相成、缺一不可的。在同样的技术、设备条件下，由于医务人员的道德责任感不同，可以有不同的甚至相反的医疗效果。医院管理道德强调在运用医疗技术为患者服务的过程中，力争最佳的效果，力争避免工作中的差错和事故，竭力消除和减少副作用，避免医源性疾病，即由于医务人员在接待患者过程中以及诊断、治疗过程中的措施不当而引起的疾病，并要求树立“质量第一”的观点，强化医疗安全意识，坚持医疗质量的标准，这些都必然促进医疗质量的提高。

2. 确保医院规章制度的贯彻执行

医院制定的各项规章制度是医院管理的重要手段，任何好的规章制度都要由人来执行，而规章制度的贯彻执行，离开医院管理道德就无法保证。个别道德修养较差的医务人员，常常会感到正确的规章制度是一种约束，他们或被动地执行或违反规章制度，或在特殊的、紧急情况下，需要灵活处理时又提及规章制度，阻碍工作的顺利进行。而对于达到无私奉献医德境界的医务人员来说，执行正确的规章制度，那是顺理成章的事情，他们能自觉执行正确的规章制度，而且还能在执行过程中呈现出能动性和创造性，使规章制度不断完善，从而有利于医院管理。此外，医院管理道德是医务人员抵制各种不正之风，形成良好院风的基础，它能形成一种强大的无形的精神力量，从而有利于医院的科学管理。

3. 有效协调医务人员之间的关系

要搞好医院管理，必须协调好医务人员以及各科室之间的相互关系，由于工作本身的某些特殊性，各部门、各科室之间，各医务人员之间，包括医生和医生、护士和护士、医护、医技之间，也可能出现某些不协调的情况，甚至发生一些矛盾。如有的科室埋怨对方工作质量不高，为他们的工作带来许多困难；有的医生指责检验师的报告不正确而导致了误诊等；更严重的是互相扯皮，来回推诿患者。医院的这些不协调和冲突，最终都必然损害患者的利益。医院管理道德要求把患者的利益放在第一位，要求医院为了患者的利益相互谅解，相互协作，这就有效地促进医务人员之间关系的协调与和谐，有利于做好医院管理工作。

（四）医院管理道德的实质

医院管理道德从其本质来讲，它具有社会进步性，具有科学性与伦理性相统一以及全人类性。

1. 社会进步性

医院管理道德具有促进医疗质量的提高，确保贯彻执行医院的规章制度，有效协调医院内各种关系等功能。这一方面可促进医院的科学管理，使医院更好地为人类的身心健康服务；另一方面，它又促进了全体医务人员的道德修养，对医院的医德医风建设具有推动作用，而医院形成的良好医德医风，又会对整个社会发生深刻的影响。从一定意义上来讲，医院管理道德的水平，标志着社会文明程度，医院管理道德在本质上具有社会进步性。

2. 科学性和伦理性相统一

医院管理有其自身的客观规律，医院管理道德伴随着医院管理的形成和发展，并反过来又促进着医院管理的发展。医院管理与医院管理道德相辅相成、密不可分，体现了医院管理道德科学性和伦理性的高度统一。另一方面，医院管理道德本身也具有科学性和社会存在的伦理性，作为多层次的医院管理道德，它的形成和发展也具有其内在的规律性，作为医学职业道德的主要组成部分，医院管理道德的社会影响十分广泛而深远，其社会伦理性较强。因此，医院管理道德，从某种角度来讲，它是科学性和伦理性的统一。

3. 全人类性

全人类性是医院管理道德的特征之一，医院管理道德是随着医院管理的发展而发展的。从一定意义上讲，医院管理道德一步也离不开医院管理，而医院管理是一个世界性的课题，它与人类的身心健康密切相关，因此，医院管理道德的影响十分广泛，它涉及整个人类。此外，医院管理道德的出发点和落脚点都是人类的身心健康，在协调医院领导与医务人员的关系，与医院各科室、各工种人员的关系以及医务人员与社会人群的关系过程中，都紧紧围绕着确保人类的身心健康这一宗旨。从某种角度来讲，医院管理道德超越了地区和国家的界限，它紧扣着全人类的身心健康。

（五）医院管理道德的基本准则

医院管理道德的基本准则，对各个具体的医院管理道德子系统以及各级各类医务人员都具有普遍的指导意义。其内容主要有经济效益与社会效益相统一、社会效益第一性原则；医患利益兼顾、患者利益第一性原则；防治结合、防病于未然第一性原则；系统管理整体性原则；以及超前管理预见性原则。医院管理道德的首要标准，就是必须正确处理经济效益和社会效益的关系，把社会效益放在第一位。在现代医院管理过程中，无论是医院领导、科室领导，还是一般医务人员，不考虑、不提高自身的经济效益是不可能的。但是，在考虑、提高经济效益的同时，必须注意社会效益，并把社会效益放在第一位。医院的经济效益和社会效益之间是一种辩证统一的关系。一方面，医院经济效益的出发点和落脚点是社会效益，提高经济效益不是以盈利为目的，不是以损害患者利益为基础，而是在维护患者的切身利益的前提下，在提高医疗质量的基础上提高经济效益。提高经济效益的目的是为了促进医院、科室的自身建设和发展，提高和激发医务工作者的工作积极性和创新精神，最终还是为了增进人民的身心健康。另一方面，社会效益中蕴含着巨大的经济效益，社会效益的提高必然会带来经济效益的提高。当一个医院依靠优质服务，具有很好的社会效益时，它必然能赢得患者的信任，并带来良好的经济效益。由此可见，医院的经济效益和社会效益并不是对立的，而是相互联系、辩证统一的。根据社会主义精神文明建设的要求，在医院管理过程中，必须正确处理经济效益和社会效益的关系，不忽视经济效益，又要把社会效益放在第一位。

1. 医患利益兼顾，患者利益第一性原则

医务人员的利益与患者的利益是紧密联系在一起的，医院管理必须兼顾医患双方的利益。当双方利益发生矛盾时，医院管理必须把患者的利益放在第一位，把患者的身心健康看得高于一切。一方面，医务人员的利益离不开患者的利益，医务人员只有以精湛高超的医疗技术和尽心尽责的服务态度来治愈患者，确保患者的身心健康，才可能赢得患者的信任和尊重，才可能实现其自身的价值和切身利益。从某种意义上来说，医务人员帮助患者消除疾病，恢复健康，是国富民强的必要条件，也是医务人员自身利益的需要，它维护了包括医务人员自身利益在内的根本利益。另一方面，患者的利益也离不开医务人员的利益。患者只有在医院的物质条件和医疗水平得到提高和发展以及医务人员的医疗技术水平和工作积极性得到不断提高和激励的前提下，才可能真正获取自己最大的切身利益——恢复和确保身心健康。因此，在医院管理过程中，应该兼顾医务人员与患者双方的利益，既不能忽视医务人员的利益，挫伤医务人员的工作积极性和创造性，更不能忽视患者的利益，损害患者的身心健康。从社会主义医德原则出发，医务人员和患者之间的种种利益关系，其出发点和落脚点都是为了确保患者的身心健康，但在两者的利益发生冲突时，必须把患者的利益放在第一位。

2. 防治结合，防病于未然第一性原则

预防和治疗疾病是医院的根本任务，在医院管理中，必须遵循防治结合，防病于未然第一性原则，坚决克服忽视预防工作的倾向。医院作为诊断和治疗疾病的场所，其主要的任务是治疗工作，但这并非意味着医院可以“只治不防”或“重治轻防”。从某种意义上来讲，“预防为主”、“防病于未然”比在疾病发生后再治疗，无论是经济效益还是社会效益，更具有积极的意义。事实上，从医药资源的投入来看，防病于未然比治已病要经济得多，从人自身和生产力角度来看，防病于未然也要比治已病更有利于维护人类的身心健康，更有效地保护社会生产力，显然，它是从根本上促进社会的繁荣进步。从我国现实来看，“预防为主”、“防病于未然”已取得了显著的成绩。新中国成立以来，全国遵循“预防为主”的卫生方针，在医院和卫生防疫部门的共同努力下，已消灭和控制了鼠疫、天花、霍乱等烈性传染病，使疾病发生和死亡率发生了极大变化。与此同时，预防工作也面临着重大的挑战，肝炎等传染病尚未控制，性传播疾病、艾滋病有着蔓延的趋势，此外，心血管疾病、各种肿瘤、外伤等都呈上升趋势，对这些疾病的控制和消除，在根本上必须依靠预防。因此，在医院管理过程中，应高度重视预防工作，遵循防治结合，防病于未然第一性原则，这样才能从根本上维护人类的身心健康，促进社会的繁荣和进步。

3. 系统管理整体性原则

医院管理是一个复杂的多层次的大系统，要进行科学的管理，就必须运用系统整体的观念来进行管理。只有在这种观念指导下，医院管理才能有序、高效，也才能真正体现全心全意为人类的身心健康服务的原则。现代科学研究的成果，揭示了系统整体联系的统一性。一方面，在系统整体中，各组成部分相互联系，密不可分，无论哪个环节、哪一个方面出问题，必然影响到其他环节或其他方面，甚至影响到整个医院的医德医风；另一方面，在系统整体中，存在着整合现象，有时会出现 1+1>2 的现象，当医院管理的各个组成部分、各个环节、各个方面都能目标一致，朝着“防病治病，救死扶伤，实行医学人道主义，全心全意为人民的身心健康服务”的方向共同努力时，其产生的效果是任何单一因素所不可相比的。因此，在医院管理过程中，必须坚持系统管理整体性原则，抓好各个环节、各个方面的管理工作，努力创造良好的社会主义医德医风氛围。

4. 超前管理预见性原则

所谓超前意识，是指在客观存在的基础上根据客观事物的发展规律，先于客观事物的发展变化而出现的符合事物发展趋势的具有科学预见性的意识。超前管理预见性原则是医院管理道德的重要准则。具有超前意识，对未来能出现的情况进行预测，从而构思、决策、采取有效措施，这是现代医院科学管理所必需的。没有超前管理预见性的观念，必然导致医院管理的混乱和失败。任何事物都处在运动变化之中，医院管理的内容、对象亦在不停地发生着变化,随之也必然会不断出现新情况和新问题。这就要求医院管理工作者在社会效益第一、患者利益第一、防病于未然第一的指导思想下,具有超前意识。

对医院当前的现实情况和将来发展趋势做出全面、系统、周密和辩证的思考,才能对将来可能出现的违背医学伦理的各种情况有一个充分的估计和思想准备,才能对这些可能出现的情况作出分析决策和计划决策,找出其内在原因,提出切实可行的解决方法和实施计划,从而有效地防患于未然。因此,在医院管理过程中,必须遵循超前管理预见性原则,不仅要立足现实,而且要放眼未来,超越现实。只有用超前的意识、先进的思想来指导医院管理,才能真正确保医院快速、健康地发展,积极有效地维护患者和全社会的共同利益。

(六)医院管理者的道德素质要求

医院管理人员主要由核心管理人员(医院领导)和一般管理人员、科室领导和管理部门工作人员所组成,由于其分管的范围、职责、内容不同,其道德素质要求亦有所不同,相对而言,院领导的道德要求面宽而原则性强,一般管理人员的道德要求则具体而可操作性强。

1. 医院领导的道德素质要求

医院领导者除了必须具有的政治素质、群众关系、优良作风、专业知识、工作能力、心理素质和身体素质以外,现代医院管理,还必须具有下列道德素质要求:

(1)树立科学的人才观:世界上最宝贵的财富是人的健康,而医院最宝贵的财富是人才。在医院管理过程中,院领导应树立科学的人才观,并遵循以下道德要求。

任人唯贤:院领导在用人问题上要任人唯贤,反对任人唯亲,要依据其政治思想素质、道德素质、业务素质、工作能力进行聘贤和聘才,而不能任亲和招派。要做到讲党性、讲全局、讲政策、讲实效、讲团结、讲纪律,而不能以感情代替政策和纪律,坚持公正选拔、择优使用。

尊重人才:院领导要树立人才是医院的生命力所在的观念,做到尊重和爱护人才,不嫉妒、不嫌弃,尤其是要打破论资排辈的旧观念。对青年人才要大胆使用、敢于提拔,设立破格晋升和重奖的激励机制,同时不能求全责备,要全面评价,看人之长,充分调动其积极性,发挥其特长。

培养人才:医院的人才,既要引进,更要注意培养。要为人才的成长提供和创造良好的工作环境和相应的仪器设备;要形成学术梯队,以老带小,以优秀者带动全体,在学术上加强指导培养;要对学非所用的人才尽量调整对口,扬长避短,发挥潜能。

人才互补:每个医务人员都有其长处,也难免有其短处,院领导应注重人才之间的互补,要对全院人才的专业、年龄、能力、学术水平进行动态分析,并使其按最优化原则进行组合,充分发挥每个人的优势,形成人才互补,并不断针对情况发生的变化,适时进行调整,避免同类或同层次人才拥挤或不同类、不同层次人才缺如,始终使人才互补处于最佳状态,以充分发挥人才群体的整体效应。

(2)培养优质服务意识:在社会主义市场经济条件下,医院要在激烈的市场竞争中立于不败之地,必须依靠优质服务来取胜,院领导要不断培养优质服务意识,并遵循以下道德要求:

质量第一:医院的医疗质量直接影响到人的生命安危,必须强化医院全体医务人员的质量第一意识，只有高质量的医疗服务，才能真正体现出“全心全意为人民的身心健康服务”的宗旨。同时应明确医疗质量渗透于医院的各个方面、各个部门、各类工作人员之中，任何一个环节的失误都将影响到整个医疗质量。因此，院领导要时常教育职工，必须尽心尽责，确保医疗质量第一。

患者第一：医院服务的对象是患者，医疗生存和发展的“上帝”也是患者，只有时刻把患者的利益放在第一位，才能保持医院的稳定和发展。卫生管理道德强调，要把为人民健康服务作为一切管理工作的着眼点和落脚点，在维护患者利益的前提下，兼顾医者的利益，当医患利益发生矛盾时，把患者的利益放在第一位。医患利益具有互相依存性，其各自利益的实现都离不开对方。医者救死扶伤、减除病痛、维护人民健康，才能赢得患者和社会的尊重，实现自身价值和利益。也唯有如此，患者的健康利益才得以保障。因此，在卫生管理中应考虑兼顾医患双方的利益，一方面，医疗服务中确立“患者至上”的观念，真正体现一切为了患者、为了患者一切、为了一切患者，在不断满足人民群众卫生保健需求的过程中，提升医院的实力，改善医务人员的待遇。另一方面，在卫生系统内部管理中，提倡关心人、尊重人，以人为本，调动广大医务人员工作积极性、主动性和创造性，以利更好地为人民健康服务。

（3）强化科教兴院思想：医院的发展离不开医学科学研究和教学，院领导必须强化科教兴院的思想，并遵循以下道德要求：

注重科教、造福人类：医学科学的发展无止境，医院领导一方面要注重在政策导向上引导本院职工积极投入医学科学研究活动，无论在经济投入上，还是在制度保证上都要有计划、有措施；另一方面，要注重了解和吸收最新的医学科研成果，及时传授给医务人员，从而不断提高医疗质量，造福于人类。

学术民主、高度负责：由于各人的研究角度、认知水平、实验条件不尽相同，难免会出现结果和观点的差异，院领导要本着对人民的健康高度负责的态度，发扬学术民主，开展学术争鸣，以集思广益，得出科学正确的结论，决不允许压制不同意见，独断专横。否则，不仅会破坏医学科研人员的创造性和积极性，而且会导致科研失败，浪费大量的人力、物力和财力。

（4）注重医德医风教育：医院的医德医风面貌，直接关系到患者的切身利益和社会主义精神文明建设，也直接影响着医院的声誉和发展。院领导应高度注重医德医风教育，并遵循以下道德要求：

抓好医德教育：院领导要强化全体医务人员“为人民身心健康服务”的道德意识，对职工要有计划、有目的、有措施地进行医德教育，使每个医务人员都懂得，衡量一个医务人员是否称职的标准是“患者满意不满意，患者信任不信任，患者愿意不愿意来求医”。要坚持不懈地贯彻执行“防病治病，救死扶伤，实行社会主义的人道主义，全心全意为人民身心健康服务”这一医德基本原则，不断提高医德总体水平。

培养敬业精神：医学事业是充满奉献精神的事业。院领导一方面要身体力行，热爱医院，热爱患者，一心一意地扑在医院的建设和患者的身心健康上；另一方面要强调医务人员的医德修养，在教育和宣传上引导医务人员热爱医学事业、培养敬业精神，养成对患者富有真诚的爱心和深切的同情心，对技术精益求精，对工作极端负责的风气，使广大职工一心一意地为医学事业的发展而努力工作。

制定道德规范：良好的医德医风氛围离不开切实可行的道德规范。医院领导应根据本院的具体情况，制定出务实、可行的道德规范，并设置医德医风监督岗，结合医务人员的自我考核，经常检查评比，奖励优秀者，处罚违反道德规范者，使医院形成一个良好的医德医风氛围，从而不断提高医院的声誉和医疗质量。

2. 一般管理者的道德素质要求

（1）协调好上下左右各方关系：医院的一般管理者是院领导的助手，起着上通下达并完成各项计划和工作的桥梁作用。在这过程中时常会产生矛盾冲突，尤其是在完成各项计划和工作中，往往会涉及上下级领导之间、各科室之间和各医务人员之间的利益关系，难免发生利益冲突。医院一般管理人员则应该从大局出发，协调好各方关系，保证医院的稳定和发展，具体应遵循以下道德要求：

要兼顾国家、医院、患者和医务人员四者利益：从国家的安定、医院的发展、患者的康复和医务人员工作积极性的发挥出发，医院管理人员要正确处理和协调好各方关系，兼顾到四者的利益。在社会主义市场经济体制逐步完善的过程中，要特别注意防止和反对只顾医院集体和医务人员的利益而不顾国家和患者利益的倾向，始终把人民的身心健康放在第一位，坚决反对以医谋私的不正之风。

要协调好各种医疗人际关系：医生、护士与患者的接触最多、关系最密切，这种关系是否协调直接影响到患者的身心健康，也影响到医院的秩序和社会的精神文明。医务人员（包括后勤和管理人员）之间的关系是否协调，涉及医院各方面工作的质量和效益。因此，医院管理人员必须努力协调好各种医疗人际关系，使医院各类人员同心协力，全心全意地为人民的身心健康服务。

要搞好科研活动中的协调合作：医学科研水平标志着一个医院的业务水平，而科研工作从选题、课题设计、实验，到成果的总结、鉴定和推广应用，往往涉及多部门、多科室和多专业人员的参与，医院管理人员要抓好组织和协调工作，使大家目标一致，分工明确，按部就班，保质保量地完成科研任务，从而提高医院医疗质量，促进医学科学发展。

（2）严格贯彻执行各项规章制度：规章制度是医务人员行为规范的具体要求，是使医疗工作正常运转和提高医疗质量的重要保证，医院管理人员必须严格贯彻执行各项规章制度，并在医院管理过程中遵循以下道德要求：

定期检查，开展评优活动：好的规章制度和道德规范，只有被贯彻执行后，才能算真正有益于医疗质量的提高。医院管理人员必须定期检查督促，深入基层，经常听取医务人员和患者的意见，积极开展评优活动，抓好典型，树立榜样，形成一个促进医院发展的环境氛围。

适时修订，不断充实完善：社会在发展，人们的思想观念也在不断地改变，原有的规章制度和道德规范有些也会随着时间的推移而出现不适用性。为了维护规章制度和道德规范的严肃性和权威性，医院管理人员应该根据具体的情况进行具体的分析，适时地修订、充实和完善规章制度和道德规范，使其更有利于医院的健康发展。

院领导的道德素质要求和一般管理者的道德素质要求并不是截然分开、相互孤立的，而是相互联系、相互渗透、不可分割的，它们共同促进着医院管理沿着正确的方向发展。

【思考题】

1. 试述临床诊疗中的伦理原则。
2. 试述医学科研道德的根本意义。
3. 医学科研要遵循哪些道德要求?
4. 试述护理道德修养。
5. 试述预防医学的职业特点和道德原则。
6. 试述环境保护工作中的道德要求。
7. 试述卫生事业管理的基本原则。
8. 现代医院管理人员应具备哪些道德要求?

第四章　现代医学新领域的道德

20 世纪以来，医学科学领域发生了突飞猛进的变化。基因医学技术的发展是科学领域令人注目的成就之一；由于遗传物质 DNA 的发现和分子生物学技术的进步，生命科学攀向新的高峰；器官移植医学技术的发展为医学领域带来了革命性的变化等。随着医学科学技术的发展和广泛应用，新的伦理现象和问题，不断地对医学伦理学所研究的对象和范围提出新的挑战。正确、全面地回答这些问题，对于推动医学伦理学的发展、解决社会现实中的伦理问题，有着积极的现实意义。

第一节　生殖技术的道德问题

人类的生殖方式属于有性生殖，即由男女两性性交，卵子与精子结合形成受精卵，受精卵植入子宫并在宫内妊娠，最后分娩等步骤组成的复杂过程。辅助生殖技术是指用现代科学和医学知识、技术及方法代替自然生殖过程某一步骤或全部步骤的手段。由于生殖技术直接触及人类道德生活最保守的领域，因而引发许多伦理难题，其中主要包括人工授精、体外受精、代理母亲及无性生殖几个方面。现代生殖技术的运用，使生育不再是自发性的偶然事件，而成为人类可以加以控制和利用的必然过程。

一、人类辅助生殖技术的基本概况

现代科学技术的快速发展，使人们的生活发生了戏剧性的变化。许多新鲜事务不断地涌入到人们的生活中来，这其中就包括了人类前所未遇的人类辅助生殖技术。百余年前，英国的赫胥黎写了《进化论与伦理学》，宣传达尔文的进化论，科学地解释人类的起源与发展。而后赫胥黎的孙子在 1932 年写了《奇妙的新世界》。在这本书中，他想象的人类生殖过程完全由人工控制，人在试管里、器皿中操纵卵子和精子的结合与成长，根据不同的需要，制造出不同的人类的人。如果说，这在 20 世纪 30 年代还是一种“科学幻想”，而今却是幻想变现实，人类辅助生殖技术的发展，完成了有血有肉的人的创造。

人类辅助生殖技术是指利用现代的科学技术，代替自然生殖的某一个步骤或全部步骤的手段，从而达到辅助生育的目的。人类辅助生殖技术可以满足不能生育后代家庭的需要，从而提高他们的生活质量。从这一点上讲，人类辅助生殖技术，符合解除人类的生理或心理疾病，提高患者的健康水平和生活质量的医学目的，因此，其道德价值是可以肯定的。但是，由于人类辅助生殖技术直接触及人类道德生活最保守的领域，因而也是最敏感的医学伦理学问题之一。这项技术的使用，引发的伦理问题和法律问题受到人们普遍的关注。

人类的繁衍一直靠自然生殖的过程，其表现为男女的性交，卵子受精，植入子宫，子宫内妊娠，婴儿的出生5个过程。而现代生殖技术打破了这个自然的连续过程。用人工代替上述自然过程中的某一个或几个步骤。目前，人类辅助生殖技术有3种方式：人工授精、体外受精和无性生殖。而人工授精取代了自然生殖过程的性交，主要解决男性不育症而引起的生殖障碍；体外授精代替了性交、卵子受精和合子植入子宫的过程，主要是解决女性不孕症或夫妻双方不育不孕症引起的生殖障碍；无性生殖是以低等生物生殖方式来取代高等动物生殖的全过程。生殖技术可以使用第三者（供体）的卵子或精子，也可以把胚胎植入第三者的子宫内，即使用代理母亲。这样就产生了8种不同组合的生殖方式：性交—妊娠方式；用丈夫的精子对妻子进行人工授精和应用供体的精子对妻子进行人工授精；用丈夫的精子对妻子的卵子在体外人工授精后植入妻子的子宫；在受精以前把供体的卵子转移到准备妊娠的妇女子宫内；把胚胎从供体转移到受体子宫中（产前收养）；用人工胎盘在子宫外发育（体外发生）；无性生殖，取出卵子中的核，再将体细胞的核放入，发育成胚泡后植入某一母亲的子宫；孤雌或孤雄生殖，即从单个性细胞生出一个完整的机体。

二、人类辅助生殖技术的道德意义

生殖技术的采用改变了生育的自然过程，对人类社会原来的秩序、法律和伦理产生巨大的冲击，产生一系列的法律和道德问题。

（一）人工授精

自1953年美国医生谢尔曼（J·K·Sheumn）教授和伯奇（R·G·Bunge）首次用冷冻人类精液人工授精获得妊娠以来，这一技术已广泛运用于临床，许多国家纷纷建立了精子库。1964年以后，人们逐渐认识到，这一研究工作将给不孕症、遗传性疾病等患者展示了乐观的前景，传统的道德观念作了一定的让步。现在人工授精出生的人在全世界已达百万以上。

人工授精主要用来解决丈夫不育症引起的问题，同时也可以为优生和生殖保险服务。人工授精根据精液的来源可分两类：同源人工授精和异源人工授精。前者用丈夫的精液，后者用供体的精液。使用丈夫精液进行人工授精的原因是由于性功能障碍，不能通过性交受精或丈夫精子数量少。可以多次收集丈夫的精液，把精子分离，然后浓缩授精；使用供体精液进行人工授精的原因是男子无精子或精子畸形造成的不育；男性有严重遗传病；夫妇双方血液中的Rh因子不相容等。

虽然人工授精的技术要求不高，但是因为此项技术关系到人类生殖这一敏感的领域，因此各国政府都采取了相当谨慎的态度。如法国政府经办的精子库“精子研究和观察中心”，自1972年成立以来，帮助创造了1万多个婴儿。为了保证精液的质量，他们不付给献精者任何报酬，出于社会伦理方面的考虑，中心还规定了任何一个献精者的精子只可供5个妇女使用；献精者必须是已婚并且有孩子的；捐献精子前必须征得妻子同意接受人工授精的妇女。

人工授精给人类带来许多益处，但这项技术如果使用不当也会给个人和社会带来许多麻烦。从伦理学角度分析主要存在以下问题：

1. 医学方面争议

人工授精可能成为某些疾病的传染源。美国曾报道过一位37岁的妇女在人工授精几个月后染上了乙型肝炎;澳大利亚悉尼市一名叫克莉芜的妇女患了艾滋病,经查明,她在8年前接受人工授精的精液中有艾滋病病毒。许多病毒都可以通过精液传染。此外,如果献精者有遗传缺陷,那么可能使接受人工授精的妇女生下"豁嘴儿"、"白痴儿"等残疾婴儿。在社会伦理方面,如果对献精者的献精次数不加限制,社会又缺少管理、监督系统,那就可能造出许多同父异母的孩子相恋,增加日后近亲婚配的危险,给人类的遗传带来灾难。据报道,美国的一个医生未经许可,用自己的精子为几十名妇女做了人工授精,结果有了75个自己的孩子,被法院判处256年监禁。英国专业人工授精医生弗雷德里克·朗朵使用自己的精液使许多向他求助的妇女怀孕,估计他的后代达到6000人以上。

2. 通奸心理障碍

西方一些国家的刑法规定人工授精有通奸罪,因此人工授精遇到的首要法律问题便为其是否构成通奸罪。虽然法庭几乎不对此予以定罪,但这是许多人不愿意使用此技术的心理障碍。分析此技术的使用是否道德,主要看它是否促进家庭幸福而同时又对社会不造成伤害。如果夫妻是在知情同意下选择人工授精技术,而且做到绝对保密,那么是合乎道德的。然而即使夫妻双方知情同意,有时也会引起纠纷,如1987年上海发生我国第一起非配偶人工授精引起的家庭不和、夫妻反目离婚案,最后法院判这对夫妻离婚。因此,有人认为人工授精是将生儿育女变成了配种,把家庭的神圣殿堂变成了生物实验室,从而破坏了婚姻关系。尤其是他精人工授精,接受了第三者的种子,这与通奸致孕实际上没有什么不同,至少是妻子对丈夫不忠的一种表现。而反对上述看法的意见认为,婚姻是在爱情基础上发展起来的人与人之间的关系,其中起主要作用的是彼此之间的爱情和对儿女的照料,而不是性的垄断。对于没有子女而又非常想要孩子的夫妇来说,人工授精是促进爱情的行动。人工授精与通奸根本不同之处在于妻子并不与供精者发生性关系,只是接受精子,而且事先又得到丈夫的同意。可以说,家庭道德是此技术使用的重要难关。

分析人工授精在伦理上能否站得住脚,主要看它是否促进夫妻间的感情,促进家庭的幸福而又不损害他人。如果夫妻双方在知情同意条件下自愿选择人工授精,而且做到绝对保密,便是合乎道德的。

3. 子女的地位和父亲的角色

无论在西方还是在我国,法律上都确定人工授精子女与婚生子女具有同等地位,父母对人工授精子女有抚养、教育的权利和义务,子女对父母有赡养、扶助的义务。在人工授精的使用范围等问题上,有人提出道德方面的疑问,而疑问的关键是精子的来源。对于夫妻人工授精,人们没有提出道德方面的疑问,而供体人工授精的争论很大。一项针对人工授精所做的伦理背景调查显示:在259名各类人员中能接受夫妻人工授精的,占被调查人员的84.94%;能接受供体人工授精的占23.93%;对供体人工授精持反对意见的占67.57%。传统道德将生育看做是婚姻的永恒纽带,这种联系为幸福美满的婚姻、家庭所必需。而人工授精改变了生育途径,切断了生育与婚姻的必然联系。尤其是采用他精人工授精还产生谁是孩子真正的父亲问题。因为用他精人工授精客观上造成了所生孩子有两个父亲:一个提供遗传物质,称生物父亲;另一个负责养育,称社会父亲。那么在两者之间,哪一个对孩子具有道德上和法律上的权利和义务?

以法律的角度看,这个问题类似于收养过继问题。根据我国的继承法,对领养子女或赡养人继承权的处理是根据抚养(赡养)原则确定的。就是说,如果仅仅凭借遗传方面的联系而未尽抚养义务,在道德和法律上也没有相应的权利。事实也是如此,养育比提供遗传物质更重要。一个不育父亲用他精人工授精出生的儿女的关系在道德上和法律上应该同一个可育父亲与儿女的关系一样看待。当然在操作上的保密也是为了避免这种伦理和法律上的麻烦。

4. 精子能否成为商品

在美国等西方国家,精子已商品化,精子成为商品的好处在于扩大了精子的来源,但坏处是使供体只关心价格而不关心他行为的后果,为获得报酬而故意隐瞒他生理、心理和行为上的缺陷,降低了精子的质量。前一时期,我国某些不适合开展人工授精的地区用高价征求精子,其后果要等若干年之后才会显示出来。看来精子成为商品的做法并不可取。我国基本上采取捐献政策,而非出卖精子。目前,上海、长沙、北京、青岛等地,自从1983年以来相继建立精子库,为保证精子来源,应该多建类似的精子库,也应尽量采取随机取样的做法,以保证人类基因库的多样性。

5. 非婚妇女可否进行人工授精

西方社会有一些单身妇女和女同性恋者,她们不想结婚,但希望有一个自已的孩子,因此求助于人工授精。在美国有一个未婚女心理学家就用诺贝尔奖金获得者的精子受精,并获得了一个孩子。这就提出了一个问题,非婚妇女能否接受人工授精?人工授精要不要确定接受对象?尽管有人认为这种做法无可非议,非婚妇女也有做母亲的权利,但从社会伦理的角度说这样做的坏处很大,结果会使得正常的家庭解体,并影响到孩子的正常抚育。在这样的环境下成长的孩子会具有何种心理和行为倾向是很难把握并且是不容乐观的。所以,人工授精应有范围限制,其对象是,丈夫患不育症或遗传病基因携带者;丈夫患显性常染色体病;夫妇双方均是同一常染色体隐性杂合体;夫妇双方 Rh 因子不合等已婚妇女。

(二)试管婴儿

1. 试管婴儿的含义

试管婴儿也称体外授精,是 20 世纪 70 年代才发展起来的高技术成果。在自然生殖过程中,通过性交将精子送入女性生殖道,在输卵管实现受精。试管婴儿则是分别取出卵子和精子,在试管内完成受精并形成胚胎,然后将胚胎植入子宫妊娠的一种生殖技术,用这种技术生育出来的婴儿叫做“试管婴儿”。此技术主要用于解决女性不孕问题。世界第一例试管婴儿路易斯·布朗于 1978 年 7 月 25 日在英国诞生。我国大陆于 1988 年 3 月 10 日在北京医科大学附属医院诞生第一例试管婴儿,第二、三例试管婴儿相继于同年 5 月 6 日在湖南诞生,至今全世界出生的试管婴儿已超过 15 万名。

2. 试管婴儿的意义

试管婴儿主要是为了解决妇女不孕问题。据美国国家卫生统计中心估计,“每七对夫妇中就有一对面临不孕不育或某一时期的不孕不育”,已婚夫妇有 10%至少在婚后一年内不能怀孕。虽然人工授精技术解决男性不育问题,但许多情况是由于妇女的不孕引起。

妇女不孕的主要原因是输卵管受阻塞或异常，只有40%～50%的不孕妇女可以通过手术治疗，其余的不孕妇女应用试管婴儿技术是唯一的生育方法。试管婴儿现在又同代理母亲结合起来，使那些不愿意妊娠的妇女通过代理母亲得到一个属于自己的孩子。

从医学角度来说，试管婴儿无疑是人类生殖领域中的一场革命，它推动了生殖生理的研究，使人类的生育由自发和盲目变为自觉和理智，为定量、定向地制造人口，优化人种奠定了基础。

3. 试管婴儿技术面临的伦理问题

（1）试管婴儿是不是医学分外之事问题：反对试管婴儿的人认为，医学的基本目的是恢复伤病员的健康，而不是满足其他非医学的需要。试管婴儿是非医学的需要，属于医学的分外之事。

这种看法虽有一定的道理，但代表了一种狭隘的传统医学观。现代医学的发展已经突破了恢复伤病员的健康这一基本目的的框架，扩展到了卫生、保健、提高生命质量等更为广阔的领域，医学不仅不排除非基本目的的任务，而且这些"非基本目的"还有逐渐增加的趋势，如美容整形就是一例。所以，把试管婴儿当作医学分外之事是没有道理的。

（2）试管婴儿的性质问题：试管婴儿可能成功，也可能失败，失败会导致流产，甚至可能生下有畸形或遗传缺陷的婴儿，故反对者认为这是一种人体实验，是不道德的。然而通过性交受孕也有流产、畸形和遗传缺陷等情况产生，甚至还要多，这些问题多数是妇女生殖系统本身问题而非试管婴儿技术造成的，经过严格挑选的试管婴儿对象较少出现上述问题，所以试管婴儿不违背道德。

（3）试管婴儿技术的使用有无限制问题：试管婴儿技术的最大问题在于使用的选择。如将此技术普遍使用并取代自然生殖过程，那将是一种什么局面?人类的生殖完全在试管、器皿中进行，由人对卵子和精子进行操纵，按照社会的需要生产出不同类型的人。如机器操作不需要太多的智力，同一类型的人都是一样的，没有差别，因为通过操纵可以从一个卵子中生产出96个人。因而使家庭不再存在，父母子女关系也不再存在。

迄今为止的人类社会都是建立在男女两性的结合和生育这一基础之上的，家庭是社会的细胞。生殖模式的根本改变，不仅使家庭不再存在，也使人类社会赖以生存的组织结构、价值体系全部瓦解，人类也会从智人变成机器人。这也许是我们大家所不愿看到的。所以应该将试管婴儿技术严格限制在解决不育症的人，作为对人类自然生殖过程的补充手段。而不应该无限制地使用试管婴儿技术。

（4）父母身份的确定问题：大家知道，婚姻家庭模式是社会的一个重要组成部分，婚姻家庭模式的改变无疑会引起社会上较大的反响。试管婴儿引起的社会伦理学问题十分复杂，试管婴儿加代孕母亲最多可使婴儿有5个父母：即提供遗传物质的"生物母亲"；提供子宫妊娠的"孕育母亲"和养育孩子的"社会母亲"；父亲则有提供遗传物质的"生物父亲"和养育孩子的"社会父亲"。哪个父母对这个孩子具有道德和法律上的义务和权利就成为一个问题。"生物学父亲"具有一种血缘的权利，然而道德和法律只承认"社会父母"的权利。这就与血缘亲情产生了一定的矛盾，形成了多种社会问题。维持生物父母具有一定权利之说的是基于社会生物学观点。我们认为，社会父母与这个试管婴儿是法定的父子母子关系，双方具有相应的权利与义务。由于现有道德伦理规范及法律条文过去未遇此问题，一遇此类纠葛，难免矛盾重重。

(三) 代孕母亲的道德

1. 代孕母亲的含义

代孕母亲(代理母亲)是指代人妊娠的妇女，她们或用自己的卵人工授精后妊娠，分娩后交给他人抚养；或用他人的受精卵植入自己子宫，分娩后交给别人抚养。国外现在用代孕母亲出生的孩子数百人。在美国有代孕母亲中心，还出版有代孕母亲通讯，组织代理母亲协会。

2. 代孕母亲的意义

“借腹生子”即代孕母亲，在美国已成为一种产业。在美国，代孕母亲甚至成为一种职业，当某对不孕或害怕生育之苦决定利用代孕母亲，完成他们想要孩子的心愿时，他们可以找到不孕中心或专业的代孕介绍所为中间人，中间人寻找合适的代孕母亲，安排他们见面，并为他们提供法律和心理咨询。如果双方达成代孕的意向，中间人还要为他们准备合同的草拟，确定费用，以及授精、怀孕及分娩的时间，最后将孩子交给法定父母。

3. 代孕母亲的道德争议

在代孕问题上，社会有几种截然相反的道德评价：一种认为是自我牺牲，帮助他人，属道德行为；另一种意见认为出租子宫取得报酬，把自己的子宫变成制造婴儿、换取货币的机器，属不道德行为。还有一个问题是亲子感情问题。这种做法可能会影响胎儿健康成长及正常的社会心理，因为代孕母亲容易忽视自己的职责，不注意孕期的行为。也有的代孕母亲对所怀的孩子产生了感情，宁可赔偿经济损失，也拒绝放弃孩子，从而引起不必要的社会纠纷。这样做还易导致变相的婴儿出卖，对于一个接受了体外受精或人工授精而怀孕的代理母亲，她就分娩的婴儿以一定的代价转让给一对与这个婴儿毫无血缘关系的夫妇，这实质上是通过婴儿制造术出卖婴儿的行为。再一个问题是假如这个婴儿出生后被发现有严重疾病，责任在谁?应由谁来负责?谁来抚养?如果委托人拒绝抚养这个有严重疾病的婴儿，代孕母亲又该怎么办?更为复杂的是替自己的亲属充当“代孕母亲”，由此引起的亲子关系难以理清。1974 年 7 月，英国探索人类受精和胚胎学委员会建议禁止代孕母亲。法国“代生母协会”也被禁止。我国虽尚未遇到此类难题，但借腹怀胎早已成为事实。随着试管婴儿的研究和进展，恐怕所遇难题无法避免，不能不引起重视。

在中国，“代孕母亲”还有违反计划生育政策，“代孕”出生的孩子不合法；代孕母亲作为生母，有抚养子女的义务，代孕出生的子女要求代孕母亲承担法律责任，那就会出现一个孩子两个母亲；还有，由于文化上的差异，“借腹生子”如果生的是一个女婴，“借者”有可能反悔，这样就会给无辜者带来经济和精神损失；最后，我们还要看到“借腹生子”后面的“纳妾”现象，这样不但破坏了一夫一妻制，而且造成重婚罪，也是法律不能允许的。

在中国，由于文化传统的因素，代孕母亲这一事物在短时间内，尚不可能为人们所普遍接受。即便是当事人双方在“一个愿打、一个愿挨”状态下签订的合同，也会因其合同内容违反社会公德而归于无效。再者，由于众所周知的原因，我国对生育采取了严格的国家管制，代孕母亲也会因违反计划生育这一基本国策而受到种种追究。但是，这并不意味着代孕母亲这一现象在中国并不存在。从见诸报的新闻报道中看，代孕母亲事实存在的两个极端之中：一种是在具有高素质的教育人群中，他们为了克服女方不孕症所带来的痛苦,在法律不允许的情况下,只好采用“暗箱操作”方式进行;另一种是在贫困和愚昧的偏远山村,女方不孕,而男方为了传宗接代的目的进行的,而这种行为往往伴随着另一方无辜女方合法权益的被侵害,引出非法买卖妇女,甚至强奸等刑事案件的发生。

三、克隆技术的伦理问题

(一)克隆技术简介

“克隆”是指遗传上同一的机体或细胞系(株)的无性生殖。它本是低级生物的繁殖方式。克隆技术属于基因工程范畴,因为克隆技术的许多做法都体现了对遗传物质的操纵,如目前常用的克隆手段就是细胞核移植技术。

1997年2月23日,英国爱丁堡罗斯林研究所科学家杨·维尔穆特博士领导的研究小组向世人宣告:他们利用核移植技术,以无性繁殖方式复制出首只克隆羊——“多莉”。一时间在世界范围内引起了激烈的伦理争论:克隆技术给人类带来的是喜还是忧?能否把克隆技术应用到人身上,进行克隆人的试验,成为争论的焦点,多数人认为克隆技术在医学和农业领域的价值是肯定的,而克隆人必须被禁止。克隆技术的价值主要表现在以下几方面:

1. 培育优良作物和家畜品种

运用基因技术繁殖植物,具有多、优、快、稳的特点:即繁殖的数量多,优良品种自由有效选择,繁殖快速方便,动植物性状稳定。对抢救、保护濒危珍稀动物和生物多样性方面可以发挥重大的作用。

2. 利用转基因动物克隆生产基因药物

转基因动物就是把外来的目的基因(如人类生长激素基因)注射到动物的受精卵内,把经过改造的受精卵移入动物母体子宫,日后降生的幼畜经过检测,如含有外来基因,则称为转基因动物。转基因动物克隆,就可以批量生产基因药物。目前一系列转基因药物相继问世,并迅速用于临床,如治疗呆小症和抗衰老的人生长激素、治疗糖尿病的胰岛素、治疗肿瘤和肝炎的干扰素、治疗血栓病的组织纤溶酶原激活剂、治疗肾病和贫血的红细胞生成素等都是极为贵重的药品。

3. 为医学研究提供理想的动物模型

当前医学研究部门研究遗传疗法所做的动物模型大多是单基因突变的遗传变异模型,而人类大部分疾病系多基因综合作用造成。利用克隆技术无性生殖,就可以得到成千上万个基因相关疾病的动物模型,满足医学研究的需要。

4. 提供器官移植所需的供体器官和材料

供体器官来源不足是制约器官移植技术发展的瓶颈。而克隆技术的发展,使人们通过把人类基因导入动物获取抗排异的动物器官充当供体,或借助克隆技术“制造”人类耳朵、皮肤、软骨、肾脏甚至心脏、血管等,供临床使用。

当然,上述基因技术并非完美无缺,珍稀动物的克隆有风险;转基因食物、药物的安全性有待进一步观察;转基因动物器官转移还存在跨种系感染的潜在危险;为此必须审慎从事。

(二)克隆人的伦理争论

“多莉羊”的问世使人们预见到了克隆人的可能性。就是否允许克隆人,全球舆论哗然。许多国家及其有关组织很快做出郑重声明,反对和禁止克隆人。世界卫生组织在声明中指出:克隆人试验在伦理上是不能接受的,这种试验违背了医学要保护人类尊严和从遗传学角度保证人类安全的原则。美国国家生物伦理学咨询委员会在受总统委托,对克隆技术的伦理、法律问题经过3个多月的调查论证后,建议国家立法禁止任何人在现阶段以体细胞核移植法复制人。英国、法国、德国、加拿大、日本、意大利等国也表示禁止克隆人试验。我国卫生部对克隆人的表态是:“不赞成、不支持、不允许、不接受。”

然而,一些科学家并没有停止克隆人的研究步伐。1999年6月17日,美国一家私人生物技术公司——细胞技术公司公开发布消息:世界第一个人类胚胎克隆成功。后来又有一些人畜细胞融合复制人胚的报道。特别令人震惊的是,2002年4月5日,意大利妇产科医生韦里诺·安蒂诺里在阿拉伯联合酋长国举行的关于克隆和基因工程的学术会议上公开宣布,他进行了一项有5000对夫妇参与的克隆人计划,已有一名妇女怀孕,人类历史上第一例克隆人即将诞生。由此引起新一轮的关于克隆人的世界性争议。

争论中支持克隆人的意见主要有:①克隆人是生殖技术的重大突破,对研究人的生命发生、发育、疾病机制意义重大。②克隆人是人工生殖的新方式,可以造福不育症患者。如果不育症患者既不愿采用人工授精、也不愿接受体外授精,则可采用克隆的方法繁衍后代。③克隆人有利于保护人类的最佳基因,因为克隆人是单性繁殖,是个体人的复制。④胚胎和人的克隆,对器官移植有利,对某些疾病治疗有利。如克隆早期胚胎,进行干细胞培养移植可以治疗白血病、老年性痴呆等病症,可以体外培育各种脏器供移植使用,而克隆人或克隆器官移植可以抗移植排斥。

但大多数人们认为必须坚决反对克隆人。2001年,联合国已专门设立反对克隆人国际公约特设委员会,并已拟定草案文本。禁止克隆人的伦理依据主要有:

1. 克隆人违背生物进化规律

生物从无性繁殖到两性繁殖,是生物发展史上的一个划时代的进步,是人类社会创造出多彩文化的原动力,亦是人类社会多姿多彩生活的源泉。由父母通过性细胞(精子和卵子)中的遗传物质(DNA)的结合产生子代是人类遗传学和生殖生物学的千古定律。而克隆人是用体细胞遗传物质繁衍后代,是一个人的复制品,完全违背生物进化规律,将会丧失人类遗传的多样性和变异性,给人类前途命运带来灾难。

2. 克隆人对人产生伤害,破坏人的生命尊严

目前克隆技术尚不成熟,动物克隆的成功率相当低,“多莉羊”诞生经过了277个融合细胞移植才成功一例,目前还显示多种克隆动物都有早衰症状。如果用到人身上,技术更复杂,成功率更低,可能造成大量胚胎流产、死胎或胎儿畸形,这在伦理上是不能被允许的。再说,获取大量人的卵子会对妇女造成伤害,而用动物卵培育人胚,由于卵子胞质内含有少量遗传物质,有可能改变人的遗传性状或使人感染某些动物病,这将破坏人类生命的尊严。

3. 冲击现存生育模式,干扰人伦秩序

克隆人一旦出现,将彻底打破两性结合、夫妇生子的传统生育和家庭模式。克隆人不

一定要男性，也不需要精子，只要有体细胞或去核的卵子即可。两性关系、夫妇关系不再为生育和家庭所必须，后代只能继承前辈遗传物质却有别于前辈的框框将彻底打破。假如克隆人由A供核、B供卵、C孕育、D和E夫妇收养，那么谁是真正的父母？这种家庭组合能否稳定？孩子处于这种关系之中自己和社会将如何看待？更有甚者，以某男或某女体细胞核为“种子”可由其妻子、女儿或孙女孕育“克隆人”，这个克隆人的身份又该如何确定？岂不荒唐。因此，滥用克隆技术必将破坏人伦社会秩序。

4. 克隆人可能造成人的工具化倾向、性别失调和种族歧视

有人认为，利用“克隆人”作为器官供体不人道，因为“克隆人”也是人，不能采取牺牲一个人的办法拯救另一个人的生命。有人认为，由于社会性别歧视尚未消除，克隆人很容易使人口的性别比例失调。还有的人认为，尽管克隆人不可能100%复制原形，特别是人的行为、性格、智慧、经验是无法复制的，但不妨碍有些人因为某种优越感而要求复制自己，或因崇拜某些人物而要求复制他人，这有可能引发种族歧视。

西方国家反对克隆人还有一个非常重要的宗教原因，他们认为克隆人是亵渎造物主神权的行为，是不能被接受的。

关于克隆人的争议旷日持久，但这种争议是很有意义的，它约束了人们的研究行为，提高了人们的道德理性，促使有关伦理和法律规范的问世，也澄清了一些模糊不清甚至错误的观点。比如通过一些讨论，那种担忧复制希特勒或欣喜复制爱因斯坦的观点不攻自破，美、英等国已逐步开放了治疗性胚胎克隆。可以预见，随着科技发展和伦理探讨，有关道德观念和伦理准则还将做出相应的调整。

第二节 基因工程的道德问题

20世纪后期，生命科学的三大突破——基因工程、人类基因组计划、克隆羊的成功，其科学意义丝毫不亚于19世纪末物理学的三大发现——X射线、电子、放射性元素。物理学的三大发现，预示着20世纪物理学革命的到来。生命科学的三大突破，则预示出21世纪生物学革命的到来。所不同的是，生命科学革命面临的巨大伦理冲突是物理学革命所不具有的。基因工程是20世纪以来科学领域令人注目的成就之一，它把生命科学推进到一个更高的技术体系。随着遗传物质DNA的发现和分子生物学技术的进步，生命科学攀向新的高峰：基因重组、基因诊断、基因治疗、基因克隆、人类基因图谱等研究成果层出不穷，正在给医学带来一场新的革命，然而伴随着这一令人振奋的成就，人类又面临着许多必须认真思考和解决的伦理问题。

一、基因工程的发展和现状

基因工程学创立于20世纪60年代末、70年代初，全面地科学地证明了达尔文关于生物发展中遗传和变异的理论。为20世纪科学上的伟大发现。

20世纪40年代，美国科学家艾弗里等证明所谓遗传物质就是脱氧核糖核酸（DNA）。1953年，美国科学家沃森和克里克等人提出了DNA分子结构的双螺旋形结构理论，证明了基因就是DNA。DNA双螺旋结构模型的建立，标志着遗传学走向了分子生物学阶段。

20世纪60年代中期,美国科学家尼伦伯格等逐渐发现了20种氨基酸及其相应的氨基酸的排列方式。

分子生物学的产生,为人工设计生物新品种的遗传工程提供了新的理论基础。而DNA片断的分子结构的发现,为人工合成、重组DNA,设计出新的生物体,创造了良好的科学条件。20世纪70年代,美国科学家通过基因工程方法制造出了人工胰岛素。1982年,成功地制造出了干扰素。荷兰科学家还用基因工程的方法生产出了乙肝疫苗。

基因工程最主要的贡献是对医学发展的革命性的影响。基因工程的突破推动了生命科学的进展,基因工程学为根治严重影响人类健康的遗传疾病提供了有效的方法和新的科学手段。目前用这种方法生产出的产品有治疗侏儒症的生长激素,有增加人体组织抵抗力的干扰素等。还有一些通过基因工程学的方法生产出的一系列的抗生素、抗毒素等药物。而重组DNA却是对生物体,特别是人类产生了极大影响,被誉为20世纪以来科学上的重大发现。重组DNA是遗传信息的重组和移植,在新的受体细胞内经过复制而出现基因表现。在理论上,重组DNA可以分析基因的作用机制,包括调节机制。在分子水平上提供基因如何作用的知识。这在治疗遗传性疾病等危害人类的顽症、对提高生命质量等方面有潜在的作用和一定的意义。基因工程技术的发展既能给人类造福也不排除其存在的潜在危险,需要尽快制定有效的伦理学法规。

二、基因诊断和基因治疗中的伦理问题

(一)基因诊断的含义

基因诊断也叫DNA诊断、DNA探针技术或基因探针技术。它是通过直接探查基因的存在和缺陷而对人体的状态和疾病做出判断的。1985年问世的PCR技术与DNA探针或DNA探针技术与其他技术的结合,成为当前基因诊断的主要方法。

基因诊断的应用范围很广,现在,可用不同方法进行基因诊断的遗传病已达上百种。在感染性疾病的诊断中,目前国内外已在几十种感染性疾病中开展基因诊断。在癌症、多基因病(如高血压、冠心病、精神性疾病等)领域,基因诊断有广泛的应用前景。

基因诊断问世以后,科学家便开始探索运用基因移植治疗疾病。1980年,美国加利福尼亚大学的克林首次对两名地中海贫血病患者进行了人体基因治疗实验,虽告失败,但对于促进人类基因治疗的进展却具有积极意义。

(二)基因治疗

基因治疗是通过特定的载体,将靶基因转移到接受治疗者需要的细胞内,使有功能缺陷的基因恢复正常功能,以达到治病的目的,称为基因治疗。基因治疗是基因工程技术的医学应用,在癌症的诊断和治疗上有着巨大的潜力。

近年来,随着基因工程技术的发展,基因治疗的概念亦不断扩大。广义的基因疗法:是指一切把基因植入人体以达到治疗疾病、增强体质甚至改善人种目的的方法,包括体细胞基因治疗、生殖细胞基因治疗、增强基因工程和优生基因工程。我们现在所说的基因疗法通常是指体细胞基因治疗和生殖细胞基因治疗。1985年,美国公布了《基因疗法实验准则》,对人类基因治疗实行有条件的开禁。自此,人类基因治疗已成为现实。

自从1990年基因治疗第一例获得成功以来,据不完全统计,全世界已有74例基因

治疗方案被政府批准进行临床实验，实验的患者近 140 例。现在许多遗传病的发病原理已经可以在 DNA 上进行基因定位。基因操作水平的不断提高和完善，使基因治疗进入了一个新的时代。

（三）基因诊断和治疗的伦理分析

基因诊断是疾病病因学诊断的一大飞跃，其医学意义是巨大的，它帮助我们了解疾病发生的机制，使我们对疾病机制的认识深入到分子水平，从而对疾病的概念有了全新的认识，即人类所有疾病都是基因病；它开辟了疾病早期诊断、治疗、预测、防范的新途径，对于攻克医学疑难绝症，促进人类健康，提高人口质量具有重要的作用。但是，基因疗法面临的问题，与任何一个重大新技术发展时所面临的问题一样，这些技术能带来很多益处，但也会由于滥用而带来危害。基因研究引发的伦理问题成为当今世界范围内争论的焦点，或激烈反对，或由衷赞赏。未来的几十年，当基因治疗技术变得简单和容易实现时，社会将需要处理更加复杂的问题。基因治疗技术的应用所暴露出或隐含着的伦理问题有以下几方面：

1. 基因歧视

科学证明，基因对一个人的一生都有很大的影响。基因诊断可以识别正常基因、检测缺陷基因，特别是在人类基因组计划完成后，基因诊断和检测将更加普遍、方便、全面，甚至人们一出生，根据个体基因谱就可以预测将来的疾病倾向、发育状况和智能水平。医生诊断出遗传病以后，医生是否有义务为患者保密呢？如果医生泄密，则会影响患者的婚姻、就业和保险等；如果医生保密，则又会影响到患者配偶或未来孩子的利益。这一矛盾和冲突，使这一技术面临两难选择。通过基因诊断查明的遗传病患者，在社会上会受到歧视，而那些只携带致病基因而不表现疾病症状的隐性遗传病者，也同样会受到社会歧视，这显然是不公正的，因此必须注意维护基因隐私权。

2. 种族歧视

目前，人类基因组计划已成为国际间的现代生物学研究课题，引起全世界的关注，被称为人类遗传学上划时代的事件。这项庞大计划，除了对促进遗传学各领域的发展有跨世纪的意义外，同时也可能带来若干消极的影响。就是说，它不仅是诊断疾病，而且会揭示种族优劣、家族优劣和个体优劣，有可能加深种族歧视、产生“民族自卑与恐慌”。

3. 技术伤害

基因治疗作为一种新的医疗技术，对于促进人类健康和提高人口的质量等方面都有重大作用，但也是社会各界关注和争论的焦点，涉及广泛的伦理、社会和法律问题。基因治疗的伦理学问题可分为两类：实质问题和立法问题。实质问题又包括技术的与非技术的伦理问题。

基因疗法的主要技术伦理问题，是潜在利弊关系的比较，亦即基因治疗的风险评估。由于缺少单基因缺陷实验动物的模型，因而基因治疗的动物资料不足，基因治疗的重复性不可靠，这使基因治疗的确切疗效受到怀疑，而同时由于输入基因有可能与病毒基因重组或激活原癌基因，从而使机体要承担感染或患癌的风险；输入基因也有可能破坏重要功能基因的表达或者使自身的功能表达受阻，都会影响基因治疗的效果。

基因治疗的非技术伦理问题，主要有 3 个方面：一是基因治疗技术难以普及化，只有少数人受益，如何公平选择患者，是一个举足轻重的问题；二是目前基因治疗经验不足，还多少带有试验性质；三是基因疗法要涉及许多个人的隐私问题。

4. 基因库蜕变

当前，体细胞基因治疗只是通过替代的方法以补充细胞不足的功能，有些缺陷基因仍存在于患者细胞内，这样会使以前可能被自然淘汰的基因留存在人类基因库中，继续传给后代，导致人类的退化。生殖细胞基因治疗、增强细胞基因工程和优生基因工程都涉及后代遗传责任问题，假如由于生殖细胞基因改变或增强基因插入导致非人类的性状特征出现或产生人种变异，那将是人类极大的悲哀。

5. 滥用优生学

基因检测、治疗的开展，有可能使一些人热衷于把"优势基因"转入自体或下一代，塑造某种"标准基因型"的完美人。一旦胚胎或胎儿基因检查有令人不满意之处就任意淘汰，或按照人们的喜好"设计"、"订购"特种胎儿。这种对优等基因或优秀基因的人为追求，有可能导致希特勒式的优生学死灰复燃。

6. 医疗高消费

目前基因治疗的费用十分昂贵，而受益者面非常狭窄。以单基因性家族性高胆固醇血症患者进行的基因治疗为例，其费用高达几十万美元。这不利于医药资源的合理分配。

7. 心理压力

目前基因诊断发展较快，而基因治疗相对滞后，这就意味着许多人虽然诊断明确为遗传病，但却无法得到有效的治疗。这将使患者承受很大的心理压力，生活于忧虑不安之中，影响身心健康。

（四）基因诊疗的伦理学原则

鉴于基因诊疗的利弊得失，许多国家十分重视对该项技术的伦理监控。国际医学界基本达成共识：一是此类研究只用于疾病的治疗，不能用于人种改良；二是基因改造仅限于体细胞而非生殖细胞；三是必须遵守下列伦理原则：

1. 知情同意原则

必须向受试者、患者及利益相关人员提供研究与应用性质、风险、效益的信息，征得研究和服务对象的自愿接受，充分尊重个人的自主权。

2. 无害原则

基因诊疗必须保证受试者、患者不受无谓的伤害，因基因治疗的风险性很大，不应作为治疗首选，而应在其他治疗方法均宣告失败后再行考虑。

3. 保密原则

基因信息属个人隐私，对于学校、工作单位、保险公司等未经本人同意，不可泄漏，以免引起基因歧视。

4. 尊重原则

如发现基因缺陷患者时，不能歧视他们，而应尊重他们、关心他们，并争取使他们得到早期预防和治疗，获得最大限度的康复。

三、人类基因组研究的伦理问题

（一）人类基因组研究进展

人类基因组研究是人类生命科学史上的伟大工程，可与人类登月的“阿波罗计划”和制造原子弹的“曼哈顿工程”相媲美，被誉为科学史上的3个里程碑。

人类基因组研究开始于1986年，首先由美国科学家提出。1990年，美国正式启动人类基因组计划，预计用15年时间完成人类基因组的全部测序。随后，欧盟及日本、中国等加入此项研究，从而使该计划成为全球性的合作项目。2000年6月20日，美国、英国、法国、德国、日本、中国六国政府和有关科学家分别以不同的方式宣布，人类基因组的工作草图提前绘制完毕，从而进入大规模测序和基因识别阶段。

人类基因组计划的工作草图是国际合作完成的，历尽10年艰辛，人类在认识自身的长征路上跨出历史性的一步——破译人体生命奥秘的“人类基因工作草图”面世。人类基因组是一个浩瀚的遗传信息库，它包含着30亿个核苷酸，如果把核苷酸的基因组一级结构印在书上，以每页1000个字，每本书1000页计，需要1000本书才能把它全部记录下来，人类基因组研究不仅将进一步提示人类遗传的本质，有利于疾病的诊断、治疗、预防水平和健康水平的提高，而且对发展制药，工农业生产和国防建设关系重大。有人预言：它将带来21世纪的医学革命，使医学成为“治本”的医学、预测性的医学，以及真正能够实现预防为主的医学。

（二）人类基因组研究面临的伦理问题

然而，人类基因组研究也面临一系列伦理问题的挑战，因此，研究计划一开始就设计了一个子项目，称为“人类基因组计划的伦理、法律和社会影响”，目的在于预测和估计基因组计划及其应用对个人和社会的后果。人类基因组计划带来的伦理问题有以下几方面：

1. 基因隐私权和人的社会权利问题

随着人类基因组密码的破译，每个人或家族的基因特征和基因缺陷将一目了然。这种基因信息被当事人或社会所了解，都可能产生某些副作用，如心理压力和基因歧视，因此有必要对基因检测实施的条件，如何保护个人基因隐私权不受侵犯做出道德乃至法律的规范。

2. 基因争夺和财富分配问题

人类基因只有一套，它们包含的基因是有限的，大致有5～10万个基因。因此，人类基因组是一种有限的、不可再生的资源。在基因组研究中，发达国家凭借雄厚的经济、科技实力抢夺第三世界发展中国家丰富的基因资源。例如，我国由于人口多、民族多、病种多、家庭体系多且相对封闭，于是成为发达国家基因研究抢占的市场，一些人采取不道德的手段，盗走我国一些宝贵的基因资源。虽然全世界科学组织都赞成人类基因组研究成果共享，但这些成果开发、应用的技术仍是一种专利，基因资源的流失，实际上就是国家财富的损失。因此，在基因研究中，一方面要顾及人类的共同财富，又必须兼顾知识产权。

3. 滥用基因治疗的问题

人类基因组研究的深入发展，将给基因诊断提供更多的探针，许多疑难杂症特别是基因突变引起的疾病将被揭秘，基因治疗、基因药物将更普遍有效地运用。但如果不加控制，滥用这些技术，那么同样会出现基因歧视、非理性的优生、基因商品化、基因变异、生态破坏等不良后果。

4. 制造基因武器的问题

无论从理论上、技术上和实际上说，针对一定民族基因多态性的特点，有可能制造专门灭绝该民族的基因武器。这个问题也令人不无忧虑。

面对人类基因组研究给全世界人们带来的共同的伦理问题，1997 年 11 月 11 日，联合国教科文组织第二十九届大会通过了《世界人类基因组与人权宣言》，宣言强调尊重人类遗传的多样化和每个人的尊严、权利；基因研究必须知情同意；“自然状态之人类基因组不应产生经济效益”；任何人都不应因其遗传特征而受到歧视；对个人的遗传信息予以保密；不允许克隆人；确保研究成果不用于非和平目的。2000 年，世界生命伦理学大会公布的《全球人权宣言》也指出：人类基因组是全人类的遗产，就其本身来说是不能专利的；克隆人应予禁止；生命科学及其技术应该服务于人类的福利、所有国家的可持续发展、世界和平以及自然界的保护和保持。

第三节　器官移植的道德问题

器官移植是近代医学最伟大的成果之一，它已经成为治疗某些脏器衰竭的主要手段。器官移植术是 20 世纪生物医学工程领域中具有划时代意义的技术，是人类改变传统的药物治疗方式，使衰竭器官恢复功能的一种医疗模式，它为医学领域带来了革命性的变化。它使过去必死无疑的某些病例有可能得以救治。我国也开展了国际上所有临床和实验性器官移植类型，并达到了世界先进水平。随着器官移植的不断发展，人们对这一医疗手段的认识正在突破传统伦理观念的禁锢。但还有许多伦理方面的问题亟待解决。

一、器官移植的发展和现状

（一）器官移植的含义

器官移植是 20 世纪医学领域的一项重大成就，它是指通过手术等方法替换某些个体体内已损伤的或衰竭的器官，根据移植器官的种类，器官移植可分为生物器官移植和人工器官移植。在生物器官移植中，根据供体和受体的生物遗传特点又可分为同种移植（包括同种自体移植和同种异体移植）和异种移植。

（二）器官移植的发展历史

20 世纪初，美籍法裔外科医生卡雷尔发展了血管吻合技术，这使器官移植在技术上成为可能。1954 年，美国人约瑟夫·默里首次施行同卵孪生子的肾移植术获得长期存活，法国的汉巴格尔为异卵双生子施行肾移植术也获得长期存活。1962 年，默里第一次行尸体肾同种异体移植术获得长期存活。这 3 种不同类型肾移植的成功是器官移植的 3 个重要里程碑，标志着现代器官移植时代的开始。至 20 世纪 90 年代初，同种器官移植已取得辉煌成就，异种器官移植也进入临床实验阶段。迄今，全世界至少有 40 余万人接受了肾移植，并以至少每年 2 万例的速度递增着，许多国家都把肾移植作为一种常规治疗终末期肾病的有效手段。到 20 世纪中期，我国已有近 100 个医疗单位开展了肾移植，全国肾移植例数超过2万人。肾移植后的存活时间和功能逐年有稳步提高，出现了大批的10～20年以上的功能良好、有正常生活和工作能力的长期存活群。

由于环孢素A和其他有效抗排异技术的应用，因而使心、肝、胰、小肠、肺等器官移植都取得了突破性进展。1971年，美国人托马斯（Thomas）等成功地进行了同种异体骨髓移植，此后骨髓移植就成为治疗急（慢）性白血病、重症再生障碍性贫血、急性放射病及重症联合免疫缺陷的有效疗法。现在，全世界的骨髓移植以每年不少于3000例次的速度在递增着。此外，不仅单个器官移植已成为常规医疗技术，而且多器官移植也在研究和应用之中。1981年，美国斯坦福移植中心成功地完成了首例心肺联合移植；1987年11月11日，美国3岁女童塔巴塔·斯福特在宾夕法尼亚州匹兹堡儿童医院接受了肝脏、胰脏、小肠、部分胃和结肠移植，手术长达11小时，术后该女童存活了194天，创下多器官移植存活最久的纪录。1993年9月16日，美国5岁女孩劳拉·戴维斯在长达15小时的手术中同时接受了6个移植器官，医生为她更换了胃、大肠、小肠、肝、胰、肾，手术进行得十分顺利。多器官联合移植标志着器官移植术正在向新的高峰攀登。

（三）我国器官移植取得的成就

由于我国器官移植工作者的努力，代之而起的是结合我国国情的新的器官移植。我国自20世纪60年代开展肾移植以来，先后相继开展了心、肝、胰、骨等18种人体器官移植。近年来，胎脑移植亦广泛开展。由于人脑对胎脑免疫排斥力弱，移植胎脑容易成活，容易建立神经联系，发挥功能，现已用于治疗帕金森病、脑发育不良、精神病、席汉综合征、垂体性侏儒症、尿崩症、糖尿病、脊髓损伤及痴呆等。

（四）器官移植面临的困难

尽管近30年来器官移植取得了长足进展，但各国的器官移植都面临一些阻碍其进一步发展的问题。

首先，器官移植受供体器官来源的极大限制。全世界每年实际需要肾移植者有近7万人，而只有2万名患者能获得供体肾。最近的预测表明：全世界每年约需供体器官100多万个。我国有许多需要接受肾移植的患者只是依靠血液透析和腹膜透析维持生命。某医院先后登记肾移植的患者18人，有14人因等不到供体肾而先后去世。我国现有200多万盲人等待角膜移植。供体器官来源不足的原因主要有以下3个方面：一是传统观念影响，在中国及其他一些亚洲国家，大多数人不愿在死后捐赠器官。二是死亡标准方面的阻力，一旦脑死亡标准得到确认，可供移植的器官数量和质量都将会大大改观。但事实上脑死亡观念与立法在各国都障碍重重，即使承认脑死可作为人体死亡的标准，但在脑死状态下捐献器官也存在着种种阻力。三是活体器官难以长期保存。

其次，器官移植在受体方面目前仍存在并发症多和免疫问题复杂两大难题。因此，人们自然想到人的器官的应用问题。医学技术对人工器官的研究开始于20世纪70年代，至80年代已取得很大进展。人造心脏、人工肾等已是人们熟知的人工器官，尤以后者的应用更为广泛，效果也十分可靠。它使许多患慢性肾炎晚期尿毒症的患者5年生存率提高到了80%。全世界有6万多人靠人工肾维持生存。其他人工器官还有人工心脏瓣膜、人工血管、人工关节、人工喉和假肢等。心脏病患者使用得最多的心脏起搏器也应视为人工器官。最新式的人工器官是取自婴儿的活细胞，用遗传学方法转变这些细胞并赋予其缺陷基因的正常复本，然后在培养基培养并与胶原混合，遂形成水母样的“人造器官”。

二、器官移植的道德问题

（一）供体选择的道德问题

供体可来源于同种、异种或人工器官，同种或异种供体可来源于活体、胎儿或尸体；异种供体很少采用，故这里不作讨论。

1. 活体供体

活体供体提供的器官，只能是成对器官之一（如肾、睾丸、骨髓等）。若从活体上摘取那些独一无二的器官（如心脏），即等于是杀一人而救一人，这显然是不道德的，也是违法的。活体供体一般只限于亲属。活体供体的优点，是摘取器官技术比较安全，手术可择期进行，长期效果亦好。美国有35%的肾移植取自亲属活体肾。但是，活体移植有很大的局限性。一是从活体身上摘取器官，供体要承担一定的风险。据前苏联报道，有28.2%的人在摘取一侧肾脏后出现了肾衰竭或其他并发症；二是活体献出器官以后并不能保证受体的生命质量和健康，器官移植仍有失败的可能；三是可供移植的活体器官的种类有限，供不应求问题很突出。在供体选择上，国外也有供体的商业化来源者，但供体的商业化来源是不人道的，社会应当予以限制。

2. 胎儿供体

胎儿供体是指利用不能成活或属淘汰的活胎或死胎儿作为器官供体。由于胎儿在生物学和来源方面有着活体、尸体无法相比的优势，这很快便形成了一种供体胎儿化的倾向。

目前，利用胎儿作为供体存在着比较复杂的道德争论。诸如：胎儿的生存权利问题、淘汰性胎儿的标准问题、胎儿死亡鉴定问题、淘汰或死亡胎处置权限问题，以及供体胎儿化与围生医学界的矛盾等方面的问题。问题的关键是，如何选择才是正确的和符合道德的。目前，在这方面世界各国尚无统一的立法或规定，在实践中应当遵循以下几项伦理原则：

一是确定胎儿供体必须由下述三方的同意和参与：胎儿父母或其他直系亲属、胎儿的医学监护方法人或司法代表、受体方代表。

二是淘汰胎儿的确定至少应当符合下列几个条件：低体重（体重小于1000克）或有其他生命质量极低指标者；有明确的严重遗传缺陷或严重畸形无法矫正和不能成活者；妊娠危及母亲安全或非婚关系妊娠的未成熟胎儿以及其他自愿终止妊娠者的未成熟胎儿等。

三是除人工引产或自然流产外，确定胎儿死亡需围生学责任人的参与。

四是商定的有关费用要合理，可参照器官移植的有关规定执行，应当抵制胎儿商品化行为。

五是胎儿是生命的准形式，用于供体的胎儿仍然应当受到尊重和妥善处置。

3. 尸体供体

尸体供体是目前移植器官的主要供体。尸体供体虽然不存在损害供体健康的问题，但同样也存在着复杂的道德问题。一是“全尸观”影响了移植器官的来源，愿意死后捐献遗体（或器官）的人和同意捐献亲人遗体的人还很少；二是关于脑死亡标准的问题尚未解决好，使医生无法确定摘取器官的最早时间，这给人们摘取器官带来困难。倘若为了摘取新鲜器官而忽视或过早停止对于患者的挽救，则违反了医学道德原则。

尸体供体器官的收集途径主要有两个：一是自愿捐献，生前本人同意捐献或死后亲属同意捐献均可；若本人生前自愿捐献者，死后其亲属不能取消。二是推定同意，即由政府授权给医务人员，允许他们在尸体上收集需要的器官；也可由法律推定，即在不存在来自死者或其家庭成员反对的情况下进行器官收集。

4. 人工器官

人工器官作为在解剖学和生理学上能够替代自然器官功能的人工装置，现在已经成为挽救晚期器官衰竭患者生命的重要手段之一。

人造器官虽然取得了很大进展，但同时也带来了许多法律争议和道德争论。首先，与器官移植一样，使用人工器官也会涉及患者的法律身份问题。当一个人除大脑、心脏仍是自己原来的之外，其他重要器官都是人工器官，那么这个人的身份是否应该还是原来人的身份呢？其次，当患者本身的心脏被摘除代之以人工心脏时，那么这个人是活人还是死人呢？这一问题答案至关重要，如果该患者被认定为活人，该人则应享有法律上自然人享有的一切权利并承担自然人的一切义务。第三，当患者因使用人工器官而身体受到伤害或者死亡，那么谁应承担民事责任呢？是移植人工器官的医生还是人工器官的制造者呢？在人工心脏使用中，有1%～4%的心脏瓣膜置换者发生心内膜炎，其中死亡率高达60%以上。人工肾脏、人工血管等人工器官也都会发生一些程度不同的对人体健康损害的情况。科学的发展是无止境的，生物技术的发展必然是生物技术与信息技术相结合，计算机最终也必将被植入人体，通过模拟人脑以提高和增强人脑的容量与思维。如人工脑研制成功并用于临床，便会带来更复杂的道德问题：装有人工脑的人究竟是自然人还是机器人？他们的情感存在吗？他们还能够承认法律、承认社会公德吗？他们违反法律和道德行为是该由他们负责还是由人工脑设计者负责呢？人工脑受体是否还是完整的社会人呢？等等。

（二）受体选择的道德标准

器官是稀有资源，即使是人工器官，其造价也是很昂贵的。要合理利用这些有限资源就需要严格掌握受体选择的道德标准。

1. 医学标准

医学标准是指根据患者的病情和当时的医疗技术水平筛选受体。医学标准主要从以下几个方面判断：

（1）器官移植的迫切性：即在若干等待器官移植的患者中选择需要最迫切者，这类患者在短期之内若不进行器官移植很可能就会死亡。

（2）器官移植的必要性：主要是看患者器官功能是否已经衰竭并确实无其他替代办法者。

（3）器官移植成功的可能性：这主要依据受体与供体器官的组织相容性最佳，器官移植成功的把握最大；受体的健康状况相对最好，指年纪轻、预期寿命长，各重要器官受损轻、可能恢复程度高，机体的心理状态和整体功能好、对移植手术的耐受和可能出现的术后并发症的恢复能力强等；具有移植成功的其他条件，是指除个人身体条件外，经济条件、医学技术条件均比较好。

2. 社会标准

社会标准是指根据患者的社会价值、应付能力等社会因素筛选器官移植的受体。主要因素有以下几点:

(1)患者对社会的价值:过去对社会的贡献或移植成功后对社会的贡献大者,尤其是具有特殊专长和才干者,可适当优先。

(2)患者在家庭的地位和作用:若是家庭的支柱、主要劳动力或者地位和作用显著、移植前后对家庭或社会负担最小者应当优先考虑。

(3)支付能力:器官移植的受体应具有一定的经济支付能力。

对于上述两种选择受体的标准,医学标准是首要的标准。这是因为医学标准从患者的需要和成功的可能性出发,可保证供体器官发挥最大的效用以真正体现对于生命的尊重。社会标准是对医学标准的补充,在稀有资源的分配上体现了前瞻性和后顾性原则的统一,体现了个人利益和社会利益的统一。

(三)器官移植行为的规范化

器官移植主要行为的实施者是医务人员,这就要求他们不仅应有高超的技术,还要有高尚的品质和良好的道德责任感。首先,医务人员对于供体和受体的健康和生命应当给予同样的照护、同样的尊重,即具有人道主义的负责精神;其次,医务人员应当遵守有关器官移植的法规和伦理规范;第三,医务人员要严格坚持知情同意、公正分配、自愿捐献等原则,抵制器官走私和器官移植中不规范的现象;第四,除道德允许获取的正当利益外,医务人员不得收受红包或参与不规范行为;第五,医务人员要严格器官移植的论证审批手续和规范化操作。

器官移植中提出的问题很复杂,目前,一方面要加强这方面的宣传教育,调动全社会力量共同参与破除封建道德观念和旧习俗的深刻变革,使广大人民群众科学地认识人的生命和价值,明确自己的权利与义务以及肩负的道德责任,支持器官移植的开展,自愿地、积极地表示身后捐献遗体和脏器;另一方面,要研究制定有关政策和法规,使器官移植得到法律的保护和制约。

目前在我国还没有实施脑死亡法,也没有颁发专门的器官捐献法律。器官移植供需间的巨大缺口不仅严重制约着我国器官移植事业的发展,使为数众多需器官移植的患者不能及时地重返健康,加重了社会和家庭的经济负担。为了有效解决我国人体器官极度缺乏的问题,帮助千千万万患者从死亡的威胁中解脱出来,在历次全国人民代表大会上,医务界代表裘法祖、王维忠、李绍珍、朱明德等多位著名专家学者曾多次呼吁国家尽早制定“国家器官捐赠法”。在 1999 年首届北京国际器官移植研讨会上,许多专家认为,在我国已具备条件的地区,应早日实施“脑死亡法”,使医务工作者的劳动得到社会舆论的支持和法律的保障,同时,扩大器官供体来源,提高供体质量,使我国的器官移植事业跨上一个新的台阶。

第四节　生育控制的道德问题

医学是以人和人的生命为研究对象，医学的目的不仅是为了维护和延长人的生命，而且还要努力提高生命的质量。因此，生命问题也是医学伦理学研究的重要问题。随着医学的发展进步，人类在生命科学领域里取得了前所未有的成就，不仅能够安全地中止妊娠，有效地阻止一个不想要的孩子出世，也能够根据需要在实验室里通过试管培养出一个想要的婴儿来。人类已经把生育这种带有自发性和偶然性的事件变成为可以随心所欲地加以控制和利用的必然过程。然而，围绕着生命问题的争论却越演越烈。不管在人工流产还是避孕或是优生学等问题上的争论都已经超出了医学的范围，反映出人类对自我存在的一种哲学思考。

一、生命的质量与价值

（一）生命的定义

什么是生命？这是医学与哲学中一个既古老又崭新的问题，也是一个众说纷纭而长期争论不休的问题。不同的学科都从不同的角度去研究生命问题，因此，关于生命的定义也就有多种。传统的生命观大多侧重于对自然生命的理解，如《新大英百科全书》给生命下的定义是“生命是能够完成吞咽、代谢、排泄、呼吸、运动、生长、繁殖、对外部刺激做出反应的一些功能。”我国的《辞海》将生命的定义为：“由高分子的核酸蛋白体和其他物质组成的生物体所具有的特有现象。”早在一百多年前，恩格斯曾经为生命下过一个经典的定义是“生命是蛋白体的存在方式，这种存在方式本质上就在于这些蛋白体的化学组成部分的不断的自我更新。”这个定义尽管受到了当时科学水平的限制，但至今还保持着它的科学价值。首先，它说明了生命的基础是物质的，它不仅反驳了生命问题上的神秘的生机论，而且批判了“自然发生论”。

传统的医学伦理学也倾向于生物学的意义上确认人的生命。现代医学伦理学对生命的新定义为：人的生命是自觉和理性的存在，是生物属性和社会属性的统一体。这一定义将人的生命与其他动植物生命相区别，突出了人的生命所特有的自觉意识和理性活动，同时又将人的生物学生命与人格生命相区别。

（二）生命价值

生命价值指的是人的生命价值。在英语里人有两种表示方法，一种是 human being，即指人的生物学生命，生物意义上的人；另一种是 person，它不但是生物学意义也是社会学意义上的人，即同时具有生物属性和社会属性的完整的人。我们在这里指的是 person，而非 human being，对人的生命有价值这一点，是没有异议的。但是，人的生命价值究竟有多大认识并不一致。人们常说，生命是无价之宝，以往在医学实践中也常常可以听到要“不惜一切代价去挽救一个人的生命。”但这句话的感情意义多于实际意义，实际上很少有可能不惜一切代价而不顾主客观条件，不顾社会、医疗资源是否允许，不顾患者生命质量如何去挽救一个人的生命。在许多情况下，还未付出一切代价，患者已经没有指望了。

人的生命价值如何来判断呢？换一句话来说，人的生命价值可不可以计算，如何来计算?经济学家试图用货币来评价人类生命的价值,尽管把钱和生命放在一起令人难以接受,但是,有时候却也是一种必要的计算方法。例如,保险事业中许多项目都与生命有关:飞机、火车的事故保险,人身安全和寿命保险,医疗保险等等都涉及金钱。为了确定一个社会把多少资源投放到治疗、公共卫生和公共安全上,也必须用金钱作为指标。也许可以根据一个人一生中生产出来的财富减去他一生中的消费来计算出一个人的价值,然而有许多因素也确实不能用金钱来衡量。

医学伦理学所讨论的生命价值,主要是为了解决医学所面临的许多伦理问题。比如一个胎儿的生命价值处于何等水平时,可以不使其生物学的生命发展为人的生命;又比如当一个人已经经历了知识死亡和社会死亡之后,不再去维持他的生物学生命在道德上能否被接受,也不得不与生命的价值联系起来。判断生命价值的高低主要有两个因素:一是生命本身的质量;二是某一生命对他人、对社会的意义。生命本身的质量(指一个人的智力和体力状态)决定了生命的内在价值,生命对他人和社会的意义决定了生命的外在价值。显然,在很多情况下不得不把生命的取舍与生命的价值联系起来。

当然,我们不能把生命价值强调到不适当的地步,不能绝对化。因为,一方面,并不是一切没有价值或者价值不大的生命都应该被否定;另一方面,对于生命价值的评价本身也是极其困难和复杂的,人们对此会有不同的观点和看法,由此产生不同的标准。而且,生命的价值并非一成不变,它会随着时间和条件的变化而变化,这种变化必然会影响到人们的认识和判断。因此,在进行关系到生命取舍问题的生命价值评判时,必须持慎之又慎的态度。

(三) 生命质量

生命质量是与生命价值既有联系又有区别的一个概念。我们指的生命质量主要是指人的自然素质,是指具不具备作为一个人的基本标准。生命质量是决定生命价值的内在要素,是生命价值的基础。如果严重的残废、畸形、智力低下者或白痴,他们的生命质量低下,因而其生命价值也较低。

1. 生命质量的标准

生命质量的标准可以从主要质量、根本质量和操作质量等 3 个方面来判定。

(1) 主要质量:主要质量指个体的身体或智力的状态,或称人性素质,是区别正常人和不够格人的标准。这一标准把无脑儿、白痴、先天愚型看做是非人素质,生命质量低到不应维持下去的程度。

(2) 根本质量:根本质量即生命的意义和目的及与其他人在社会和道德上的相互作用。有时可以用痛苦和意识丧失来衡量。一个晚期的肿瘤患者极度痛苦,他的生命质量和相应的价值就比较低,一个不可逆转昏迷的患者,生命的质量和价值相对也低。

(3) 操作质量:操作质量如智商,是用来测定智能方面的质量。诊断学标准,用来测定生理方面的质量。有人用智商来评价人性素质,把智商低于 40 以下者看做有严重问题的人,低于 20 者则不具备作为一个人的基本标准。

2. 生命质量的判定

一般说来有 3 种情况:①由主体自己判定,他在身体、生理和社会方面的情况如何。有一些决定,比如拒绝治疗、安乐死或自杀都与这种判定有关系。②由代理人来判定,这一般是孩子、重度智力低下者等的法定代表，由他们代替主体对无行为能力者的生命质量作出判定。③由第三方判定，主要指医生的判定，这种判定可影响主体，也可以影响无行为能力者的代表。

3. 提出生命质量的道德意义

提出生命质量的道德意义在于：①可以作为决定延长、维持、结束或缩短一个人或个体生命的依据（如流产、安乐死的决定是否适宜）；②可以决定用什么方法避免出现人的或准人的生命（如避孕、节育、绝育等）；③可以作为判断是否混淆了人的生命质量（如人工授精、无性生殖等）；④可以据此提出相应的社会政策（如人口政策、环境政策等）。

（四）医学实践中的生命质量观

医学的目的不仅在于维护和延长患者的生命，而且还要努力提高生命的质量。一味强调"活"而不考虑生命质量的治疗观点在道德上是不全面的。例如，将有限的医疗资源大量运用于严重先天畸形、生命质量十分低下的婴儿的抢救就不是明智的选择。同样，对一个严重的脑外伤患者，以切除大部分损伤脑组织来换取他的植物生存状态，不仅对患者本身并无太大意义，而且加重了家庭和社会负担。所以一个临床医生在考虑治疗方案时，除了首先要考虑保全患者生命的同时，还必须注意生命质量问题，并力争最好的生命质量。只有既能维护患者生命，同时又有益于提高患者生命质量的医疗方案才是最好的方案。

1. 生命质量的道德选择

维护患者生命与提高患者的生命质量，这两个方面有时并不一致，甚至可能是矛盾的。在产生矛盾的时候，就需要医生进行道德的选择。

在临床上，可以将患者的生命质量分为 3 个层次：第一层次是通过治疗后能达到患者生存的最起码要求，可称为最低质量；第二层次是通过治疗后患者能自己料理生活和从事轻微劳动，可称为基本质量；第三层次是通过治疗恢复到正常人的状态，称之为较高质量。在医疗实践中，我们的目标是争取在生命质量方面达到较高质量和基本质量，只有万不得已时才退而争取最低质量。

2. 选择的伦理原则

选择伦理的原则是：①当两者矛盾不可调和时、非此即彼时，首先满足生存需要；②在能保证生存的条件下，通过努力，有可能谋求较好的生命质量时，绝不放弃提高生命质量的努力，包括承担一定的风险；③虽有益于提高生命质量，但对于保持生命有严重威胁的措施应予停止。维护生命和提高生命质量应当是治疗决策中必须考虑的基本问题。

二、生育控制的伦理问题

（一）生育控制的含义

生育后代是生物的一种生理现象，是延续种群的需要，是任何生物正常的生命活动的组成部分。从这个意义上说，生育孩子当然是人类生活的一个重要环节。一个人在一生中是否生育，生几个孩子，每个孩子间隔几年生等又是由个人自主决定的，即它是个人不可剥夺的权利。但是数千年来，在人类社会中，孩子不仅仅被看成是传宗接代的源泉，而且是被看成个人对未来的选择，是个人的希望和幸福所在。尤其对生活在贫困之中的人更是这样,他们总希望未来会更美好些,孩子会比自己更幸运一些。于是多生孩子往往成了他们的一种选择,因为多一个孩子,就多一份劳动力,也就意味着多一份财产,自己就会多一份养老的依靠。在这种生育心理支配下,不少发展中国家和地区,人类自身的生产正陷入盲目状态。

（二）生育控制的意义

我们只有一个地球,而地球已经"人满为患"。如果说,过去对人类威胁最大的是疾病和战争,现在则已让位于"人口爆炸"。如果再不对人口生产加以控制,总会有一天,人类所创造的所有奇迹和财富将会被人类自己摧毁,世界重新归于混乱。人类的发生迄今已有几百万年的历史,据推测,史前的世界人口增长率极低,几乎近似于零。人口真正开始增长是在1750年的产业革命前后。世界人口在1650年时仅5亿,到1850年上升为10亿,翻番用了200年时间;但是到1930年上升为20亿,这次翻番前后用了80年时间;到1960年上升为30亿,到1976年增加到40亿,这次翻番才用了46年。到1987年,地球人口已达50亿,目前世界人口已超过60亿,到2025年时,将达到85亿。我国的人口,1949年时为4.5亿,到1954年,增加到6亿,1964年上升到7亿,到1968年,上升到8亿,1982年,上升到10亿,1990年为11.34亿,1996年为12.24亿,2004年底已达到13亿。

人口的飞速增长,有限的地球自然资源与改善人们生活的愿望,成为当今世界的一个重要矛盾。例如,我国以年平均增长1500万人口计算,一年中每人如果消耗200千克粮食,全国要多消耗30亿千克;每人消耗布匹2米,全国多消耗3000万米,占全国新增布的40%;每人占4平方米住宅,全国6000万平方米,等于全国新建住房面积的30%。据综合计算,每年新增人口将消耗掉20%左右的新增国民收入。由此看来,人口并非越多越好,必须有一个合理的限度。而限制人口的增长,唯一可行的办法就是控制生育。

在控制生育的问题上,历来就有两种尖锐对立的观点:一种是生命神圣论;另一种是生命质量论。

生命神圣论只强调生命数量,认为任何生命都是神圣不可侵犯的,它反对避孕、人工流产和绝育,反对优生学,强调只要是人,无论是正常婴儿还是严重缺陷的婴儿,甚至胚胎或受精卵,都是神圣的,都应该无条件活下去。

生命质量论则在承认生命神圣的同时,更加强调生命的质量,赞成为了提高生命质量而进行避孕、人工流产和绝育,并提倡优生学。

（三）生育控制的手段和方法

1. 避孕

避孕的方法和技术古已有之,最早可见于公元前1900至公元前1100年古埃及医学草纸上记载的避孕处方,表明在那个时代避孕在伦理学上已被接受,同时也反映他们对于生育机制已有了初步认识。

1564年,一位意大利解剖学家法洛比斯发明了用亚麻布做成的避孕套,但真正大规模实行避孕是在1956年避孕药发明之后,当时发现可服的可抑制排卵的药物——炔诺酮,避孕药物迅速流行,成为千百万妇女选用的避孕方法。

现在使用的避孕方法包括物理的、化学的和自然的3种。避孕虽然是古已有之的技术,但长期以来一直未广泛地使用。原因很多,其中最主要是经济方面的原因,人口问题末成为影响经济发展的因素时，社会没有节制人口的迫切需要；其次是宗教方面的原因，尤其是犹太一基督教关于婚姻和生育不可分的观点，使教会成为避孕的强大反对者；再就是世俗原因，由于以往避孕方法不安全而且无效，遭到医学界和其他人的反对。

（1）避孕能够被社会接受和使用的原因

1）经济原因促进人们的观念变革：资本主义社会创造了经济奇迹，其生产力发展超过以往时代的总和，18 世纪起，世界人口迅速增长。人口的增长一方面带来了大量劳动力，但另一方面也出现了失业、贫困和饥饿，引起人们的关注。马尔萨斯作为经济学家首先发现人口过度增长的危害，他在《人口论》一书中指出："在没有任何措施的条件下，人类社会人口以几何数列增长，而生活资料以算术数列增长，因此人口必定会发生过剩现象。"他提出了包括禁育、无力赡养子女的人不得结婚等"道德节育"的主张，尽管作为牧师，马尔萨斯反对避孕，但他的理论却影响并导致了避孕理论的产生。到 19 世纪末，多数人已经认识到避孕是避免过度生育引起不幸的解决办法。

2）妇女解放运动推动了避孕：资本主义工业化的结果，不但使大批农业劳动力流入城市，也使大批妇女加入到工人队伍中，从而改变了妇女的传统地位和生活方式，妇女不再作为丈夫的附庸和生育机器，而两性生理特点决定了妇女比男性更加关心避孕问题，因为这涉及她们的切身利益，过多的生育不仅影响她们的健康，也影响就业，因此迫切需要避孕。

3）找到了安全有效的避孕方法：在社会需要的推动下，19 世纪末到 20 世纪 30 年代，许多安全有效的避孕方法相继问世。1956 年，避孕药的发明，更使避孕安全可靠，并为人们所接受。

（2）避孕问题上的伦理争论

1）避孕是否会使人们放弃生育义务：避孕是把结婚与生育分离开来的第一步。而这种分离会不会使人们放弃生育的义务，最终导致家庭瓦解而影响社会的利益与人种的延续?应当承认这种潜在的可能性是存在的。西方社会中有一部分人，既想寻求性的快乐又不愿承担婚姻的义务和责任，于是他们宁肯独身或同居。据报道，有越来越多的受过良好教育的有事业心的妇女自愿选择不要孩子，这一现象引起一些社会学家的忧虑。如果妇女普遍放弃生育义务，那么人类社会面临的是一场毁灭性的灾难。不过问题也许不会那么严重，人们不会自动放弃生育。对避孕方法研究和避孕宣传，社会应加以控制和调节。例如在"人口爆炸"时，避孕药、工具可以大量生产，低价出售或无偿使用；当人口缺少时，则对避孕要加以限制。总之，在宏观上，人口控制应当与整个社会可持续发展相适应。

2）避孕会不会引起性关系混乱：避孕技术推广使用后会不会引起性关系的混乱呢?这种可能性也是存在的。避孕有助于减轻对性交后果担心的压力，从而改变了人们的性观念，使性关系远比过去自由，这是社会发展的一种必然趋势。但这会不会失控?在某些条件下是可能或必然发生的。例如，世界范围内婚前、婚外的性关系现在大量增多，人们对待非婚性关系的态度也比以往要宽容得多。然而我们不能怪罪于避孕，也不能因为害怕性关系混乱而反对避孕、关键在于加强教育，以道德和法律来约束和控制。

3）鼓励避孕会不会导致更多的人工流产：避孕失败就要做人工流产。有些调查表明：避孕与人工流产是正相关。但另一些资料却表明：禁止避孕会导致更多的人工流产。

尤其是现在，人们已普遍认为生育不是绝对义务，所以万一避孕失败就一定会求助于人工流产。把避孕说成导致人工流产增加是没有根据的。

2. 人工流产

流产一般是指在胎儿具有可活性之前，自发地或诱发地终止妊娠。流产分为两类，即自然流产和人工流产。自然流产属于人的意志所不能控制的事件，所以没有什么道德问题。人工流产根据其性质分为治疗性和非治疗性两种。在历史上，无论是医学实践还是从伦理原则考虑，母亲总比胎儿更重要，所以引产救母是个长期传统。治疗性流产是合法的，不存在法律和伦理上的问题。非治疗性的流产涉及一系列的法律和伦理问题。

(1) 人工流产的原因：人类为了控制自己的生育能力，曾使用过名目繁多的草药、按摩技术以及各种避孕用具，但是当今世界上使用最为普遍的节制生育的方法却是堕胎，即人工流产。人工流产的理由归纳起来有：如果让胎儿正常发育并且分娩，母亲的生命会受到威胁；如果妊娠继续，母亲的身心健康会受到严重损害；妊娠很可能或肯定产生一个有严重缺陷的婴儿；妊娠是强奸或乱伦的结果；母亲未婚先孕；已有儿女，再生一个孩子会使家庭经济负担不能承受；再增加一个孩子妨碍母亲、双亲或家庭的幸福；妇女或夫妇双方有很强的事业心，不愿意有孩子；由于人口爆炸，为控制生育，少要或不要孩子等等。

人们对人工流产的态度并不是一成不变。历史上，法律和习俗反对人工流产一般有3个原因：即保护母亲的生命；保护未出生的胎儿的生命；保护社会整体。随着医学技术的提高，现在第一点已不成为理由，因为此种手术很安全。古希腊古罗马时代总体上鼓励生育，只支持为提高人口素质而进行的流产，而事实上由社会上的接生婆所做的人工流产现象是较普遍的。

现代社会中，人工流产越来越多地被用于出自个人或社会动机的生育控制或计划生育，以及出于优生目的而避免异常婴儿出生，提高人口质量。这就与传统的伦理学观念发生了冲突，引起了一次最大的生命伦理学争论。争论的焦点在于：人工流产在伦理学上是否可以接受？与此有关的是胎儿的本体地位和道德地位是什么？

(2) 人工流产的伦理争论：在西方，人工流产之所以引起伦理争论，一个主要原因就是它与宗教的关系密切。西方国家在人工流产问题上有两派截然相反的观点相互对立：即保守派和自由派。以天主教会为代表的保守派对于人工流产持强硬的反对立场，它认为生命始于受孕，胎儿就是人，具有与成人一样的权利，所以，一切形式的人工流产都是不道德的，有罪的。1588年罗马天主教教皇西克斯图斯五世反对一切形式的人工流产，宣称它们都是有罪的。直到1965年，第二次梵蒂冈主教会议仍谴责人工流产是罪恶，要求对胎儿自受孕之日起给予最大的护理权利。自由派观点则相反，认为胎儿不是人，至多不过是母亲腹腔中的一块组织，甚至与阑尾差不多。因此，胎儿没有任何权利，人工流产在任何阶段，由于任何理由而进行，在伦理学上都是可以接受的。

两种观点对立的实质性问题是：胎儿究竟是不是人？如果认为胎儿是人，必须回答胎儿何时成为人的问题；如果认为胎儿不是人，就要回答胎儿是什么。

认为胎儿是人的主要依据个体生物学的标准，又根据时间的先后，分别将胎儿成为人的时间定于受精卵；合子植入子宫：脑电波出现；母亲感到胎动和胎儿在体外可存活等5个阶段。

认为胎儿不是人的主要依据承认授权标准为人格标准，因为从历史、民俗、宗教和哲学学说来看，胎儿往往并不被当成人来看待，甚至认为初生婴儿也不是人。例如，妊娠后父母如果不接受，可以流产，生下后也可以不喂养，所以不能算作生命开始；又如，西方社会没有接受洗礼的孩子，社会还没有接纳，也不能算作生命开始。

生物学标准说，胎儿是人，人格标准说，胎儿不是人，那么什么是人呢？

根据生物学标准，把受精卵、合子、胚胎和胎儿说成是人，实际上说的是人的生物学生命，即 human being。可以举例来说明：一个去大脑皮层的男子，借助于生命辅助装置，不但可以维持他的生命，甚至可以继续产生精子，它仍然具有人类的生物学生命。但是他没有意识，对外界的刺激没有反应，作为人类的人格生命，作为社会的人，他已经死了。作为人不仅要有生物学生命作为基础，而且要有人格生命，或称为社会的人，其本质特征是要有自我意识。而自我意识在孤立状态时不能产生，必须在与其他人的交往中，即在社会关系中才能产生。因此，可以把人定义为：在社会关系中扮演一定社会角色的自我意识的实体。正如马克思指出的那样："人的本质不是单个人所固有的抽象物，在其现实性上，它是一切社会关系的总和。"

回答了"人是什么"的问题，就可以回答"胎儿是什么"，胎儿不是人类的人格生命，它是具有人类生物学生命的特殊实体。

关于胎儿的道德地位问题主要是胎儿有没有生的权利，或者更确切地说出生的权利问题。出生权利问题与人工流产是否符合道德直接联系在一起。对这一问题的回答保守派与自由派又是针锋相对。

保守派认为：胎儿有绝对的生的权利。其论据是：杀死一个无辜的人是错误的，胎儿是无辜的人；杀死胎儿是不道德的。

上述观点其实又回到了胎儿的本体地位问题。胎儿并不是 person，所以不能称之为"无辜的人"。

自由派则相反：认为胎儿没有生的权利，因为它不是人。其论据是：以任何理由破坏一个不是人的实体总是允许的；胎儿不是人；以任何理由破坏胎儿总是允许的，这一观点同样失之偏颇。我们不能以任何理由去破坏一个不是人的实体。山脉、河流、植物、动物都不是人，难道我们可以以任何理由去破坏它们吗？

与上述两种绝对观点所不同的中间观点认为，胎儿虽然不是人，但毕竟与成人之间有连续性，在逐渐发育成为人。我们必须尊重胎儿，需要有合适的理由才能剥夺它出生的权利。如果对胎儿没有丝毫的尊重，借用一些微不足道的理由就破坏它，就会逐渐地侵蚀我们对人的态度，最后丧失对于人的尊重。这有点像多米诺骨牌，推倒一块牌会引起全倒的后果。但另一方面，胎儿的生的权利是有条件的权利，这个条件是指环境条件。如孕妇不愿怀第二、三个孩子，或人口爆炸迫切要求控制生育，或妊娠是强奸、乱伦等的后果，这时无论个人或者社会的环境都不接受该受精卵的发育，它就不具有生的权利。

由此可见，人工流产是否符合道德要看胎儿是否对母亲构成威胁之外也要看整个社会的利益，如果人口爆炸，已经大大影响到社会生产和人民生活时，放宽对人工流产的限制，使之作为避孕失败后的生育控制辅助措施是必要的。虽然会牺牲一些胎儿，但对留下的胎儿可以有更好的照料，并使他们有更好的前途。反之，如果在某些国家，人口出现负增长，劳动力严重短缺，人口异常老化时，这些国家就会鼓励生育，严禁非治疗性人工流产，人工流产就被视为不道德和非法。因此，社会总要对人工流产进行必要的控制。

在我国，虽然没有人工流产法，但是由于计划生育的目的在于控制人口数量，提高人口质量，进而提高人民生活水平和促进国家经济发展，它作为一项基本国策已得到广泛深入的宣传。因此，我国事实上相当于采取第三种模式。虽然在某些做法上可能有不足之处，但是比较符合国情的，而且为多数国家所认同。应当指出，各国关于人工流产的不同立法和政策不应成为彼此指质的理由，因为各国的出发点并不是进行人工流产道德判断的标准。现今只一味从胎儿出发指责人工流产已不现实，但只从社会经济利益出发而对人工流产不加任何限制，这对人类的情感又是一种伤害。尤其是大月份流产，胎儿已可成活，从生命神圣角度看，我们应审慎地对待类似大月份流产的医学伦理难题，不可一刀切。

（3）性别选择的道德：与人工流产有关的另一问题是性别选择，产前诊断技术的使用是引起这一问题的导火线。产前诊断的初衷是为了检查胎儿是否有遗传病，如果证实有遗传病，则往往采用选择流产的方式。虽然有人提出质疑，这种做法对有缺陷胎儿是否道德？权衡来看，让一个缺陷胎儿出生不仅给家庭带来痛苦及经济负担，而且对社会整体遗传素质的提高也没有好处，因此，这种流产还是应该做的。

产前诊断技术引发的伦理问题在发展中国家比较普遍。在我国，由于重男轻女的观念不是一朝一夕所能消除的，主要是农村的一些人希望生男孩，这将会给社会带来严重问题，如两性比例失衡，所以，政府应严格限制目的在于性别的产前诊断技术的使用。

3. 绝育

绝育一般是用手术剥夺人的生育能力，通过切断、结扎、电凝和环夹或用药等方法堵塞女子输卵管或男子输精管，阻断精子和卵子相遇，起到永久性避孕作用。在世界上很多被广泛施行的避孕方法中施行了绝育。

（1）绝育的目的：绝育的目的不外乎几种：一是治疗，患有某些疾病，如子宫肌瘤等，如果继续怀孕会给妇女和胎儿都带来致命的危险，通过绝育可保障母亲平安；二是避孕，或出于夫妇个人的考虑，或由于社会控制人口数量的需要，绝育可达到不再生育的目的；三是优生，如果夫妇一方或双方有严重遗传病，绝育可保证遗传病不再传递到下一代，也可改善人类基因库质量；四是惩罚，历史上有些民族对犯罪或反社会行为，尤其是强奸和其他性犯罪，用绝育作为惩罚手段，如中国古代刑法中就有宫刑。

（2）绝育的伦理原则：绝育有自愿的，即得到受绝育术者本人知情同意，也有非自愿的或义务的，即无需要得到本人同意的。例如有些国家的法律规定，智力严重低下的人必须接受绝育术。一般而言，无论是出于个人动机，还是出于社会动机，只要是合理的，如个人不愿意多育、为了事业不愿生育、为了疾病的治疗和预防、为了控制人口和提高人口质量等，这类绝育在伦理上是可以接受的。

那么，对严重遗传性疾病患者尤其是智力严重低下者的非自愿性绝育在伦理学上能不能得到辩护？这个问题可以从有利、尊重、公正和互助等原则组成的伦理框架来分析和评价。首先。从有利原则来看，对智力严重低下者施行绝育是否符合他们的最佳利益？可以给他们本人、他们的家庭以及社会带来哪些好处？我们知道，智力严重低下者生育有严重缺陷子女的比例很高，这些有严重缺陷的孩子势必给父母、家庭和社会带来沉重的负担。当然，这里不能仅仅从减轻家庭、社会负担来考虑这一问题，但也不能不考虑家庭、社会负担问题，尤其是这个负担严重影响到资源分配时，就不得不考虑当事人、家庭以及社会的利益。第二，从尊重原则来看，对智力严重低下者施行绝育是否侵犯了他们的生育权利？生育和结婚不同，生育会给他人和社会增加许多的负担，无限制地行使生育权利会带来严重消极后果，对社会不利，对生育者本人及孩子也不利。同时，生育权利的行使也带来相应的对子女的养育义务。智力严重低下者有性的生物学欲望，但他们缺乏对后代尽义务的意识和能力，这样，就会造成一些对他们自己、对他们孩子、对他们家庭都不幸的后果。因此，采用限制智力严重低下者生育权利的绝育是可以允许的。第三，从公正原则来看，对智力严重低下者施行绝育是否有利于对资源的公正分配？在一个智力低下者人数较多的地区，如某些“傻子村”，他们对生活费用、医药费用占的分量很大，肯定会影响这些地区的发展，造成对资源分配的不公，这也是导致这些地区贫困、落后的原因之一。贫困和落后反过来也影响了对智力低下者的支持和照顾。智力严重低下者对他们家庭的经济、资源的占有造成的问题和损害是众所周知的。第四，从互助原则来看，对智力严重低下者施行绝育是否有利于社会的团结互助？对智力严重低下者施行绝育，如果做得好，能解除他们因生育带来的种种不幸，也就保障了家庭和社会利益，有利于更公正地分配资源，当然也有利于社会的团结互助。所以，对智力严重低下者施行绝育在伦理学上是可以得到辩护的，但还要看这样做的后果和怎么做。

生育控制是人类对自身的生育从自然选择转向人工选择的开端，它不仅仅是一个单纯的技术问题。对一个家庭来讲，它有利于工作、学习和改善家庭生活，有利于对下一代的培养教育；对国家而言，它可以控制人口数量，提高人口素质。

三、优生的伦理问题

医学遗传学是遗传学与临床医学相互渗透而形成的一门学科。它以人体的疾病和异常性状为对象，研究疾病与遗传之间的关系，研究遗传病的遗传方式、病因、发病机制、诊断、治疗和预防措施。对遗传病的诊断、治疗和预防不仅涉及个别人体，而且关系到社会和人类前途。

（一）人类的遗传状况

提高人类的遗传素质，始终是现代优生学研究的目标之一。然而，大量的统计资料表明：人类遗传问题的严重性是触目惊心的。

目前，社会上有先天缺陷的人有逐年增加的趋势。大量的统计资料表明：随着医学的进步，原先严重威胁人类生命和健康的疾病，如烈性传染病已得到控制，发病率大大降低，而遗传病所占的比重却逐年上升。1956 年调查，人群中有先天缺陷的比例为 4%；1968/1969 年世界卫生组织报告为 6%；1977 年报告为 10.8%。据国家计划生育委员会 1983 年报告，我国由遗传因素引起的胎儿发育异常占全部胎儿发育异常的 20%～25%，新生儿中有 8.5%有出生缺陷，其中严重的出生缺陷为 2%～4%，估计每年有 100 万人左右的缺陷新生儿出生。1986 年 5 月，世界卫生组织和我国卫生部在南京举办的儿童智力障碍讲习班提供的资料表明：在我国 3 亿以上的儿童中，因遗传因素等原因造成的智力低下者占儿童总数的3%,约占全国人口数的1%,高达1000万人以上,等于上海市或澳大利亚全国的人口总数。

据上海残疾人抽样调查结果表明:在约6.6万智力残疾人中,因遗传性疾病致智力残疾的占智力残疾人总数15.7%,居遗传性疾病等19种致残病因中的首位。

我国近200万先天愚型患者,每人每年的养育、管理、医疗费用按5000元计算,一年要化去100亿元,消耗粮食3亿千克。

遗传疾病并不是今天才发现的,坏基因的携带者,历史各个阶段都有,为什么今天更加突出呢?因为,过去医学不发达,有缺陷的胎儿可能自然流产,即使生下来也会由于生存力低下而死亡。但今天他们却在先进的医疗技术保护下维持生命,甚至可以到婚育年龄,再生产有缺陷的后代。目前已发现的遗传病有3000多种,而在产前能作出诊断的仅几十种。如何避免遗传性疾病的发生,这不仅是医学部门的任务,而是每一个人都应承担的社会责任。

(二)优生的伦理问题

优生是医学为控制生命质量所提供的重要手段。所谓优生就是用人为的手段来保证出生的孩子具有良好的体质和优良素质,避免有缺陷的个体出生。

在人类历史上早就有着关于存优去劣的记载。在原始社会,原始人也懂得一些优生原理,例如他们有乱伦禁忌,禁止近亲婚配,避免生下不健康的孩子;如发现生下孩子畸形或残废的一律处死;斯巴达族人有个风俗,婴儿一出生,就用葡萄酒沐浴,如果婴儿安然无恙,表明体质强健,便将其留下;有的婴儿受不了这种“处理”,则表明是体弱,而予以处死淘汰;一些游牧民族将新生儿放在野外经受考验,有生存能力的再加以抚养,以此汰劣存优。这些都表明了古人根据生育的经验,初步认识到了人类遗传因素对生命质量的影响,提出了原始的优生主张,以求优化种系。当然,原始人所采取的这些优生措施并不是建立在科学的基础之上的,带有很大的盲目性。

优生学作为一门科学是在19世纪末由英国生物学家高尔顿(Galton)创立的。高尔顿首先给优生学下的定义是:“优生学是研究在社会的控制下,全面研究那些能够改善或削弱后代身体上和智力上某些种族素质的各种动因的科学。”简言之,优生学是一门研究怎样改善人类遗传素质的科学。在高尔顿的大力宣传下,优生学到20世纪初有了很大的发展,不少国家都相继成立了优生组织,制定了有关法规和条例。1931年,美国31个州通过了强制绝育措施,对象包括“身心有缺陷者”、“性反常者”、“瘾君子”、“酒鬼”等。1924年,通过了移民限制法,限制南欧、东欧人进入美国,理由是他们在生物学上是低等人。20世纪20年代在德国和美国的优生运动中,出现了种族主义。随着希特勒的上台,德国的优生运动与纳粹统治结合起来,导致了屠杀数百万无辜人民的种族灭绝行动,从而使优生学蒙受了巨大耻辱,严重损害了这门学科的声誉,使人们对优生运动和政策产生了怀疑和恐惧心理。

20世纪50年代,优生运动又重新兴起。新运动的领导人承认早期优生学家的生物学主张是荒谬的,排除了阶级和种族的偏见。现代的优生学与早期的优生学已有显著不同,它主要通过遗传咨询、产前诊断来防止有遗传缺陷的个体出生;通过“基因工程”消除遗传病或改善遗传质量。根据1960年美国科学家斯特恩的分类,优生学通常可以分为两类：一类是消极优生学，另一类是积极优生学。无论哪一类，在道德上都存在着争议。

1. 消极优生学

消极优生学又称为预防优生学，是设法降低或防止有身心残疾或严重智力低下的人出生的优生学。

消极优生学的主要内容是预防有严重遗传病和先天性疾病的个体出生。其重要措施之一，就是通过社会干预，用特殊手段对"无生育价值的父母"禁止生育。这些手段包括限制结婚、强制绝育等。所谓无生育价值的父母，主要包括5种人：有严重遗传疾病的人、严重精神分裂症患者、重度智力低下者、近亲婚配者、高龄父母。从现代医学和优生学的观点来看，对上述5种人实行消极优生学的措施是必要的。因为他们生产遗传缺陷后代的可能性比正常人群要高出许多倍，严重影响生命质量。

据甘肃省民政厅1987年统计，全省有26万个先天性精神发育不全者，原因包括遗传因素、近亲结婚和地方病。其中智商(IQ)低于49的成人4万个，他们有性冲动，却没有关于性行为的结果、婚姻、养育孩子等起码的意识和行为能力。为此，甘肃省人民代表大会经充分讨论，于1988年11月通过了关于禁止严重精神发育不全者生殖的法律，规定IQ低于49者不得生育，必须先行绝育手术后才可于结婚登记。这是消极优生学运用的一个典型事例。反对该项立法的人攻击这项法律是20世纪初西方优生法的翻版，从20世纪20～50年代，美国有成千上万的人以优生的理由被强迫做了绝育手术。而后来调查表明：精神发育不全者与遗传因素的关系并非确定，施行该法律能否保证降低新一代精神发育不全者的出生率是可疑的。

的确，精神发育不全可由多种因素引起，遗传因素只是其中之一。这一点使得无法保证施行绝育手术能够完全阻止新一代精神发育不全者的出现。但是，承认这一点并不能否定消极优生学措施的合理性。这里除了医学方面的理由，人们还必须考虑更多的方面。例如在伦理方面，我们要考虑两个原则：一是利益原则，精神发育不全者，自己生活都需依靠别人照顾，如果有了孩子，便会使他们陷入更加悲惨的境地，所以对他们实施绝育术，符合患者和其家庭的最大利益；二是公正原则，没有理由使有限资源长期、超额地使用于这些痴呆者身上，影响其他人的利益。这里还要仔细区分个人基本生理需要的权利与社会利益相关的生育权利之间的区别，消极优生学所关注的是生命质量，为此要剥夺影响生命质量的"无生育价值的父母"的生育权利，但并不剥夺他们的性权利，只要绝育之后，他们仍可以结婚，过正常的性生活。

应该看到，消极优生学的措施应是一项科学的工作，哪些人不宜结婚、应禁止婚配，哪些人需要避孕、人工流产或绝育，都需要有一个科学的依据，必须制定出科学合理并且能被人们所接受的措施和标准。

2. 积极优生学

积极优生学又称为促进优生学，是设法增加体力和智力更佳者的出生率或改良人种的优生率。

积极优生学的内容是促进人体素质和智力优秀的个体繁衍，目的在于改善和提高出生素质，即扩展人口中优质个体数量的比例。现代生殖技术的研究和运用，如人工授精、试管婴儿、无性繁殖等工程都可以作为积极优生学的手段。但是，伦理学上也存在很大的争议。

什么是优秀个体?标准是什么?目前还未达到统一认识。有两种对立的观点:

一是遗传决定论:强调遗传因素。有人举出音乐、美术等领域中有许多世家,这是天才遗传的结果。有人认为:“一两遗传胜过一吨教育”。这是遗传决定论的极端。

二是环境决定论:强调环境影响。俄国生理学家谢切诺夫指出:“在绝大多数情况下,人类精神上的特性,广义说来有99.9%是由于教育形成的。”这是环境决定论的极端。

事实上,人的一种特殊素质的获得,往往与遗传和环境都有密切的联系。人的有些表现和性格可以遗传,如身材、体型、外貌等自然素质已被证明是遗传的结果,但是人的才能、经验、品德、行为倾向等多数不能通过遗传获得,而与社会环境及个人努力程度等有很大关系,是学习和教育的结果。

积极优生学另一项内容是注意孕期保健,提高产科技术。据统计,遗传性疾病中有70%~90%与环境因素有关系,在先天性缺陷的病因中,单纯遗传因素引起只占10%~20%;单纯环境因素引起的占10%以下,遗传和环境因素共同作用后超过70%。所以,在重视遗传因素的同时,也不可忽视环境因素的作用。除了做好围生期保健和提高产科技术外,还应注意胎教和婴儿早期智力开发,以作为积极优生学的一种补充。

第五节　安乐死的道德问题

死亡是个体生命的永远终止,也是一切生命不可抗拒的自然规律,每一个人都无法回避。在人类文明漫长的发展史中,人类对死亡的观念在不断地发展演变着。从最初盲目畏惧死亡发展到消极平静地接受死亡,最后发展到积极主动地规范死亡。人类对死亡这一自然法则的心理轨迹,反映了人类对生命价值的升华和对生命保护力度的加强。近代医学科学的迅猛发展,导致人类死亡的疾病谱发生了根本的变化,肿瘤、心脑血管病等慢性病已取代烈性传染病,成为主要死亡原因。这些疾病使死亡过程明显延长,特别是癌症晚期患者临终前十分痛苦,渴望以愉快的方式尽快结束生命,于是人们开始关注死亡的方式——安乐死问题。

一、死亡的概念

从原始社会一直到20世纪50年代初,在人们的观念中,所谓生命结束就是心脏停止跳动,呼吸终止。1951年,美国布莱克(Black)法律字典定义死亡为:生命之终结,人之不存;即在医生确定血液循环全部停止以及由此导致的呼吸、脉搏等动物生命活动终止之时。我国的《辞海》,也把心跳、呼吸的停止作为死亡的重要标准。然而,现代医学发展中大量的科研和临床实践的资料表明:人死固然是人的某些死亡的一种标志,但在许多情况下,心脏突然停止跳动时,人的大脑、肾脏、肝脏并没有死亡。脑细胞的死亡是在心跳停止搏动后十多分钟至几十分钟以后才开始,而这时的肝、肾、肌肉、皮肤等组织和器官还没有死亡。可见,人体是一个多层次的生命物质系统,死亡是分层次进行的。

同时,医学技术的迅猛发展使传统的死亡标准受到了冲击,从20世纪50年代以来,人体器官移植技术和人工器官替代技术,把许多已经判断为死亡的患者从死神手里夺了回来。1967年第一例心脏移植手术取得成功。一个衰亡的心脏可以替换上另一个强壮健康的心脏,这就意味着心死可以不等于人死。心脏死亡已不再构成对人整体死亡的威胁,心脏的可置换性使心死即等于人死失去了作为死亡标准的权威性。

二、脑死亡的标准

鉴于上述情况,以及医学发展本身的需要,医学专家提出了新的死亡标准,这就是脑死亡标准。所谓脑死亡,即全脑死亡。为大脑、中脑、小脑和脑干的不可逆的死亡(坏死)。也就是某种病理原因引起脑组织缺氧、缺血或坏死,致使脑组织功能和呼吸中枢功能达到了不可逆转的消失阶段,最终必然导致的病理死亡。

1968年,美国哈佛医学院发表报告,把死亡定义为不可逆的昏迷或"脑死",并且提出了4条判别标准:①不可逆的深度昏迷。患者完全丧失了对外部刺激和内部需要的所有感受能力,以及由此而引起的反应功能均全部消失。②自发呼吸停止。人工通气停止3分钟(或15分钟)仍无自动呼吸恢复的迹象,即为不可逆的呼吸停止。③脑干反射消失。瞳孔对光反射、角膜反射、眼运动反射(眼球一前庭、眼球一头部运动等)均消失,以及吞咽、喷嚏、发音、软腭反射等由脑干支配的反射一律消失。④脑电波(BEG)消失等。

凡符合以上标准,并在24小时或72小时内反复多次检查,结果无变化,即可宣告其死亡。但有两个例外,体温过低(低于32.2℃),或刚服用过巴比妥类药物等中枢神经系统抑制药的病例。把脑死亡作为整体死亡的开始标志,因为它有两个特征:①脑死亡的确定决定了机体各种器官在不久的将来很快出现死亡,这种变化是不可逆的;②脑死亡后即使心跳仍在继续,但是这个人的意志、信念、态度、素质、知识等则完全消失,那么这个人也就不复存在了。

美国哈佛医学院提出的脑死亡标准目前在英、美等国已被医学界多数人士所接受,然而人们围绕这个标准的讨论还在继续中。在各国专家相继发表的文献中又提出了30余种关于脑死亡的诊断标准。

虽然提出了许多标准,但是,目前世界上许多国家还是采用了哈佛医学院提出的标准。综合各国的临床实践,可将脑死亡的诊断标准归纳为以下5条:①深度昏迷;②脑反射消失;③无自主呼吸;④脑电图检查呈大脑电沉默:⑤脑循环停止。

死亡标准是临床诊断的重要依据,它决定患者的生死存亡和医生对医疗行为的选择。传统的死亡标准着重于人的生物性,认为人的生命无论在生物学上还是在社会上,都须在没有意义时,医生方可停止对他的医疗活动,否则就是大逆不道。然而,如植物人等那些没有意义的生命作为社会的人已消失,其生命质量已丧失,延长他们的死亡过程,就是延长他们的痛苦,同时也给患者家属带来极大的精神和经济负担,给社会带来不必要的负担。脑死亡标准弥补了上述的缺陷,它着重于人的社会性,主张生命质量论。认为意识和自我意识是人的本质特征,一旦脑死亡,作为有意识、有道德、有法律地位的人已不复存在,符合脑死亡标准的人是没有生命质量的人,是不值得保持的生命,从而可以免去许多毫无价值的临床救护,节约卫生资源,减轻家庭、社会的沉重压力。

脑死亡标准的提出是死亡问题上的一次观念的转换,脑死亡标准在我国要被医务界、国民广泛接受将是一个漫长的过程。在我国,制定符合我国国情的脑死亡标准,尚存在一些问题和困难。实施脑死亡标准远远超出医学的范围,它涉及社会各个有关领域,如伦理学、法学、社会学等,因此需要进行深入的研究。

三、安乐死的道德问题

面对一个已无可救药、活着意味着极大痛苦的患者,是不惜代价地维持他的生命呢?还是让他少受折磨,痛快地死去?怎样对待临终患者?这些问题不仅是重要的医学问题,而且也是重要的伦理学问题。分析、评价死亡的伦理问题,是现代医学伦理学的重要课题之一。

(一)安乐死的定义

"安乐死"一词源自希腊文(euthanasia),意译为"快乐的死亡"或"无痛苦的幸福的死亡"。有时也译为"无痛苦致死术"。现通常指那些患有不治之症,非常痛苦,要求安适地迅速死去的患者,用药物或其他方式实现其希望的一种临终处置。

对于安乐死的概念,学术界一般有广义和狭义两种理解。广义的安乐死,是指一切因为"健康"原因(包括老弱病残)而致死,任其死亡或自杀。这是比较古老的粗陋的观点,它曾经导致人类的自相残杀、人生的自我毁灭及法西斯分子对无辜的生命的疯狂虐杀,给人道主义事业带来严重损害。如第二次世界大战期间,希特勒于1938年拟定了所谓的强迫"安乐死纲领",使20多万人死于纳粹帝国的"安乐死中心",其中大多是犹太人。这实际是以"安乐死"之名,行种族灭绝之实。这种惨无人道的行径,导致全世界正义力量的一致谴责,也使安乐死蒙受了一次不光彩的声誉。现代意义上的狭义的安乐死,医学伦理学对其下的定义是:"对患有不治之症的患者,在危重濒临死亡状态时,由于精神和躯体处于极端痛苦之中,在患者和家属的强烈要求下,经医生鉴定和有关部门认可,用人工干预的方法,使患者在无痛苦状态度过死亡阶段而终结生命的全过程。"这个安乐死的概念,实质是指死亡过程中的一种良好的状态,以及达到这种状态的方法。是对良好的死亡方式的选择,其目的是在于通过人为的调控,达到舒适、安适、尊重死亡的状态,避免死亡过程中肉体和精神的痛苦折磨。

(二)安乐死的对象

哪些人应当包括在实施安乐死的对象范围之内,这在安乐死的讨论中是一个十分敏感而又是相当棘手的问题。一般认为,这些对象大致可以归纳为以下几类:晚期恶性肿瘤失去治愈机会者;重要生命脏器严重衰竭并且不可逆转者;因各种疾病或伤残致使大脑功能丧失的"植物人"(脑死患者);有严重缺陷的新生儿;患有严重精神病症,本人已无正常感觉、知觉、认知等,经长期治疗已无恢复正常的可能者;先天性智力丧失、无独立生活能力,并无恢复正常的可能者。此外,还有人将老年痴呆患者和高龄的重病和重伤残者也列为安乐死的对象。

对上述每一类对象是否应该或可以实施安乐死,人们有着不同的看法,对第1、第2类的病患者实施安乐死似乎较容易被人们接受,后几类对象的争议相对来说就较多,如有人认为,安乐死对象不包括脑死患者,因为脑死患者已经死亡。又有人认为,有严重缺陷的新生儿不应包括在安乐死对象的范围内。

确定安乐死的对象,实际上存在一定的困难。如怎样理解不治之症?从医学发展史上看，真正的“不治之症”是不存在的，一切暂时的“不治之症”都可以转化为可治之症，而这种转化往往是通过不断延长患者的存活期来逐步实现的。如果人为地把这些绝症者确定为安乐死的对象，是否会妨碍医学的进步，是否违背医德原则？

（三）安乐死的形式

从医疗手段来区分，安乐死可分为主动安乐死和被动安乐死两种形式。主动安乐死，即采用药物加速患者死亡，亦称积极安乐死。在主动安乐死中，又分为有意与无意两种安乐死，这种区分有时称为“直接安乐死”与“间接安乐死”。前者指安乐死的本意是要患者死亡，后者的本意是要解除患者痛苦，患者死亡则是解除痛苦的附带效应。有人认为，如果安乐死是有意要患者死亡则是不道德的。如果本意不是要患者死亡，则是道德的。被动安乐死，即对患者停止一切治疗与抢救，任凭其自然死亡，亦称消极安乐死。在被动安乐死中，又分为通常与非通常两种。通常是指医生必须采取的，非通常是指医生可以选择采取的。这是因为，当医生给患者治疗时，他有道德上和法律上的义务，对患者采取适宜的医疗护理措施，患者也有相应的权利得到这些。但是，医生并没有义务要给某一特定患者提供这个机会可得到的一切医疗手段，尤其是当这些医疗手段对患者无益、无用、有害、不方便和负担不起时。为此，人们试图把通常的措施与非通常的措施区别开来。

绝大多数人认为被动安乐死在道德上是可以接受的，反对主动安乐死。但是，有的学者赞同主动安乐死。他们认为，患者决定加速解决自己的死亡，同时不遭受任何损害，在这种情况下，医生和社会允许他们安乐死，在这方面应当给予帮助，尊重他们的自由选定，因为自由具有最高的价值性。

从患者的角度来区分，安乐死又有自愿与非自愿的区别。自愿安乐死是指患者本人要求安乐死，或者有过这种愿望，或对安乐死表示过同意。非自愿安乐死是指那些无行为能力的患者，如对婴儿、脑死患者、昏迷不醒患者、精神患者、智力严重低下者实行安乐死。因为他们无法表示自己的要求、愿望或同意与否。安乐死的形式如图 4–1 所示：

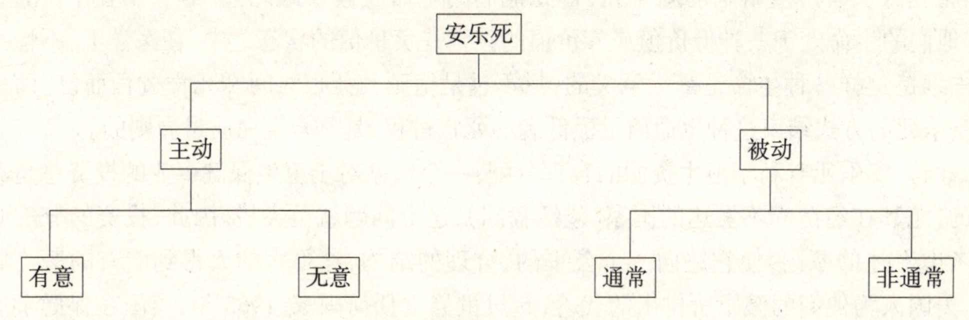

图 4–1　安乐死的形式

（四）安乐死的伦理争论

从医疗技术的角度来看，临床实施安乐死并不复杂，但由于安乐死涉及生物学、医学、法学、社会学、伦理学等诸多方面，又与现行的道德标准、社会习俗冲突太大，因而，引起的争论旷日持久，并且十分激烈。赞成的与反对的都有自己的伦理依据，各执一词，针锋相对。

1. 赞成安乐死的观点

赞成安乐死的以患者自主原则、生命价值原则和社会公益原则为伦理依据，认为安乐死是人类文明的表现，是符合道德的。其道德意义是：

（1）安乐死符合患者自身利益：目前在世界范围内较广泛讨论的安乐死对象主要集中于脑死者、终末期患者和有严重缺陷的新生儿三类。脑死者是指符合一些业已提出的脑死亡标准的患者。也就是说，安乐死的对象仅局限于脑死亡或不可逆昏迷的患者或死亡已不可避免的患者。对于脑死者来说，作为一个人，只是一种生物学的存在，而作为一个有人格的人，已经不复存在。他们没有自我意识，也没有个性、生命的质量、自我责任心等这些人所应该具有的主要特点。在这种状态下，进一步的复苏和支持只是维持一个活的机体，而不是维持一个完整意义上的人。对这些人来说，延长他们的生命实际上是延长他们的痛苦，同时也给他们的亲属带来精神上的痛苦和经济上的压力，因此，安乐死既是他们的迫切要求，也符合他们的切身利益。

（2）安乐死尊重了患者死亡方式的选择：每个人都有生存的权力，而人的人生权力本身就包含着对死亡选择的权力，当生命的最后阶段——死亡来临之际，人人都有权去选择"体面舒适的死亡方式"，以求善终。所以那些无法医治，终日遭受难以忍受的痛苦折磨的濒死患者，在不违背自身利益，同时也不对家属、他人和社会可能造成危害和损失前提下，可以决定选择人为医学措施安乐地结束死亡过程。对患者这种清醒的自主的"舒适死亡"选择，社会应该保护，医务人员和家属应该给予同情和支持。安乐死实际上是对人的死亡方式选择权的尊重。

（3）安乐死体现了生命价值原则：人的生命价值表现在两个方面，即生命的内在价值和外在价值。内在价值取决于生命的质量，外在价值取决于一个人对社会和他人的贡献。内在价值是外在价值的基础。只有当内在价值与外在价值有机地统一于生命体时，该生命才是有意义、有价值的。而那些身患绝症，濒临死亡的患者，处于永久性不可逆昏迷的"植物人"，有严重缺陷的新生儿，首先他们的生命质量很低，更谈不上社会存在的意义。他们的生命处于一种低价值或零价值的甚至是负价值的状态之中。在医学上，不惜一切去维持这样一种生命是毫无意义的，只不过是拖延其死亡时间和死亡过程而已。而采取安乐死的方式结束这种生命质量极低者的死亡过程，是符合生命质量原则的。

（4）安乐死有利于卫生资源的合理分配：一个国家对于卫生保健事业的投资总是有限的，尤其在经济尚不发达的国家（包括我国），这个问题就更尖锐。因此，投资的分配必须考虑上述的原则，使它趋向一个公平的、合理的结构，让更多的人得到应有的医疗服务。美国人为他们的健康所付出的代价，超过世界上任何国家。1985 年，美国在保健事业上支出的费用超过 3600 亿美元，或者说，一天要花费近 10 亿美元。特别是垂死的患者，由于支持措施的复杂性，要消耗很大数量的投资。在 1978 年，美国政府的老年人健康保险预算有 26 亿美元，其中 1/3 以上都花在当年死去的老年人身上，但这部分人只占保险人数的 6%。换句话说，花在死人身上的钱比花在活人身上的钱高 6 倍。据美国一家保险公司调查，癌症患者在生命的最后 6 个月之中，医疗费用增长得最快。又如一个肺气肿患者，在最后一年的医疗费用超过 20 万美元，而其中的 6 万美元就花在临终前的 34 天中。这里就提出一个尖锐的伦理问题，为了多活上这么几个月，是否值得国家付出几十亿美元来推迟这个不可避免的死亡呢?

特别在我国,人口众多,卫生保健事业的投资更为有限。医务人员、医疗设施以及药源医源都不充裕,在此情况下更应该注意医药资源的合理分配。如果把这些用于维持无意义生命的费用,用于其他有康复希望的患者身上,从整个社会利益来说,不是更合情合理吗?不是更符合人道主义精神吗?安乐死可使社会将有限资源合理使用于急需之处,这是符合社会公益原则的,无疑有利于社会的稳定和发展。

总之,安乐死在伦理学上是能够得到证明的,至少在下列原则上可得到证明:①有利原则,即安乐死有利于患者的最佳利益;②自主原则,即尊重临终患者选择死亡方式的权利;③公正原则,即把不足的资源过多用于这类患者而使其他人得不到应有的治疗,是不公正的。

2. 反对安乐死的观点

尽管现在已有越来越多的人赞同和支持安乐死,但反对安乐死的人大有人在。反对者的道德依据来自传统的生命神圣论、患者利益原则和义务论。其主要观点是:

(1) 安乐死有悖传统医德:救死扶伤是医生的职责,传统医德要求医务人员在任何时候都要尽最大努力去解决患者疾苦,促进和恢复患者的健康,不得做任何损害患者健康和生命的事情。而赐人以死亡是与医生的职责不相容的。医务人员对患者施以致死术,实际上是变相杀人、慈善杀人,因此安乐死是违背医德的,是不人道的。

(2) 安乐死践踏了人的权力:人的生命是神圣的,任何人包括权利人自己都不可能任意处理,只要有生命现象,就有被救活的可能,医学的发展会治愈一些"顽症"、"绝症"。从医学发展的历史看,没有永远根治不了的疾病,医学科学研究的目的就在于揭示疾病的奥秘并逐步攻克之。现在的不治之症可能成为将来的可治之症。认为不可救活就不去救治,这等于剥夺了患者的生命权。

(3) 安乐死有碍于医学科学的发展:医学总是在医疗实践中不断探索、不断总结、不断提高的。今天认为是不治之症的,明天就可能变成了可治之症。可治之症是在不治之症的治疗实践中产生的,如果实施安乐死,就会妨碍医务人员对绝症、顽症患者的医务和研究,阻碍医学科学的进步。

(4) 安乐死会引发一些社会问题:安乐死在实际操作中的负面作用是难以避免的,尽管安乐死是有严格规定,但还是可能会给一些心术不正之徒拒绝赡养义务或谋取遗产继承打开方便之门,从而造成严重的社会危害;也可能会给重男轻女的家长带来借口,随意处置有"缺陷"的女婴,从而造成社会上男女比例的严重失调。因此,实施安乐死,在目前法制不健全、道德不完善的情况下,会引发一些社会问题,给社会造成危害。

虽然反对安乐死的人提出的种种反对理由有其一定的合理性,但这些理由在社会、伦理、医学等方面难以得到进一步的辩护。近20年来,随着对安乐死伦理争论的日益广泛和深入,已有越来越多的人认识到安乐死作为人类自身文明的一个环节,是社会进步的标志。

(五) 安乐死的前景分析

毕竟安乐死是涉及终止一个人生命的问题,是件十分严肃的事情。虽然已有越来越多的人赞同和支持安乐死,临床上无论是国内还是国外,实际上也在静悄悄地实施安乐死(主要是被动安乐死),但要广泛而公开地实施安乐死(尤其是主动安乐死)还有许多障碍,其中最为关键的是立法问题。世界各国呼吁为安乐死立法已有许多年,直到2001年4月10日荷兰才通过"安乐死法案",成为世界上第一个安乐死合法的国家。而其他国家,如英国、美国、法国、瑞典、日本等一些国家虽然也有安乐死的法规,但大都属于被动安乐死法规,对主动安乐死仍然严格禁止或限制。

在我国,主动安乐死则明确视为不合法,若有告发,即根据刑法第132条"故意杀人罪"处置,只是在量刑上比故意杀人罪从轻。如"汉中事件"中对患者实施安乐死的医生,当时就是以故意杀人罪被收容审查的。此案经过6年的审理,最后才宣告无罪。

面对这样一种现实,不少公众强烈呼吁要尽快为安乐死立法。这已是势在必行,刻不容缓的事了。第八届全国人民代表大会上有医学界代表提出建立安乐死协议案,得到了许多代表的拥护。

当然,为安乐死立法并不是一蹴而就的事,也不可能一步到位。目前,我国有关安乐死的立法问题还在探索阶段。2001年1月,香港特别行政区医务委员会做出一项决定,从2月开始,允许医生对无法挽回意识,纯粹依赖医疗仪器维持生理功能的患者停止治疗,即被动安乐死。但规定,这样做必须有足够的理由,要在医生、患者家属和医院院长的一致同意下,方可实施。虽然这个决定还不是一个正式的法规,但毕竟是我国在安乐死问题上一个积极举措。

鉴于我国的文化背景,还有不少人受传统观念的影响,对安乐死持消极抵制态度,立法不可操之过急。

首先,要结合我国国情,充分估计到传统观念与旧的习惯势力对人们的影响。要利用一切必要的与可能的宣传渠道,引导越来越多的人科学地、理智地、现实地、从容地认识死亡,理解安乐死是对生命的尊重。破除旧观念,树立新观念,营造一个实施安乐死所需的社会文化氛围。

第二,提倡"生前遗嘱"。生前遗嘱是一个人在头脑清醒,理智健全时用书面形式表达的关于临终医护的愿望。许多国家都接受了这种做法,如1993年12月21日,美国第一夫人希拉里宣布她和克林顿总统公开签署《安乐死遗嘱》,宣誓在夫妇双方受到永久性致命伤或疾病时,应该中止人工维生系统,接受死亡。我国也可提倡这种生前遗嘱的做法。

第三,可以采取分层次、多方面、缓推进的方式,先从人们比较容易接受的方面入手,如香港那样,由一个比较权威的政府组织出面,先为人们目前已经能够接受的被动安乐死做决定,等到一定时机再逐步立法。然后再慢慢地从被动安乐死过渡到主动安乐死。这样循序渐进、稳步前行,最终使安乐死合法化。在立法时机未来到之前,也可选择一些条件好、设备全的综合性医院,成立"安乐死鉴定委员会"或"伦理学委员会",对安乐死实施进行鉴定,监督并指令执行。同时开展咨询,以帮助患者及家属做出最佳选择。

总之,人类是无法避开安乐死这个问题的,它是社会文明进步的必然产物。尽管现在世界上还有不少国家对安乐死问题争论不休,但相信不久的将来,安乐死会在世界范围内为社会和大众所接受,并且具有合法地位。

四、临终关怀的医德要求

（一）临终关怀的含义

临终关怀是指由社会各层面(护士、医生、社会工作者、宗教人士、志愿人员以及政府和慈善团体人士等)组成的机构,为癌症等晚期患者及其家属所提供的生理、心理和社会的全面支持与照护。它不以延长临终者生存时间为重,而以提高患者临终阶段的生命质量为宗旨。

临终关怀与安乐死不同,前者不采取任何方法(包括药物),促使患者摆脱病痛的折磨而“愉快地”死去。然而,两者也有相同之处,即尽量减轻患者痛苦,让其庄严地死去。

临终关怀主要从生理学、心理学和生命伦理学等角度对患者及其家属进行照护。生理学角度的临终关怀,包括了解和协助患者解决各种生理需要、控制疼痛等症状,尽最大可能使患者处于舒适状态,如使用麻醉性止痛剂和采取松弛、娱乐等非药物方法控制疼痛及营养保证、排泄控制、缓解呼吸困难、皮肤护理等其他满足患者生理需要的照护措施,心理学角度的临终关怀,包括了解和理解患者及家属的心理需要并予以心理支持,用各种切实有效的办法。使患者正视现实、摆脱恐惧。生命伦理学角度的临终关怀,则偏重于指导医护人员及临终患者个人认识生命价值及其弥留之际生存的社会意义,使患者至死保持人的尊严。对家属的照护为临终关怀的重要组成部分,包括给予安抚鼓励,指导参与患者护理、协助解决社会经济等方面的难题。

（二）临终关怀的现实意义

临终关怀作为一门以临终患者的生理、心理特征和临终照护的实践规律为研究对象的新兴交叉学科和一种社会医疗卫生保健服务项目,近二三十年在世界范围内有了长足的发展。在西方,古代的临终关怀可以追溯到中世纪的西欧修道院为重病濒死的朝圣者、旅游者提供的照护。现代的临终关怀运动则始于 1967 年桑德斯博士在英国创办的圣克里斯多福临终关怀医院。1988 年 10 月, 在天津建立了我国大陆第一所临终关怀研究机构——“天津医学院临终关怀研究中心”和第一家临终关怀医院——“上海南汇护理医院”建成之后,京、津、沪、宁等城市又相继建立了许多所临终关怀医院。临终关怀服务在我国的台湾省和香港地区也已有较快发展。我国已跃身于世界临终关怀研究与实践的行列。

临终关怀的兴起,反映了现代医学模式转变及医疗卫生事业多层次、多渠道发展及全社会参与的趋势,也反映了人类物质文明与精神文明的巨大进步,具有深刻的社会现实意义。

首先,临终关怀符合国情,是客观现实的需要。临终关怀在我国具有特别重要的意义。我国现代社会生活模式的一个重要特点就是“四二一”的家庭越来越多。即四位老人、父母双亲和一个孩子。由于社会竞争激烈,生活节奏加快,家庭职能缩小,临终患者单靠家庭照顾有许多困难。无论是精力上,还是经济上的负担,家庭都难承受。而临终关怀服务则可为其排忧解难,能妥善地为其解决就医难、住院难、家庭照护难、救治措施选择难等问题。所以,临终关怀符合我国国情,也是客观现实的需要。

其次,临终关怀是人道主义的集中体现,临终患者往往身受疾病痛苦的折磨,内心又怀着对死亡的无限恐惧,在度日如年的煎熬中慢慢走向死亡。而临终关怀以对临终患者的完善照顾，最大限度地提高了他们的生命质量，使他们减轻痛苦，感受温暖，获得精神上的满足，尊严、舒适、无悔地离开人世。这正是医学人道主义的集中体现。

第三，临终关怀也是人类社会文明进步的一种标志，一方面临终关怀把医务工作者、红十字会、工会及民政部门等社会工作联系起来共同为临终患者及家属提供全方位的服务。这种立体化、社会化的服务正是社会进步的表现；另一方面，临终关怀不但为临终患者提供医疗照顾，而且还给予临终患者以心理支持，用各种切实有效的办法帮助患者正视现实，摆脱恐惧，坦然地接受死亡，使他们至死保持人的尊严，这是社会文明进步的一种标志。

（三）临终关怀的内容与特征

临终关怀主要是从生理学、心理学和生命伦理学等角度对患者及其家属进行照护。其主要内容有：

通过适当的医护，减轻患者因晚期病症所引起的痛苦和不适，使患者处于较为安适的状态。如使用麻醉性止痛剂和采用松弛娱乐等非药物方法控制疼痛，缓解呼吸困难。对长期睡床的患者进行皮肤护理、排泄控制以及营养保证等。

为临终患者提供精神支持，使其充实地度过人生的最后旅程，坦然地接受死亡现实。临终关怀特别注重对临终患者的心理护理。通过了解患者及家属的心理需要并给予心理支持，帮助患者摆脱恐惧，淡化自己的临终患者角色，振奋精神，坦然而充实地走完人生的最后旅程。

为临终患者家属提供多方面的帮助，并协助处理死者的善后。对临终患者家属的照护是临终关怀的重要内容，在患者临终阶段给家属的安抚鼓励，指导参与患者的护理，协助解决家庭、社会及经济方面的难题，并在患者去世后做好积极的居丧照护。

临终关怀的内容决定其特征：其一，临终关怀重在采取关心照料，控制症状，减轻病痛的医疗模式，尽量避免已无实效的抢救治疗；其二，临终关怀注重患者的整体护理，最大限度地满足生理、心理、社会等方面的合理需要；其三，临终关怀要求医护人员具有良好的道德素质，以人道主义的高质量的服务给死者和生者以慰藉。

（四）临终关怀的医德要求

1. 精心实施躯体护理，尽量满足临终患者的生理需求

临终患者尤其是晚期癌症患者的躯体症状中，最折磨人的是痛苦，往往达到难以忍受的地步，生活上也完全依赖于他人。因此，医护人员应把医疗从“治愈患者”转向对患者的援助和照料上。首先，要想方设法帮助患者解除疼痛造成的痛苦，控制疼痛要做到及时和有效。一般的疼痛可采取按摩、针灸、分散注意力等办法；对剧烈疼痛，要给以足够有效的止痛药，不能限制使用。其次，临终患者常会出现呼吸困难、呕吐、便秘、皮肤感染等症状，医护人员应注意观察，及时采取措施，解除或减轻其症状给患者带来的痛苦。其三，在饮食起居方面，医护人员应积极地为患者提供良好的服务，满足他们的生理需要。如临终患者需要舒适环境与床位，医护人员就应为他们提供空气新鲜、光线明亮，温度适宜、环境安静的房间，为患者勤翻身、擦洗、更换衣服床褥、保持患者的清洁、干燥、松软和舒适。患者需要保持与他人，尤其是亲人朋友的联系，医护人员就应允许他们同自己的亲属在一起，不限制其亲友的探视时间。临终患者很少有食欲，为他们提供营养高，易消化的饮食。

2. 耐心做好心理护理,尽量减轻患者的精神痛苦

对临终患者来说,不仅要承受肉体的痛苦,而且还要承受着极大的精神痛苦。死亡的恐惧、人世的牵挂、亲人的哀伤以及其他现实矛盾往往给患者带来巨大的心理压力。他们在心理上的需求往往超过对药物的需求。有资料表明:约65%的临终患者有被遗弃感和失落感。因此,在这生与死的过渡阶段,医务人员应以极大的同情心和责任感从各个方面给予关怀、安慰和支持。

(1) 循循诱导,帮助患者坦然面对死亡:医护人员要根据患者心理发展的不同阶段,以及患者的年龄、文化层次、社会地位、经济状况和家庭背景,开展不同的心理疏导工作,帮助患者和家属逐渐认识死亡,并能坦然地面对死亡。

(2) 理解宽容,善待患者的感情宣泄:当临终患者迫切希望向亲人、知己和医务人员倾诉自己对未完成事业的遗憾、痛苦、忧虑及某些事情的"负罪感"时,医务人员应主动接近他们,创造更多的机会和良好的条件让患者倾吐心声,并对他们表示理解;当临终患者因死亡恐惧或疼痛折磨而情绪反常,言词过火时,医护人员应宽容谅解,并给以安抚劝慰。总之,对患者用各种方式表达的感情宣泄,医护人员应表现出体谅理解,宽容大度的态度给以安抚劝慰。

(3) 勤于交流,减轻患者的心理压力:临终患者在悲哀的时候最怕冷遇。医护人员应经常能够坐在患者身边,在患者身边,与患者进行各种交流。在交谈时,不能漫不经心或例行公事的应付,而应全神贯注地用友善关注的目光注视患者,用亲切温和的语言与患者谈话,让患者在和谐融洽的气氛中、友好的交谈中,忘却死亡。对不能谈话的患者则通过握手、抚摸头部、轻拍双肩等非语言交流技艺来表达对患者的同情、安慰和支持,使患者在心理上摆脱孤独感,增加安全感。

(4) 善解人意,满足患者的各种心愿:对临终患者来说,在最后的日子里能满足他们的心愿是非常重要的,为了让临终患者"死而无憾",医护人员应协助家庭、单位和社会尽量满足他们的最后心愿,使他们能安然地无牵无挂、无怨无悔地离开人世。

3. 认真做好家属工作,尽量减少家属的负担和悲痛

1972年召开的"国际养护院指导会议"的口号是"为濒死患者和家属着想,护理工作的对象必须包括患者及家属"。这表明临终关怀的对象不仅是濒死患者,也包括其家属。医护人员应协调好与家属的关系,在患者病危期间就要将患者和他的家属视为一体,尽可能取得家属对临终关怀的配合支持。在患者临终之际及时通知家属与其作最后诀别,避免留下遗憾;患者死亡后,认真做好尸体料理工作,使遗容安详,衣冠整洁,给家属心灵慰藉。居丧期是丧亲者最忧虑、最悲痛的时刻,多数丧亲者在此时难以调节心理上的平衡,他们思绪紊乱,情绪低落,思路不清,尤其是子女少的家属很少有充分的精力和时间去考虑处理死者的后事。所以临终关怀人员应主动协助家属处理死者善后事,以减轻家属的负担。

第六节 人体实验的道德问题

人体实验是医学科研中经常遇到的一个重要问题,其特殊的道德价值涉及医患双方

以及与社会、传统观念等方面的关系。尊重人体实验的道德原则，处理好人体实验中的道德问题，对于促进医学科研发展，造福人类具有重要的意义。

一、人体实验的含义和类型

（一）人体实验的含义

人体实验是以人体作为受试对象，采用实验手段有控制地对人体观察和研究的行为过程。人体实验是医学科研在基础理论研究和动物实验之后，常规临床应用之前的一个重要的中间环节，是医学科研工作中的一个重要阶段。

（二）人体实验的类型

人体实验大体有以下 5 种类型：

1. 天然实验

所谓天然实验，是指人体实验的整个设计、手段、过程和后果等，都不是出自试验者的意愿，也不受试验者的控制和干预的实验过程。如战争、瘟疫、饥荒、地震、水火灾害、恶变气候、放射性物质，以及水质、食物结构等天灾人祸对人体造成的种种伤害，可视为天然实验。试验者利用这种时机，将上述因素对人体的影响进行观察和调查研究。因为其发生、发展和后果都不以研究者的意志为转移，故称为自然实验，准确地说应当称为“天然后果总结实验”。

2. 自我实验

自我实验是指实验者自身为了获得某种科学数据或者寻找某种切实可行的治疗方法，由于责任心和事业心的驱使而在自己身上做的某种实验。例如，德国医学家福斯曼1929 年（时年 25 岁）率先将一根 2/3 米长的导管通过肘静脉插入右心房，开创了介入疗法的新途径。在这类实验中，体现了医学献身的崇高道德精神。

3. 自愿实验

自愿实验是指受试者在一定的社会目的和经济目的支配下自愿参加的人体实验。

一般对实验的目的、过程、手段和后果等有较充分的了解和估计。自体实验是属于自愿的人体实验，试验者又是受试者，是利他思想和献身精神的体现。以患者或健康人为受试对象，则存在各种不同的情况。如果患者有作出自我选择的地位和能力，真正了解实验的目的、手段和可能带来的好处，能理性地决定自愿受试，是属于自愿的人体实验。

4. 强迫实验

这类人体实验属于非人道的实验。通常是指在武力或政治压力下违背受试者的意愿而进行的人体实验。这种人体实验侵犯人身自由，违背了受试者的利益，属触犯法律行为。如日本关东军 731 部队在我国东北所做的惨无人道的人体实验，实乃道德沦丧、十恶不赦。

5. 欺骗实验

欺骗实验是指为了达到某种目的、利用患者求生欲望而编造假话诱骗受试者进行的人体实验。这类实验不仅不道德，也常常触犯法律。

二、人体实验与医学科学

医学科学的发展和进步离不开人体实验。可以说，人体实验是医学的起点，是医学研究成果从动物实验到临床应用的中介，是现代生物医学研究的中心支柱。

医学的起点，从医学发展的历史考证，医学的起点不是巫术，因为医学的萌芽在巫术之前。生产劳动对于人的智力发展和文化科学的产生发展等，有着直接的关系，但疾病的发生和治疗又往往不是在生产劳动的时候。疾病发生后，由于生存和医治的需要，开始是由生存的本能而做各种各样的尝试，尔后逐渐掌握怎样才能对治病有利，或是什么东西能治病。中国古时的“神农氏尝百草”可以说是最早的人体实验。我国针灸学之祖皇甫谧(公元215～282年)，通过自身实验体会，并综合前人的经验，撰写了我国第一部针灸专著《针灸甲乙经》十二卷。明代著名医药学家李时珍(公元1518～1593年)踏遍祖国的山山水水，收集大量资料，多次品尝各种药物，并集前人之成果撰写了东方医学巨典《本草纲目》。西方的医学发展，如古罗马医生盖伦在解剖学和实验生理学方面的成就；英国的哈维关于血液循环的发现；法国生理学家贝尔纳在实验生理学方面的重要贡献；英国医生琴纳(Jenner)用接种牛痘预防天花。美国医生拉泽尔用自己的生命证明蚊子是传染黄热病的元凶等，古今中外数不尽数的事例，都说明医学科学的成就是与人体实验不可分割的。

医学上(包括基础医学和应用医学)任何一项新成就，包括新技术和新药物等，不论通过体外试验和动物实验创立了多少假说，也不管在动物身上重复了多少次试验，在应用到临床之前，都必须经过人体实验。只有在人体实验中证明其对人的疾病诊治真正有效，而且伤害小，利大于弊，才能在临床上推广应用，否则，就容易对人的身心健康造成危害。

三、人体实验的道德评价

人体实验历来是医学道德关注的焦点，因为人体实验的特殊对象是人，实验总是存在着一定的风险，且在历史上人体实验曾被滥用，使人的生命价值和尊严遭到践踏。

在我国古代，由于受“身体发肤，受之父母，不敢毁伤，孝之始也”等儒家伦理思想的影响，连解剖尸体都是大逆不道，更何况是人体实验。因此，对人体实验是否定的。但在医疗实践中，不少医生从治病救人出发，曾作过不少自体实验，对于医药发展起到了重要作用。而其他类型的人体实验却很少记载。在国外，古代反对者居多数，直到文艺复兴时期，实验医学的发展势不可挡，17世纪哈维关于血液循环的发现和人体对比实验的成功，19世纪哈雷注射蓖麻油的自体实验报告的发表等，引起了英国、法国、德国等西欧国家的反对，掀起了一个“抗暴运动”。随后，席卷到北欧和美洲各国，甚至有些科学家、思想家、文学家，如鲍普、J·爱迪生、S·约翰逊、F·马根迪等也起来反对。英国作家肖伯纳不仅反对人体实验，还反对动物实验。但哈维、詹纳、贝尔纳、巴斯德等许多著名科学家都证明，对比的动物实验是生物科学的最基本方法。因此，在英国、美国等国家相继成立了“医学研究进展学会”、“保卫医学研究会”等组织，与限制动物实验者针锋相对。第二次世界大战期间，德国、日本法西斯用战俘、平民强迫进行惨无人道的实验，使几百万人无辜地死去，败坏了科学的人体实验的名声。《纽伦堡法典》关于人体实验的十点声明发表后，一些国家先后颁布了有关人体实验的原则和指导方法。1964年，第18届世界医学大会通过了《赫尔辛基宣言》，1975年世界医学大会第29届会议又作了修改，它是当今医学人体实验规范性的代表性文件。

我国在20世纪60～70年代期间，对人体实验进行了“彻底批判”，从而全盘否定经过长期实践而积累的制度、要求，结果是大部分未经实验验证的治疗方法，在国内大面积地开展。例如，在陕西等地，对克山病、大骨节病和地方性甲状腺肿病进行的“卤碱疗法”；在各大城市进行的“鸡血疗法”、“冷水疗法”；对老年慢性支气管炎进行的大剂量“洋金花注射治疗”等所谓新疗法，在既无人体实验又没有动物实验的情况下普遍推广。事实证明，上述这些疗法不但没有得到肯定的疗效，而且有的还给人民群众的身体健康造成了损害。

人体实验的道德价值主要是通过人体实验的两重性表现来评价：

（一）主动和被动的矛盾

试验者清楚实验的目的、途径与方法，并在一定程度上估计到实验过程中可能遇到的问题，同时制定各种安全措施，力争达到顶期效果，因而处于主动地位。受试者因医治疾病的需要，尽管志愿受试，但多数并不真正了解实验的目的、要求与方法，通常带有盲目性和依赖性，对受试过程中发生的问题，更是无能为力，因而处于被动地位。当然也有些受试者清楚实验的目的、方法与要求，能够主动配合，具有主动性。有些则因一定的社会地位或经济利益驱使，也志愿受试，形式上主动，内涵是被动。至于被迫的人体实验，其权利和人格都受到侵犯，更处于被动地位。这种主动和被动的交叉与矛盾，存在着不同的道德价值，必然引起不同的道德评价。如试验者为了某种个人目的，在向受试者或其亲属介绍情况时，对实验中可能发生的问题加以夸大或缩小，尽管受试者志愿受试，但还是存在着道德上的问题。至于强迫实验，不管实验结果有多大医学价值，都是不道德的。

（二）利与弊的矛盾

许多人体实验，尽管目的是为了提高诊疗水平，医治疾病，但实验本身往往利中有弊、弊中有利，处于利与弊的矛盾状态之中。如肝穿刺对排除肝癌、正确诊断肝病有很高价值，但对肝癌患者不利。又如器官移植，为了克服对异体器官的免疫排斥，需要使用大量免疫抑制剂，这样便解除了其对肿瘤的免疫力，从而增加了催患肿瘤的可能性，利中隐藏着弊。许多新疗法和新药的试用，都存在利与弊的矛盾。医学道德要求对患者无伤，因此，人体实验中要很好地权衡利与弊，尽可能兴利除弊。

（三）科学利益与受试者利益的矛盾

从科学价值上说，人体实验不管是成功或失败，都具有科学价值。成功，可以总结经验，进行推广应用。失败，也可以总结教训，为科学的探索积累经验。成功的人体实验有利与弊的矛盾，但总是对受试者有利，表现为科学利益与受试者利益的一致性。而失败的人体实验，则损害受试者利益，与维护受试者利益发生矛盾。试验者应坚持受试者利益第一的原则，实验前应精密设计，充分估计可能出现的情况，并有相应的安全措施，不能只顾科学利益，忽视受试者利益，力求避免损伤受试者。然而人体个体差异大，有些部位（如颅内、心脏等）变化莫测，再好的医生也难避免意外。因此，不能因为某些意外而谴责试验者的道德动机。

（四）医学伦理与社会伦理的矛盾

从根本意义上讲，这两者是一致的。但因社会伦理通常受传统习俗的思想观念影响和制约，因而两者又是矛盾的。如尸体解剖、人工授精、体外授精、性生理病理等人体实验，从医学伦理上说是道德的，但与传统的人体不得毁伤、性观念等相矛盾，在不同历史时期又受到社会舆论的谴责，因而阻碍这类试验的开展。解决这一矛盾，只有加强人体实验科学性的宣传教育，以促进旧的思想观念的转变，而不能忽视当时社会人们思想水平的可接受性，硬性地开展某些试验。当然，也不能等待，应从科学和人们的切身利益出发，以开拓进取的精神恰当地处理好这一矛盾。

以上人体实验的两重性集中表现为利与害的矛盾。从人体实验的得失代价看，有得大于失、得小于失、得失不明3种情况。

一是得大于失：自然实验对试验者来说是有得无失的。在核泄漏发生区，考察放射线对人伤害的负荷量；在肝癌高发区进行调查，发现霉变粮食中黄曲霉素与肝癌发病有关；在食管癌高发区调查，发现食管癌与咸菜中的亚硝酸胺含量有关等。这些尽管患病者付出了代价，但不是试验者的责任，不存在道德问题。有充分科学依据、有反复的动物实验基础且证明其利大于弊的自愿的人体实验，属于得大于失的人体实验，其道德价值应予肯定，应该提倡。

二是得小于失：为了军事、政治或其他个人目的而进行的强迫或欺骗性的人体实验，不论其结果有多大科学价值，都是得不偿失和得小于失的。没有充分的科学依据和动物实验基础，给受试者带来痛苦和伤害的人体实验，也是得小于失。不道德的人体实验，应予禁止。

三是得失不明：许多自体实验，出于治病救人探索医药科学新成就，事前难以估计得失结果，冒着生命危险进行实验，这是道德高尚的表现。古今中外，许多自体实验都说明这一点。临床上一些治疗性实验和实验性治疗，也难以预计得失结果，也属于得失不明的实验。所谓治疗性实验，是指病因不明、各种手段用尽而采取的手术或药物对症治疗。如外科、妇产科的剖腹探查；克山病在病因不明的情况下，根据可能是因饮食中缺硒的假说，通过服用硒酸钠预防克山病而得到确认等。所谓实验性治疗，是指一切已知有效的治疗手段用尽，为了治病救人而进行的一些探索性治疗。如巴比妥中毒的患者，已经停止呼吸，洗胃已经无用，又用尽了相应的对抗措施，医生根据人工肾可以排毒的推理，用肾透析进行抢救，使已经停止呼吸54小时的患者得救。这些实验都建立在科学假说和推理的基础上，即使效果不佳或受试者遭到不幸，也不能以效果去逆推动机，在道德上都是应当允许的。

人体实验是以人为受试对象，而人的生命是最宝贵的，其道德实质是以维护人的健康权益和生命安全为前提，尊重人的权利和人格，对受试者无伤，坚持利大于弊。

四、人体实验的伦理原则

（一）医学目的的原则

医学目的是人体实验的基本原则。《赫尔辛基宣言》中指出："以人作为受实验者的生物医学研究的目的，必须是旨在用以增进诊断、治疗和预防等方面的措施，以及为了针对疾病的病因学及发生机制的了解，医学工作者进行人体实验的目的只能是为了提高诊疗水平，发展医学科学，维护和增进人的身心健康。任何背离这一目的的人体实验，都是不道德的。人体实验必须有体外实验和动物实验的可靠依据，实验方法和技术操作必须符合科学原理，任何违反科学原理的所谓医学目的的人体实验都是不道德的。某些江湖医生，以发掘"秘方"和"新疗法"为名，随意拿患者做试验。无数事实说明，当人体实验的广度和实验者知识的深度及道德水平成反比时，就会给受试者造成损害，甚至丧生。因此，医学目的的人体实验,必须有科学鉴定和评价的基础,必须精心设计实验程序、方法、步骤,而且要符合科学原理的要求,并应经过有关专家论证、审查和领导部门批准后才能进行。否则,也是违背医学道德原则要求的。

（二）知情同意的原则

《纽伦堡法典》中指出:"受试者的自愿同意绝对必要。"一般说来,人体实验应该取得受试者或其家属的知情同意,不允许背着受试者或其家属进行有益或无益于受试者本身的人体实验。实验前,试验者应该尽可能详细地向受试者报告情况,包括实验目的、方法、预期效果、潜在危险和应急措施等,让受试者或其家属"知情"。同时,要尊重受试者的意愿,包括同意后又撤销原来的承诺,甚至反复多次变更,医务人员不能因此而影响对他们的正常治疗。之所以强调知情同意,是因为:

1. 人的基本权益和尊严不得侵犯

伦理学的利他原则要求社会成员有勇于牺牲个人利益、造福于他人、造福于社会的精神，但不等于无视个人的基本权益和尊严。每个人都有权决定自己是否同意受试。同意,以知情为前提,以自主为条件。只有当受试者或家属处于自由选择的地位,能自主地作出决定时,才能体现受试者的"合法权利",受试者(或家属)的同意才能被认可。只有受试者或家属有决定是否受试的知识和能力,受试者的同意,才是理性的决定,才具有真实性。因此,任何隐瞒事实真相,采取欺骗、诱惑或强迫的手段而取得的"同意",都是违背知情同意原则、侵犯人的基本权益和尊严的。

2. 知情同意有利于建立平等合作的医患关系

从临床认识论上说,受试者不只是实验的对象,而且是有独立意识(意识不清、儿童、精神病患者除外)、独特价值和尊严的人,不仅是客体,而且是主体。受试者最清楚实验过程中的感受和实验前后的变化,再好的仪器也难以测定受试者的全部变化和感受,只有在受试者处于主体地位时,才能发挥其主观能动性,主动配合考察实验过程中的变化和效果。知情同意,体现了实验者和受试者同是主体地位,有利于建立平等合作的医患关系,有利于实验达到预期目的。

国外有人将知情同意的作用归纳为:提倡人身自由;鼓励理性的决定;避免欺骗和强迫;减少医生和研究人员及其单位的民事或刑事责任。

（三）维护受试者利益的原则

人体实验必须以维护受试者利益为前提,这是人体实验的又一基本原则。其内容包括:①实验前应充分估计实验中可能遇到的困难和问题以及预期效果,其效果对实验者的重要性一定要始终大于科学研究和对人类社会方面的影响，否则就不能进行实验,不能只顾医学的利益而不顾受试者的根本利益。②在实验过程中必须采取充分的安全措施,以保证受试者在身体上、精神上受到的不良影响减少到最低限度。一旦出现严重危害受试者利益的意外或风险时,无论实验价值多么重要,都应该立即中止实验。③实验必须在具有相当学术水平和经验的医学研究人员亲自负责指导下,并在有丰富临床经验的医生监督下进行。

根据不同的受试对象,试验者应遵循不同的要求:

1. 以患者为受试者

患者在常规治疗疗效不明显的情况下，为了活命或早日康复，常常愿意付出一定的代价接受治疗性实验。但不考虑疾病和治疗，对实验的利弊也难以权衡，带有一定的盲目性，对试验者具有较大的依赖性。因此，不能因为患者自愿而忽略维护其利益，而应以对患者利益高度负责的精神来确定其是否进行实验。此外，以患者为受试对象的人体实验，只能限于患者所患疾病的范围内，离开或任意扩大都是违背维护受试者利益原则，是不道德的。

2. 以健康人为受试者

这在西方十分流行。美国规定一种新药的应用，除了动物实验外，人体实验要经过毒理学试验、有限试验和临床试用 3 个阶段后方可应用。毒理学试验是为了判定该药的毒性、代谢、吸收、排泄、药理作用、最佳使用方法、安全剂量的幅度以及有无明显的副作用等，着重试验其安全系数，而不是观察其疗效。所以常常以健康人做实验样本。

健康人接受毒理学试验显然或多或少是要牺牲个人利益的，因此，当他们接受毒理学试验时，试验者首先必须考虑受试者的健康不受损害。对研究过程中受试者生理上和精神上的完整与人格所受到的影响和冲击，应减少到最低限度。

3. 以犯人为受试者

美国研制新药通常是在囚犯中物色受试者，以犯人为毒理学试验的受试者。许多医药公司与犯人还订有试验合同。以犯人为受试者，因其所处的依附地位，很难说是自愿的，其健康权益势必受到侵犯。在社会主义国家充分保护犯人的健康权益，实行社会主义人道主义，一般情况下，是不允许用犯人做实验的。

4. 以儿童为受试者

有些试验（如某些儿童预防药物试验）只有在儿童身上实验才能取得有意义的结果，而儿童正处在身心发育时期，对自己的生命和疾病的前途还不能作出正确判断，因此，当以儿童为受试者时，必须得到其监护人（父母）的同意，而且事前必须经过动物或成人实验证明其有益无害。国外以儿科医生巴索洛米为代表，提出在儿童中进行实验应遵循以下要求：①实验方案经有关部门审核批准；②实验有重要价值和提供有用知识；③非在儿童身上实验才能取得有意义的结果；④不会有危险性或使其家庭生活引起不愉快；⑤已在成年人进行过同样试验；⑥确定无害；⑦父母同意；⑧试验者和受试者各保存一份同意书和实验受伦理道德监督机构监督执行。我们认为遵循这些要求，对于维护儿童健康权益是非常必要的。

（四）科学对照的原则

人体实验不仅受机体内在状态和实验条件的制约，而且受心理、社会等因素的影响。为防止各种主观因素，正确判定实验结果的客观效应，设置对照组不仅符合医学科学需要，而且也符合医学道德的要求。

实验对照必须注意对照组和实验组的齐同性和可比性，对照分组要采取“随机化”。如果有意将可能治愈者分到实验组，而将很少有望治愈者分到对照组，就不可能得出科学的正确结论，这是弄虚作假的不道德行为。

实验对照有空白对照、标准对照、综合对照和安慰剂对照等 4 种形式。安慰剂对照是临床上人体实验设置对照组常用的一种方法，这样可以排除主观感觉和心理因素等对实验结果的影响。用安慰剂不是对患者不道德的欺骗，而是对广大患者真正负责的做法。因为：①经临床观察，安慰剂虽没有药理作用，但确有一定疗效。国外有人报道约有1/3的患者服安慰剂后产生麻醉样物质——恩多菲因而减轻疼痛。②安慰剂对照一般被严格限制在不损害患者利益的范围之内，即用于病情比较稳定、在相当期间内不会发生危险、不延误治疗时机、不致带来不良后果的患者。③安慰剂对照组和实验组处于同样的道德处境。因人体实验开始之前，任何药物和疗法的效果都只是一种估计，实验组和对照组都处于受试者的同等境地。

双盲法是在使用安慰剂对照的前提下，使受试者和试验者都不知道使用何种药物，可避免各种主观因素的影响。双盲法应严格遵循如下道德要求：①受试者经过确诊病症不严重；②安慰剂应是中性的无效药，暂停传统治疗不会恶化病情或错过治疗时机；③患者要求中断或停用实验药物时应尊重其意见；④出现恶化苗头时应立即停止实验并采取补救措施。由于试验者处于"盲"的地位，对实验组和对照组都给予无偏的医疗照顾，承担着同样的道德义务，这就保证了实验结果的科学性。因此，双盲法是合乎道德的科学方法。应当指出，双盲法和人体实验的知情同意原则是不矛盾的，从根本意义上说，知情同意是保护受试者利益不受侵害，双盲法同样是以受试者利益不受侵害为前提的，因此，两者都是道德的。

严格遵循这些伦理原则，人体实验就是道德的。而遵循人体实验伦理原则的基础是试验者的良心和道德情感，医学工作者必须有对人的生命高度负责的良心和道德情感，把受试者真正当人看待，而不能视为一般的生物或机器；不是见病不医、见死不救，丢开已有的有效疗法仅做临床研究，而是治病救人为先，与实验研究相辅相成；使用新药和新技术时谨慎稳妥；实验设计符合科学，既考虑患者利益，也兼顾实验研究；团结协作、群策群力、不图个人私利。这样，才能使人体实验中一些难题得以解决，保证人体实验与医学研究的深入及同步进行。

总之，人体实验中要贯穿以人为中心的思想，体现医学伦理学的人道、无伤、公益、公正、科学的基本原则。

【思考题】

1. 什么是人工生殖技术？实施过程应强调哪些道德责任？
2. 何谓安乐死？赞成与反对安乐死的主要意见有哪些？你个人持何态度？
3. 何谓推定同意？为什么说供体选择是器官移植的一个关键问题？
4. 基因工程对人类有哪些益处和面临着哪些伦理问题？
5. 生命质量应如何判定？
6. 简述优生的伦理问题。
7. 何谓临终关怀？简述临终关怀的现实意义。
8. 试述人体实验的道德价值与伦理原则。

第五章　医德实践

医德实践包括与医德教育、医德修养和医德评价，医德教育与评价属于外在因素，而医德修养属于内在因素，最终目的是将外在的教育等转化成内心的信念，从而促进医务人员良好的道德品质，更好地履行医德义务。

第一节　医德教育

一、医德教育的含义

医德教育是医德实践活动的一种重要形式。所谓医德教育，就是为了使医学生和医务人员履行医德义务，运用各种方法、手段和途径，对医者进行有目的、有步骤、有计划的教育，培养医学生和医务人员立志做一个德艺双馨的医务工作者。医德教育在提高医务人员的道德认识，陶冶道德情感，培养优秀的道德品质过程中起着不可替代的作用。医德教育是贯穿于医学生在校学习始终的重要内容，也是医院加强医德医风建设必须经常开展的重要活动。

二、医德教育的目的与作用

（一）医德教育的目的

医德教育是培育良好医德风尚的基础性工作。医德教育的目的，提高医学生和医务人员的医德认识，从而培养和提高医务工作者的医德品质，增强其履行医德原则和规范的自觉性，做一个医德高尚、医术精湛、具有创新精神和实践能力的医务工作者。医德教育是形成良好医德风尚的中心环节。

（二）医德教育的作用

加强对医学生和医务人员的医德教育，具有极其重要的作用。

1. 有利于提高医务人员的职业道德素养

医学职业道德素养的核心是医德品质，而医德品质指的是医德原则、规范在医务人员日常医疗实践中思想及行为的具体体现。医德品质除了需个人自我修养锻炼外，同时还需要教育和灌输，经过有组织、有计划地进行医德教育来提高医德认识，学习掌握医德基本理论、医德原则与规范，自觉进行医德修养，逐步养成医德习惯，增强医德品质，正确处理在医疗实践中所遇到的伦理问题。医德教育贯穿于医疗过程，应该是终身教育。

2. 培养合格医学人才的基础

医德教育是整个医学教育不可缺少的有机组成部分，也是培养合格医学人才的重要途径。与社会文明进步相适应的医务人员不仅应具有精湛的专业技术，而且更需要他们有为发展医学科学、全心全意为人类的健康服务的精神。通过医德教育，促使医务人员树立正确的人生观、价值观，培养他们具有为医学事业献身的精神。因此，医德教育是医学生上岗前的基础教育，是思想政治教育的重要内容。

三、医德教育的过程与方法

（一）医德教育的过程

医德教育是一个十分复杂的过程，这是因为形成社会主义医德的基本因素是多种多样的，它包括医务人员思想意识的复杂性，外界因素对医务人员思想的影响等等。往往同一种医德教育的方法，在此时运用有效，在彼时运用就无效或收效甚微。这种复杂性构成了医德教育过程的一系列矛盾。医德教育的过程就是解决这一系列矛盾的过程。

构成医德品质的基本要素有认识、情感、意志、信念和习惯5个方面，也可以把它归纳为知、情、意、行。往往采取晓之以理、动之以情、导之以行、持之以恒的方法才是合乎逻辑的、行之有效的医德教育方法。医德教育大体上也包含着上述的基本过程。

1. 提高医德认识

医德认识是医德教育的首要环节。医德认识一般是指医务人员对客观存在的医德关系和处理这些关系的医德理论、原则和规范的正确理解。这是医德教育首先必须解决的问题。认识是行为的先导。医务人员要形成良好的医德品质，具有良好的医德行为，首先必须掌握和不断提高对医德理论、原则和规范的认识。只有当医务人员真正理解并接受了这些理论、原则和规范，并能依此来判断自己和别人的思想和言行的是与非、善与恶、美与丑、荣与辱。因此，在医德教育中有意识地培养提高对社会主义医德的认识水平，是十分重要的。

2. 培养医德情感

医德情感是提高医德水平的重要环节，情感是行为的内在动力。医德情感是指医务人员对客观事物的态度，即在医疗实践过程中的心理反映。如对良好的医德行为产生敬仰和仿效的情感，对违背医德要求的行为产生厌恶和憎恨的情感等。医德教育不仅要晓之以理，而且要动之以情。要使医务人员对自己所从事的职业产生深厚的感情，对患者有强烈的同情心。正确的医德情感是医务人员战胜困难，产生良好医德行为，形成良好医德品质的强大动力。医务人员一旦具备了这种医德情感之后，就能自觉地把医德原则、规范作为正确处理与患者和同行的行为准则。自觉满足患者要求解除病痛的强烈愿望，为了患者生存、幸福，不惜牺牲自己的一切。情感比认识具有更大的保守性，改变情感比改变认识要长久得多。

3. 锻炼医德意志

医德意志是医德教育的关键环节，即是医德认识、医德情感转化为行为的关键。医德意志是医务人员在履行医德义务过程中所表现出来的自觉克服困难、排除障碍，做出抉择的力量和坚持精神。它体现着医务人员产生医德行为的意图，并表现在有目的的自觉行动之中，是从医德认识到医德行为的一个由此达彼的重要环节。因为一个医务人员在救死扶伤的医疗实践中，会遇到许多意料不到的困难和曲折。医务人员如果没有坚强的毅力，就不能做到不畏艰险，知难而进，而可能是畏缩不前，向困难低头，屈从于错误的思想影响。相反，有了坚强的医德意志，就能严肃认真、一丝不苟、知难而上。所以要通过医德教育，引导医务人员在医疗实践中培养和磨炼出坚强的医德意志，坚忍不拔，锲而不舍，以顽强的毅力战胜一切困难。在医疗实践中，能不畏艰难，勇往直前。

4. 确立医德信念

医德信念是医德教育的中心环节，信念是深刻的医德认识、炽烈的医德情感和顽强的医德意志的有机统一。医德信念是医务人员发自内心的对医德义务的真诚信仰和强烈的责任感。医务人员一旦牢固地树立了医德信念，就能自觉地依照自己的信念来选择行为和进行活动，也能根据自己确定的信念来鉴别自己或他人行为的善恶是非。这是促使医德认识转化为医德行为的重要因素，并使医德行为具有坚定性、稳定性和持久性的特点。对医务人员进行医德教育，就是要培养医务人员坚定的信念，崇高的理想人格。

5. 养成良好的医德行为习惯

养成良好的医德行为习惯是医德教育的根本目的，是道德品质的外在表现。医德行为习惯是医务人员在医疗实践中逐步养成的、不需要外力约束和监督的、经常性的自觉行为。它是医德教育的出发点和归宿，也是衡量医务人员医德好坏的外在标志。医德认识和信念一般表现为观念形态的东西，最终都必须通过医德行为习惯得到体现。只有这样，医务人员良好的医德品质才能随时体现在医疗过程中。对医务人员进行医德教育，就是要使医务人员在医疗实践过程中将医德意识转化为医德行为，养成良好的习惯，达到在任何情况下都能自觉遵守和履行医德原则、规范的高尚品质。

医德认识、医德情感、医德信念、医德行为和医德习惯，是构成医德的基本要素。

没有一定的医德认识，就不能形成医德信念；没有正确的医德认识作指导的行动，也是盲目的行动。同样，只有医德认识而没有医德行动，也不能视为是有良好医德的人。因此，在整个医德教育的过程中，提高对医德的认识是前提和依据；培养锻炼医德情感和意志是两个必备的内在条件；而医德信念是核心和主导；养成良好的医德习惯是医德教育的目的和持续，这几个主要的方面，相互之间并不是割裂的，而是相互制约、相互渗透和相互促进的。在进行医德教育的过程中，医德实践是贯穿于医疗全过程的基础。也只有建立在医疗实践基础上的医德教育，才能真正提高医务人员的医德认识，在实践中加深医德情感，磨炼医德意志，坚定医德信念，使医务人员逐步形成良好的医德品质。

（二）医德教育的方法

1. 理论与实践结合

通过医德教育，把医德理论与实践结合起来，引导大家学习掌握医德理论和原则规范，综合分析，模拟表演、案例分析、讨论启迪，有的放矢地开展医德教育，并转化为良好的医德行为习惯，达到知行统一。

2. 典型示范与社会舆论的结合

榜样的力量是无穷的，要注意介绍国内外尤其本地区本单位高尚医德、精湛医术的先进典型事迹，使大家学有榜样，同时要与社会舆论结合起来，通过社会舆论鼓励、表彰先进，制止不良的医德行为。

3. 案例分析方法

通过典型案例伦理分析提高医德素质，对于正确认识和处理在医疗实践中所遇到的伦理问题和伦理难题具有重要意义。

4. 坚持正面教育为主

以理导人，以情动人即说服教育，以行感人，以境育人，真正达到由“要我做”向“我要做”的转化。

第二节　医德修养

一、医德修养的含义

修养，包含举止、仪表、技艺、情操等多方面的陶冶，具体包括 3 个方面的内容：一是指待人处世的正确态度，如礼貌、谦恭、忍让、大度等；二是指为了一定的目的进行勤奋学习、修养锻炼的过程，即“修身养性”、“反省体验”，如“修身”、“体察”、“慎独”等；三是指在政治、思想、道德品质和知识技能等方面的能力和水平所达到的境界，如政治修养、思想修养、道德修养、艺术修养。

医德修养是指医务人员为培养高尚人格，在医德品质、情感、意志、习惯等方面所进行的自我改造、自我陶冶、自我锻炼和自我培养，把医德的原则和规范转化为个人的内在素质的过程，并经过医德实践所形成的情操和所达到的医德境界。医德修养是医务人员达到高尚医德境界的主要途径。这就需要具有“做到老，学到老”的精神，坚持长期的锻炼和修养，才能达到。

祖国医学认为，医以救人活命为本。学医的人首先要有仁爱救人的“大慈恻隐”之心，具有赤诚的好生之德。医者的道德品质优劣，关系到人民生命的安危，千家万户的悲欢离合。如果具有高尚的医德，对患者就能极端负责，富有同情心，视患者为亲人，为挽救患者的生命竭尽全力，甚至牺牲自己。反之，缺乏必要的医德修养，在工作中就会借医谋私，贪图钱财，追求名利，对患者不能一视同仁，以个人利益为中心，置患者生命于不顾，甚至发生医疗差错或事故。

二、医德修养的途径

一个医务工作者怎样才能使自己的医德修养达到崇高的医德境界呢？它不能自发产生的，而是通过后天教育和培养逐步达到的。中国有一句谚语：“玉不琢，不成器。”医德修养是一种雕琢磨炼，想成就事业的医务工作者，就必须进行磨炼、践行。其基本的途径和方法有以下几方面。

（一）医德修养必须理论联系实际，重在社会实践

参加社会实践，是医德修养的主要方法，也是培养一个医务人员良好的医德品质，达到高层次的医德境界的根本途径。医学道德原则都是通过社会实践来实现的，医务工作者品质的形成、完善和发展以及修养好坏的检验与评判，都离不开医学实践。首先，实践是认识的基础，也是医学道德修养的基础。一个人只有积极投身于医学实践中，在个人与他人、个人与集体、个人与社会的各种医学道德活动中，才能认识和分辨真、善、美与假、恶、丑。离开医学实践，离开了人类的医学道德活动，行为的善恶就无从谈起。其次，实践

是把“知”转化为“行”的重要环节。医德理论在实践中形成后反过来又对具体的医学实践活动起着指导和促进作用，具体地规范着医务人员的行为，有效地解决医德实际问题，并在医德活动中得到进一步的检验与完善。这种实践—理论—再实践的过程体现了医学实践和医德理论的辩证统一。历史上那些医德高尚的人，最显著的特点就在于坚持知行统一。只讲不做或言行不一、表里不一，是不能培养真正的高尚医德品质的。因此，在实践中医德修养是必须遵循的根本原则。医务人员必须深入基层，在医疗实践中学习医德理论，培养医德情感，锻炼医德意志，随时随地对自己的思想言行进行反省、检查，纠正错误，经过实践中的多次自我反省、自我批评，使医德的情感和意识转化为持久的医德行为和习惯，从而达到逐步提高医德品质和思想境界的目的。

（二）医德修养必须明确目标，重在自觉

医德修养的一个重要特点，就是高度的自觉性。修养要自觉，改造无止境，修养工作的本身强调的就是人们自我锻炼、自我熏陶、自我实践的功夫。医务人员大部分时间是个人独处的工作，甚至可以说是良心工作，其要为人民的医疗卫生保健事业多作贡献，就必须提高修养的自觉性，严格要求自己，随时随地按照医德原则规范自己，经常开展批评和自我批评。

自古以来，许多伦理思想家的道德修养，从来都是十分重视慎独和自我反省。孔子的“一日三省吾身”的主张就提醒我们每天要在内心深处进行检查、反省，扪心自问，做出自我评价，调控自我行为达到自我完善，培养自我的高尚人格。医德水平的提高，还要在医学实践中自觉地进行反省，当前在我国医疗卫生单位，医德医风存在不少的问题，必须在医德修养过程中，通过不断地自我批评，自觉地、坚决地同不良医疗作风开展批评和教育，通过运用批评和自我批评的方法，一步一步达到高尚的医德境界。

（三）医德修养必须持之以恒，培养毅力

加强修养是一个人终身的过程，医德修养也不例外，要想使自己具有高尚的医德品质，不是一蹴而就，也不能一劳永逸，而必须持之以恒。所谓持之以恒，就是说修养要具有坚忍不拔的毅力，不怕挫折，不论在任何艰难困苦的条件下，都不放松对自己的要求，修养贵在坚持，永无止境，不断修养，长期磨炼。古语说：“逆水行舟，不进则退。”医务工作者要加强医德修养就一定要有恒心。在医疗工作中经常会遇到这样或那样的困难和挫折，这就要求我们增强磨炼自己顽强的意志和克服困难的毅力。这启示我们，越是困难，越要奋发图强，只有持之以恒，坚持不懈地努力，不断加强自我锻炼和进行医德修养，才能不忘自己的职责，做一个医德高尚的人。

（四）医德修养必须坚持高标准、严要求，防微杜渐，力行“慎独”

医务人员加强医德修养还必须坚持高标准、严要求，把医德修养同自身的医疗实践和医学的发展相联系。社会的进步和科学的发展，使人们对真理的认识没有尽头。人们对于社会主义医学道德的认识，也是不断向着更高的道德要求层次发展的。同时由于社会生活的复杂性，医务人员对自己的医德行为的要求必然经历一个复杂、曲折甚至反复的过程，这就要求医务人员在医德修养方面，经历一个由实践到认识，由认识到实践，再由实践到更高的认识，周而复始，不断提高的过程，不能永远停留在一个水平上。要“活到老，学到老，改造到老”，不断提高医德修养自觉性，使医德修养达到“慎独”境界。“慎独”

就是指在独立相处无人监督的情况下，遵守道德原则，自觉地履行职责，使道德达到更高的境界。俗话说"勿以善小而不为，勿以恶小而为之"，提高慎独的自觉性要在"隐"和"微"上下工夫，这对医学道德修养来说，有着十分重要的意义。因为，医疗卫生工作具有很强的专业性和技术性，比其他职业有更多单独工作的机会。所以慎独对医务人员来讲，尤为重要。医务人员职业特点之一是为人民的健康所做的工作，多数是在患者失去知觉或不知情的情况下进行的。如医生对患者检查有无必要，检查是否全面、准确，用药是否正确、安全，抢救是否及时，治疗是否妥当，收费是否合理等。一般来说，许多地方别人很难监督，患者也很难了解。医务人员职业行为的这些特点，要求他的思想必须达到慎独的境界，始终牢记全心全意为人民服务的根本宗旨。

国内外一些名医，在"慎独"的修养上为我们提出了有益的见解，并树立了榜样。《希波克拉底誓言》提出："无论至于何处，遇男或女，贵人及奴婢，我之唯一目的，为病家谋幸福，并检点吾身，不作各种害人及恶劣行为，尤不作诱奸之事。"在中国古代医德史上，曾记载何澄独处时拒色(《医说》中记载：何澄"君子慎独，不欺暗室")的故事，仍值得我们今天借鉴。

三、医德教育与医德修养的关系

医德教育与医德修养不同，一般来说医德教育主要指对他人，即通过教育，使受教育者产生高尚医德的内心信念，启发对方提高医德修养的自觉性。而医德修养则主要指自己，即通过自我锻炼、自我教育与自我陶冶，从而达到具备高尚医德品质。医学道德教育是主导，社会对医务人员进行的医学品德培养活动，将社会的医学道德规范传授给医务人员，并使医务人员真诚地接受和自觉地遵循它们，为医务人员提供医学道德修养的社会内容，有利于提高医德修养的自觉性，而医学道德修养是主体，医务人员个人进行的自我医学品德养成活动，将医学道德教育的内容及医学道德规范要求转化为医务人员内在的医学道德品德，即使医务人员经常地遵循医学道德规范，以至于养成一种习惯。医学道德教育和医学道德修养又是同时的，两者之间是不可割裂的，医务工作者通过医德教育，提高医德修养的自觉性，具有良好医德品质，可以起言传身教的作用。孔子说："其身正、不令而行，其身不正、虽令而不行。"由此可见，一个医务工作者医德水准高，能更好地教育和影响别人，会对一个单位、一个集体形成良好医德医风起着重要的作用。所以医德教育与医德修养之间是相辅相成的，两者有着密切的内在联系。

第三节　医德评价

一、医德评价的含义

医德评价是人们根据一定社会的医德标准，通过社会舆论和内心信念对医务人员或医疗卫生部门的行为和活动作出的善恶判断。医德评价是对医疗职业行为进行评价，一般有两种形式。一是社会评价，即通过社会、患者、家属对医务人员的言行作褒贬。二是自我评价，即依靠医务人员的内心信念对自己的行为做出是否合乎道德的评价。医德评价是一种精神力量,能对医务人员的医学行为发生重大影响,对于陶冶高尚的医德情操,形成高尚的医德风尚有着重要的意义。在医疗卫生活动中,社会和人群及医务人员自身不论自觉或不自觉，每日每时总是要依据社会的标准和原则去评判各种医疗行为的道德是非。所以,如果每个医务人员都有高度自觉的医德评价能力,那就可以形成一种巨大的物质力量,从而对医德面貌造成重大的影响。医德评价不像法律那样有强制作用,但是,有时在法律无法起作用的地方,它却能成为法律的补充,从而发挥更加广泛的作用,这是一种无形的力量制约着医务人员的行为。因此,确定医德评价的标准,开展医德的评价,分清各种行为的道德界限,对于陶冶高尚的道德情操、促进高尚的道德风格的形成有重要的意义。同时,医疗评价对于医学科学技术和医疗卫生事业的发展起着很大的推动作用。

二、医德评价的标准

要正确地进行医德评价,必须先确定一个明确或比较客观的医德评价标准。个人评价尺度必须与客观的、统一的评价标准相一致。在我们的社会里,评价的客观标准只能是社会的进步、国家的发展和人民的利益,只能是有利于社会主义现代化建设和祖国的统一。而评价的根本标准,归根到底只是有利于社会生产力的发展。生产力标准是一切评价标准的根本基础和最终依据,这就是社会主义道德评价既高于功利性而又不能离开功利性的原因。这也是社会主义的评价立场、党性与科学性一致的根本原因。我们绝不能把医德评价的功利性质归结为功利主义。医德评价的客观标准,其核心就是维护人民的健康和利益。

因此,我们认为,凡是遵循和符合社会主义医德原则、有利于生产力发展的医德行为就是“善”,反之为“恶”。从目前我国医德评价的可操作性看,具体表现为:

疗效标准:是指医疗行为是否有利于病痛的缓解或痊愈。这是评价和衡量医务人员的行为是否符合道德以及道德水平高低的主要标志。

社会标准:是指医疗行为是否有利于人类健康、长寿、优生优育和人类生存环境的改善。

科学标准:是指医疗行为是否有利于医学科学事业的进步和发展。

以上 3 条标准的实质是维护患者的身心健康、坚持医德评价的三项客观标准,就能对医务人员千差万别的医疗行为,进行善恶评判,做出比较公正的评价。

与之相对应的医德规范体系分为 3 个层次:

第一,以共产主义最高层次的基本要求是“毫不利己、专门利人”和“全心全意为人民服务”。

第二,以医学人道主义为基本层次的基本要求是“人人为我,我为人人”,以不损害他人和社会整体利益为前提,实现个人正当权益。

第三,以爱祖国、爱共产党、爱人民、爱社会主义、爱科学为基本内容的起码社会公德,该层次较低,但是每个医务人员和公民都必须做到的基础层次。

三、医德评价的依据

在评价医务人员的行为时,仅有判断善恶的标准是不够的,由于医务人员的行为都是由一定的动机或目的而产生,因此,在医德评价中,还必须掌握评价的基本依据。所谓评价的依据是指评价对象提供给评价主体,用以与标准比较对照的根据,评价标准对于行为来说是外在的,而评价依据则是内在于行为之中,评价标准是进行评价的前提,评价依据则是评价标准所衡量对象的决定性因素。这里主要解决动机和效果、目的和手段的统一方面的问题。

(一)动机和效果

医务人员在医疗实践中的任何一种行为,都是从动机、意图直到获得某种效果的过程。所谓动机是指行为前的主观愿望或意向。医学中的动机是指医务人员在行为前的主观愿望和医学活动中支配一系列行为的动因, 如一个医生坚持给患者进行手术治疗,可能是为了根治疾患,也可能是为了个人目的而"练习",这就是不同的主观愿望,也就是不同的动机。在医学领域中,医务人员的动机各种各样,大体可分为两类:一类是符合社会主义医德原则的动机,即医学动机;一类是不符社会主义医德原则的动机,即非医学动机。所谓效果是指人的行为所产生的后果,医疗效果是指医务人员的行为所产生的客观结果。效果标志着医务人员行为过程的终结。任何医疗活动都会产生一定的效果。效果无论好坏都是对医疗活动的客观记录。效果受动机的支配,也受客观条件的制约。在分析医务人员的动机与效果时,不能简单化。一般来说,好的动机产生好的效果,坏的动机产生坏的效果。但有时好的动机夹杂一些不良动机,为此要从复杂的动机中找出主要的和次要的动机。同样,效果也是复杂的,有时并不都是成正比的。效果好不一定就动机好;效果坏,不一定就动机坏。如临床治疗中出现的医源性疾病,有的并不是动机不好,是由于医疗设备不全或受某些条件限制造成的。因此,在医学道德评价中,动机论与效果论都不能作为善恶评价的依据。因为动机论者把行为的主观动机绝对化,片面强调动机,否认效果在道德评价中的作用;效果论者只片面强调行为的效果在道德评价中的作用,认为效果好坏是判定行为善恶的唯一根据。只要效果是好的,不管其动机如何都是善的,是符合道德的。效果论者片面强调效果在道德评价中的作用,从而否定动机的意义。然而,动机论和效果论都不能真正解决善恶评价的依据问题。在医学道德评价中,离开效果,判断没有客观准绳;离开动机,必然会产生片面性。

马克思主义在道德评价上坚持动机和效果的辩证统一。即从效果检验动机,同时又从动机来看待效果,把动机与效果统一到客观实践中。一般情况下动机和效果是一致的,好的动机带来好的效果,坏的动机带来坏的效果,动机与效果是一致的。这种情形不论是根据动机还是根据效果, 评价的结果都是一样的。 好的动机是产生好的效果的前提。但是,在医学实践中,动机和效果并不总是一致的。由于医学实践的复杂性,在同一医学行为中会有两种情况,即好的动机达不到良好的效果;而违背道德的动机却产生较好的医学效果;有时还会有相同的医学动机可以产生不同的效果,或相同的效果却可能由不同的动机所产生。这种医学实践的复杂状况,要求人们在分析医务人员的动机和效果时,必须深入分析整个医疗过程来判断动机与效果,既不能简单地以效果来判断动机,也不能以动机代替效果。医务人员的行为、动机与效果的统一的基础是医疗实践。对主观动机的检验,不仅要注意效果,而且要坚持在医疗实践中加以考察。正如伦理学家罗国杰教授所说:"一个医生在工作中发生了医疗事故,效果当然是不好的,但是,我们不但要看到事情的后果，而且要看到事情的全过程。如果从医疗过程来检查，医生在各方面都采取了负责的态度，只是因为技术和某些意外的情况而导致了事故，而在事故发生后，又能总结经验，认真改正，这种情况下就不应该说他的行为是不道德的。”所以，要依据医学行为动机和医学效果正确地进行医学道德评价，总体上，注重两者的统一性，对具体医学伦理行为进行道德评价时侧重效果，对医务人员的医德品质进行评价侧重动机，坚持长期的观点，对医务人员的医德品质进行公正评价。

（二）目的和手段的统一

所谓目的是指行为者所需要达到的一定目标。医学目的是指医务人员经过自己的努力期望达到的某种目标。如治疗效果、个人名利等。所谓手段是指为达到某种医学目的所采取的各种办法，医学手段是指医务人员为达到某种预期的医学目的所采用的办法和途径等。目的和手段与动机和效果一样，医学活动的目的也可分道德的目的和不道德的目的，但目的和手段与动机和效果既相联系，又相区别。动机与效果的统一，必须通过目的与手段的统一才能保证实现。凡为患者防治疾病、保障人民健康的活动符合医学道德目的，又称医学目的；凡是追求个人名利，不正当交易等活动不符合道德目的，又称非医学目的。非医学目的应当受到良心的责备和舆论的谴责。目的和手段是相互联系、相互依存的。目的决定手段，手段必须服从目的，医务人员选择的任何一种手段，总是要达到一定的目的；同样，目的也离不开手段，医务人员的某种目的脱离了一定手段是无法实现的。

在医学实践中，医学目的和手段是对立的统一，它们是相互联系、相互依存的。目的决定手段，手段服从目的，医务人员为了达到一定的目的，总要选择一定的手段。因此，目的和手段的一致性就是医德行为选择的要求。在评价医务人员的行为是否符合医德要求时，要从目的与手段相统一的观点出发，不但要看医务人员通过治疗和护理使患者康复的目的，还要看其是否选择了最恰当的手段，使正确的目的能够实现。在医学实践中，绝大多数医务人员都是将救死扶伤、防病治病，使患者早日康复作为医学目的，这是道德的。但是也存在少数人的行为是为了谋取私利或实现某种不良企图，这显然是不道德的，可称为非医学目的。一般而言，在医学实践中，医学手段都能体现医学目的，但有时医学手段也会与目的相背离，这种情况大多是手段选择不当。从医学道德要求出发，依据医学目的选择医疗手段，应遵循下列 4 个原则，以体现医学目的与医学手段的统一。

1. 有效原则

即选择的医学手段应是经过医学实践检验所证明了的，对人们的身心健康是有益的。否则就不得使用。

2. 最优化原则

即医务人员采用的治疗手段、方法和措施，根据现实的医学水平，医学效果是最好的，防治对象付出的代价是最小的。按手段服从目的，要求：其一，手段最佳、效果最好，即在当时当地技术水平和设备条件下是最佳的；其二，安全可靠，毒副作用和损伤最小，痛苦最少；其三，耗费最少。

3. 一致原则

即治疗手段与病情发展程度相一致。医生在诊治过程中，要从患者病情和利益出发，坚持实事求是、对症下药，既不能大病小治，也不能小病大治。

4. 社会原则

即诊疗手段选择要考虑社会后果。凡是会给社会带来不良后果的手段。如可能造成环境污染、细菌扩散等都不宜采用。

总之，在进行医疗评价时，要将有利于人类健康利益作为根本原则，以动机与效果、目的与手段为依据，从实际出发，实事求是地作出具体的辩证分析，才能做出正确的判断。

四、医德评价的方式

（一）社会舆论

社会舆论是一种公众言论，是医德评价的主要方式；是指公众对某种社会现象、事件或行为的看法和态度，也就是医德是非判断的多数人的意见和态度。它表现为社会或众人对一个人的行为和品质的赞扬或谴责，是一定社会、阶级或团体对人的行为施加精神影响的一种形式和力量。对医务人员来说，社会舆论可以调整医务人员的道德行为，指导医务人员的道德生活。在医疗实践中，众人的议论能够形成强大的舆论压力和精神力量。如果医务人员的医疗行为是高尚的，就会受到社会舆论的赞扬。反之，不良的医疗行为就会受到舆论的谴责。社会舆论具有群众性、约束性和广泛性的特点。所以，社会舆论能起督促医务人员反省自己、约束自己言行的作用。

（二）传统习俗

传统习俗是指人们在社会生活中长期形成的一种稳定的行为或一种惯例和常识性的看法。传统习俗是人们在长期的社会生活中逐渐积累和逐步形成的，同人们的传统观念、心理和习惯紧密结合，这就使其具有普遍性、稳定性和悠久性的特点，它对医务人员的医疗行为具有重要的影响。由于传统习俗的形成，总是以一定的社会历史条件为背景，依然存在着积极和消极两个方面的作用，积极的传统习俗可促进社会的发展，促进医学的发展，如衣帽整洁、举止端庄已成为不成文的规范；又如祖国传统医德中的“一心赴救”等美德已纳入社会主义医德规范中，使其发挥更大的作用。而消极的传统习俗如“男尊女卑”等，则成为社会发展的阻碍。因此，在进行医德评价时，必须按照社会主义医德标准，对传统习俗进行分析，要继承和发扬有利于人民身心健康和医学发展的传统习俗，抛弃不符合人民身心健康和医学发展的不良习俗。随着我国社会主义事业和医学的发展，必然相应形成新的风尚，我们应大力提倡，使之形成新的风俗习惯，从而来促进社会主义医德的发展。

（三）内心信念

内心信念是指医务人员通过长期的学习和实践，在内心形成了对医德的深刻认识和强烈的责任感，这是一种强有力的内在力量。它是医务人员对自己进行善恶评价的精神力量，是医德评价的重要形式。对一个医务人员来说，内心信念是医务人员发自内心的对医德原则、规范和医德理想的正确性和崇高性的笃信，以及由此而产生实现相应医德义务的强烈责任感。在医疗实践中，医务人员的医疗行为并不是都能及时得到患者和社会的监督的，也并不是每一种行为都能受到社会的公正评价的。一个具有高尚医德的医务人员，他的内心信念可以自觉地调整自己的行为，能自觉地正确对待来自社会的评价和监督。当医务人员履行了符合自己道德信念的道德义务，解除了患者的病痛时，他就会得到一种精神上的满足，形成一种信念和力量，而且将在今后继续坚持这种行为。而当自己在医疗实践中出现了差错，即使无人知晓，也会受到良心的责备，感到羞愧不安，促使自己总结教训，并在今后的工作中尽力避免类似行为的发生。这说明内心信念在道德评价中起着自知、自尊、自戒和不断自我完善的重要作用，是医务人员进行自我调整的巨大精神力量。内心信念具有自觉性、稳定性和深刻性的特点，一旦形成不会轻易改变，并可在较长的时间内支配自己的医疗实践。

【思考题】

1. 医德教育的的含义，医德教育的过程和方法有哪些？

2. 何谓医德修养？医德修养的意义、途径与方法是什么？医德教育和医德修养的关系。

3. 医德评价的标准和主要方式有哪些？

附录　有关国内外医德方面的若干资料

一、《赫尔辛基宣言》涉及人类受试者的医学研究伦理原则

2008年10月,第59届世界医学大会通过了《赫尔辛基宣言》修正版,这是宣言自1964年首次发布以来的第六次修正(2002年和2004年分别对第29条和第30条进行了补充),修正版扩展了宣言的适用对象,重申并进一步澄清了基本原则和内容,加强了对受试者的权利保护,同时还增加了临床试验数据注册和使用人体组织时的同意等新内容,提高了人体医学研究的伦理标准。现将《赫尔辛基宣言》(2008修正版)全文刊登。

《赫尔辛基宣言》在第18届世界医学协会联合大会(赫尔辛基,芬兰,1964年6月)采用,并在下列联合大会中进行了修订:

第29届世界医学协会联合大会,东京,日本,1975年10月

第35届世界医学协会联合大会,威尼斯,意大利,1983年10月

第41届世界医学协会联合大会,香港,中国,1989年9月

第48届世界医学协会联合大会,西萨摩塞特,南非,1996年10月

第52届世界医学协会联合大会,爱丁堡,苏格兰,2000年10月

第59届世界医学协会联合大会,首尔,韩国,2008年10月

(一)前言

1. 世界医学会(WMA)制定《赫尔辛基宣言》(以下简称《宣言》),是关于涉及人类受试者的医学研究,包括对可确定的人体材料和数据的研究,有关伦理原则的一项声明。

《宣言》应整体阅读,其每一段落应在顾及所有其他相关段落到情况下方可运用。

2. 尽管《宣言》主要针对医生,世界医学会鼓励涉及人类受试者的医学研究的其他参与者接受这些原则。

3. 促进和保护患者的健康,包括那些参与医学研究的患者,是医生的责任。医生的知识和良心奉献于实现这一责任。

4. 世界医学会的《日内瓦宣言》用下列词语约束医生,“我患者的健康为我最首先要考虑的,”《国际医学伦理标准》宣告,“医生在提供医护时应从患者的最佳利益出发。”

5. 医学进步是以最终必须包括涉及人类受试者的研究为基础的。应为那些在医学研究没有涉及的人口提供机会,使他们参与到研究之中。

6. 在涉及人类受试者的医学研究中,个体研究受试者的福利必须高于所有其他利益。

7. 涉及人类受试者的医学研究的基本目的,是了解疾病起因、发展和影响,并改进预防、诊断和治疗干预措施(方法、操作和治疗)。即使对当前最佳干预措施也必须不断通过研究,对其安全、效力、功效、可及性和质量给予评估。

8. 在医学实践和医学研究中,大多干预措施具有危险,会造成负担。

9. 医学研究要符合促进尊重所有人类受试者,保护他们健康和权利的伦理标准。一些研究涉及的人口尤其脆弱,需要特别保护。这包括那些自己不能给予或拒绝同意意见的人口和那些有可能被强迫或受到不正当影响的人口。

10. 医生在开展涉及人类受试者的研究时应不仅考虑本国的伦理的、法律的和规定的规范和标准,也要考虑适用的国际规范和标准。国家的伦理的、法律的和规定的要求不应减少或排除本《宣言》制定的对研究受试者的任何保护条款。

(二)所有医学研究适用的原则

11. 参与医学研究的医生有责任保护研究受试者的生命、健康、尊严、公正、自我决定的权利、隐私和个人信息的保密。

12. 涉及人类受试者的医学研究应符合普遍认可的科学原则,以对科学文献、其他适宜信息、足够实验信息和适宜动物试验信息的充分了解为基础。试验用动物的福利应给予尊重。

13. 开展有可能损害环境的试验时应适当谨慎。

14. 每个涉及人类受试者的研究项目的设计和操作,应在研究规程中有明确的描述。研究规程应包括一项关于伦理考虑的表达,应表明本《宣言》中原则是如何得到体现的。研究规程应包括有关资金来源、赞助者、组织隶属单位、其他潜在利益冲突、对研究受试者的激励措施,以及参与研究造成伤害的治疗和/或补偿条款等。研究规程应描述研究项目结束后研究受试者可以得到有利于研究受试者的干预措施安排,或可以得到其他适宜医护或好处的安排。

15. 在研究开始前,研究规程必须提交给研究伦理委员会,供其考虑、评论、指导和同意。该委员会必须独立于研究人员、赞助者和任何不正当影响之外。该委员会必须考虑到研究项目开展国家或各国的法律和规定,以及适用的国际规范和标准,但是这些决不允许减少或消除本《宣言》为研究受试者制定的保护条款。该委员会必须有权监督研究的开展。研究人员必须向该委员会提供监督的信息,特别是关于严重负面事件的信息。未经该委员会的考虑和批准,不可对研究规程进行修改。

16. 涉及人类受试者的医学研究必须仅限受过适当科学培训和具备资格的人员来开展。对患者或健康志愿者的研究要求由一名胜任的、符合资格的医生负责监督管理。保护研究受试者的责任必须总是属于这名医生或其他卫生保健专业人员,决不能属于研究受试者,即使他们同意。

17. 涉及弱势或脆弱人口或社区的医学研究,只有在研究是有关这类人口或社区的健康需要、是他们的优先项目时,以及有理由相信这类人口或社区可能从该研究结果中获得益处时,方可开展。

18. 每个涉及人类受试者的医学研究项目在开展前,必须对其可预见的对参与研究的个人和社区造成的危险和负担,做出谨慎的评估,与可预见的对他们或其他受研究影响的个人或社区的好处进行对比。

19. 每次临床试验在征用第一个研究对象前,必须在公众可及的数据库登记。

20. 医生不可参与涉及人类受试者的医学研究,除非他们有信心相信对可能造成的危险已做过足够的评估，并可以得到令人满意的管理。当医生发现一项研究的危险会大于潜在益处，或当已得到研究的正面和有益结论性证明后，必须立即停止该项研究。

21. 涉及人类受试者的医学研究仅可以在目的重要性高于对研究受试者的内在危险和负担的情况下才能开展。

22. 合格的个人作为受试者参与医学研究必须是自愿的。尽管可能与家人或社区负责人商议是适当的，但是即使是合格的个人也不可被招募用于研究项目，除非他(她)自由表达同意。

23. 必须采取一切措施保护研究受试者的隐私和为个人信息保密，并使研究最低限度对他们的身体、精神和社会地位造成影响。

24. 涉及合格的人类受试者的医学研究，每位潜在受试者必须得到足够的有关研究目的、方法、资金来源、任何可能的利益冲突、研究人员的组织隶属、研究期望的好处和潜在危险、研究可能造成的不适，以及任何其他相关方面的信息。潜在研究受试者必须被告知其可以拒绝参加研究的权利，或在研究过程中任何时间推翻同意意见而退出并不会被报复的权利。特别应注意为潜在研究受试者个人提供他们需的具体信息，以及使其了解提供信息的方法。在确保潜在研究受试者理解了信息后，医生或其他一位适当的有资格的人必须寻求潜在研究受试者自由表达的知情同意，最好为书面形式。如果同意的意见不能用书面表达，非书面同意意见应被正式记录并有证人目击。

25. 对于使用可确认的人体材料或数据的医学研究，医生通常必须寻求对采集、分析、存放和(或)再使用的同意意见。可能会有不可能，或不现实，为研究得到同意意见的情况，或会有为研究得到同意意见会为研究的有效性造成威胁的情况。在这些情况下，只有在一个研究伦理委员会的考虑和同意后，研究方可进行。

26. 在寻求参与研究项目的知情同意时，如果潜在受试者与医生有依赖关系，或可能会被迫表示同意，医生应特别谨慎。在这些情况下，应该由一个适当的有资格且完全独立于这种关系之外的人来寻求知情同意。

27. 如果潜在研究受试者不具备能力，医生必须寻求法律上被授权的代表的知情同意。这些不具备能力的潜在研究受试者决不能被介入到对他们没有益处可能的研究中，除非研究项目的目的是促进该潜在受试者所代表的人口的健康，而且研究又缺少具备能力人员的参与，而且研究只会使潜在受试者承受最低限度的危险和最小的负担。

28. 当一个被认为不具备能力的潜在研究受试者实际有能力做出同意参与研究的决定时，医生应除寻求法律上被授权的代表的同意外，还必须寻求研究受试者的同意。潜在受试者做出的不同意的意见应予尊重。

29. 研究涉及那些身体上或精神上不具备做出同意意见的能力时，比如无意识的患者，应只有在阻碍给予知情同意意见的身体或精神状况正是被研究人口的一个必要特点时才可以开展。在这种情况下，医生应寻求法律上被授权的代表的知情同意。如果缺少此类代表，而且研究不能延误，研究项目没有知情同意可以开展，如果参与研究的受试者处在无法给予知情同意的状况下这些具体理由已在研究规程中陈述，该研究已得到研究伦理委员会的批准。同意继续参与研究的意见应尽早从研究受试者或法律上被授权的代表那里获得。

30. 作者、编辑和出版者对于出版研究成果都有伦理义务。作者有责任公开他们涉及人类受试者的研究成果并对其报告的完整和准确性负责。他们应遵守已被接受的伦理报告指导方针。负面和非结论性结果应同正面的结果一样被发表,或通过其他途径使公众可以得到。资金来源、机构隶属以及利益冲突等应在出版物上宣布。不遵守本《宣言》原则的研究报告不应被接受发表。

（三）有关与医护相结合的医学研究的其他原则

31. 只有当研究潜在的预防、诊断或治疗的价值足以说明研究的必要性,而且医生有充分理由相信参与研究不会对作为研究受试者的患者的健康带来负面影响时,医生才可以把医学研究与医护相结合。

32. 一种新干预措施的益处、危险、负担、有效性等,必须与当前被证明最佳干预措施进行对照试验,除非在下列情况下:

一是当前没有被证明有效的干预措施情况下,研究中使用安慰剂,或无治疗处理,是可以接受的。

二是有紧迫和科学上得当方法方面的理由相信,使用安慰剂是必要的,以便确定一种干预措施的功效或安全性,而且使用安慰剂或无治疗处理的患者不会受到任何严重或不可逆转伤害的危险的情况下。对这种选择必须极其谨慎以避免滥用。

33. 在研究项目结束时,参与研究的患者有权得知研究的结果并分享由此产生的任何益处,比如有权接受研究中确认有效的干预措施或其他适当的医护或益处。

34. 医生必须向患者全面通报医护的哪些方面与研究项目有关。患者拒绝参与研究或决定退出研究,绝不能妨碍患者与医生的关系。

35. 在治疗一名患者时,如果没有被证明有效的干预措施,或有被证明无效的干预措施,医生在寻求专家意见后,并得到患者或法律上被授权代表的知情同意后,可以使用未被证明有效的干预措施,如果根据医生的判断,这个干预措施有希望挽救生命、重建健康或减少痛苦,在可能情况下,这个干预措施应作为研究的目的,设计成可评估它的安全性和有效性。在所有情况下,新信息应被记录,并在适当时公布于众。

《赫尔辛基宣言》1964 年在第 18 届世界医学协会年会上通过, 分别在 1975 年、1983 年、1989 年、1996 年、2000 年和 2008 年进行了 6 次修正。另外,2002 年和 2004 年分别对第 29 条和第 30 条进行了补充。

二、《悉尼宣言》

1968 年 8 月,第 22 届世界医学大会在澳大利亚悉尼通过。

死亡的确定:

1. 在大多数国家,死亡时间的确定将继续是医生的法律责任。通常,他可以用所有医生均知晓的经典的标准无需特别帮助地确定患者的死亡。

2. 然而近代的医学实践使得进一步研究死亡时间成为必要。

①有能力人工地维持含氧血液循环通过不可恢复性损伤的组织。

②尸体器官的应用,如作移植用的心或肾等。

3. 问题的复杂性在于:死亡是在细胞水平上逐渐进行的过程。组织对于氧供断绝的耐受能力是不同的。但是临床的兴趣并不在于维持孤立的细胞而在于患者的命运。这里,不同细胞或组织的死亡时刻不是那么重要的。因为不管采用什么复苏技术总归是确定无疑的不可恢复了。

4. 死亡的确定应建立在临床判断和必要时的辅助诊断上。近来最有帮助的是脑电图。然而还没有一种技术性的标准能完全满足目前医学的状况，也没有一种技术操作能取代医师的全面临床判断。若涉及器官移植，应由两名以上的医生作出死亡诊断，而且医生对死亡的决定不能与移植手术直接的联系。

5. 人的死亡时刻的确定使得停止抢救在伦理上被许可，以及在法律允许的国家内从尸体中取出器官被许可，并得以满足法律同意的需要。

三、《东京宣言》

1975年10月，第29届世界医学大会在日本东京通过。

关于对拘留犯和囚犯给予折磨、虐待、非人道的对待和惩罚时，医师的行为准则。

序言：

实行人道主义而行医，一视同仁地保护和恢复人体和精神的健康。去除他的患者的痛苦是医生的特有权利。即使在受到威胁的情况下也对人的生命给予最大的尊重，而决不应用医学知识作相反于人道法律的事。

本宣言认为，折磨应定义为精心策划的、有系统的、肆意的给以躯体的精神的刑罚。无论是个人或多人施行的，或根据任何权势而施行强迫他人供出情报、坦白供认等行为。

宣言：

1. 不论受害者受什么嫌疑、指控，或认什么罪，也不论受害者的信仰或动机如何，医师在任何情况下（包括引起军事冲突和内战）决不赞助、容忍或参与折磨、虐待或非人道的行为。

2. 医生决不提供允诺、器械、物资或知识帮助折磨行为或其他虐待，非人道地对受害者或降低受害者的抵抗能力。

3. 医生决不参与任何折磨、虐待、非人道对待的应用或威胁。

4. 医生对其医疗的患者有医疗责任，在做治疗时是完全自主的。医生的基本任务是减轻他的患者的痛苦并不得有任何个人的、集体的或政治的动机反对这一崇高的目的。

5. 当囚犯绝食时，医生认为可能形成伤害和作出后果的合理判断时，不得给予人工饲喂。囚犯有无作出决定的能力，至少需有两位医生作出独立的证实性的判断。医生应向囚犯解释绝食的后果。

6. 世界医学会将支持和鼓励国际组织、各国医学会和医生，当这些医生和其家属在面临威胁，或因拒绝容忍折磨或其他形式的虐待，非人道的对待而面临报复时，世界医学会将支持他们。

四、《夏威夷宣言》

1977年在夏威夷召开的第6届世界精神病学大会上一致通过。

人类社会自有文化以来，道德一直是医疗技术的重要组成部分。在现实社会中，医生持有不同的观念，医生与患者之间的关系很复杂。由于可能用精神病学知识、技术做出违反人道原则的事情，所以今天比以往更有必要为精神病科医生订出一套高尚的道德标准。

精神病科医生作为一个医务工作者和社会的成员，应探讨精神病学的特殊道德含义，提出对自己的道德要求，明确自己的社会责任。

为了确立本专业的道德内容，以指导和帮助各个精神病科医生树立应有的道德准则，兹作如下规定：

1. 精神病学的宗旨是促进精神健康，恢复患者自理生活的能力。

精神病科医生应遵循公认的科学、道德和社会公益原则，尽最大努力为患者的切身利益服务。

为此目的，也需要对保健人员、患者及广大的公众进行不断的宣传教育工作。

2. 每个患者应得到尽可能好的治疗，治疗中要尊重患者的人格，维持其对生命和健康的自主权利。

精神病科医生应对患者的医疗负责，并有责任对患者进行合乎标准的管理和教育。必要时，或患者提出的合理要求难以满足，精神病科医生即应向更有经验的医生征求意见或请会诊，以免贻误病情。

3. 患者与精神病科医生的治疗关系建立在彼此同意的基础上。这就要求做到互相信任，开诚布公，合作及彼此负责。病重者若不能建立这种关系时，也应像给儿童进行治疗那样，同患者的亲属或为患者所能接受的人进行联系。

如果医生和患者关系的建立，并非出于治疗目的，例如在司法精神病业务中所遇到的，则应向所涉及的人员如实说明此种关系的性质。

4. 精神病科医生应把病情的性质，拟作出的诊断，治疗措施，包括可能的变化以及预后告知患者。告知时应全面考虑，使患者有机会作出适当的选择。

5. 不能对患者进行违反其本人意愿的治疗，除非患者因病重不能表达自己的意愿，或对旁人构成严重威胁。在此情况下，可以也应该施以强迫治疗，但必须考虑患者的切身利益。且在一段适当的时间后，再取得其同意；只要可能，就应取得患者或亲属的同意。

6. 当上述促使强迫治疗势在必行的情况不再存在时，就应释放患者，除非患者自愿继续治疗。

在执行强制治疗和隔离期间，应由独立或中立的法律团体对患者经常过问，应将实行强迫和隔离的患者情况告知上述团体，并允许患者通过代理人向该团体提出申斥，不受医院工作人员或其他任何人的阻挠。

7. 精神病科医生绝不能利用职权对任何个人或集体滥施治疗，也绝不允许以不适当的私人欲望、感情或偏见来影响治疗。精神病科医生不应对没有精神病的人采用强迫的精神治疗。如患者或第三者要求违反科学或道德原则，精神病科医生应拒绝合作。当患者的希望和个人利益不能达到时，不论理由如何，都应如实告知患者。

8. 精神病科医生从患者那里获悉的谈话内容，在检查或治疗过程中得到资料均应予保密，不得公布。要公布得征求患者同意。如因别的普遍理解的重要原因，公布后随即通知患者有关泄密内容。

9. 为了增长精神病学知识和传授技术，有时需要患者参与其事。在患者服务于教学，将其病历公布时,应事先征得同意,并应采取措施,不得公布姓名,以保护患者的名誉。

在临床研究和治疗中,每个患者都应得到尽可能好的照料。把治疗的目的、过程、危险性及不利之处全部告诉患者后,接受与否,应根据自愿;对治疗中的危险及不利之处与研究的可能收获,应作适度的估计。

对儿童或对其他不能表态的患者,应征得其亲属同意。

10. 每个患者或研究对象在自愿参加的任何治疗、教学和科研项目中,可因任何理由在任何时候,自由退出。此种退出或拒绝,不应影响精神病科医生继续对此患者进行的帮助。

凡违反本宣言原则的治疗、教学或科研计划,精神病科医生应拒绝执行

五、《日内瓦宣言》

在第二次世界大战结束后审判了纳粹分子医生的罪行后,医生的职业道德的特殊性和重要性重新引起了人们的重视。1948 年,世界医学会(WMA)在希波克拉底誓言的基础上,制定了《日内瓦宣言》,作为医生的道德规范。全文如下:

值此从事医生职业之际,我庄严宣誓为服务于人类而献身。我对施我以教的师友衷心感佩。我在行医中一定要保持端庄和良心。我一定把患者的健康和生命放在一切的首位,患者吐露的一切秘密,我一定严加信守,决不泄露。我一定要保持医生职业的荣誉和高尚的传统。我待同事亲如弟兄。我决不让我对患者的义务受到种族、宗教、国籍、政党和政治或社会地位等方面的考虑的干扰。对于人的生命,自其孕育之始,就保持最高度的尊重。即使在威胁之下,我也决不用我的知识作逆于人道法规的事情。我出自内心的,以我的荣誉,庄严地保证履行以上诺言。

六.《中华人民共和国医务人员医德规范及实施办法》

1988 年 12 月 15 日中华人民共和国卫生部颁布

第一条 为加强卫生系统社会主义精神文明建设,提高医务人员的职业道德素质,改善和提高医疗服务质量,全心全意为人民服务,特制定医德规范及实施办法(以下简称“规范”)。

第二条 医德,即医务人员的职业道德,是医务人员应具备的思想品质,是医务人员与患者、社会以及医务人员之间关系的总和。医德规范是指导医务人员进行医疗活动的思想和行为的准则。

第三条 医德规范如下:

(一)救死扶伤,实行社会主义的人道主义。时刻为患者着想,千方百计为患者解除病痛。

(二)尊重患者的人格与权利,对待患者,不分民族、性别、职业、地位、财产状况,都应一视同仁。

(三)文明礼貌服务。举止端庄,语言文明,态度和蔼,同情、关心和体贴患者。

(四)廉洁奉公。自觉遵纪守法,不以医谋私。

(五)为患者保守医密,实行保护性医疗,不泄露患者隐私与秘密。

(六)互学互尊,团结协作。正确处理同行同事间的关系。

（七）严谨求实，奋发进取，钻研医术，精益求精。不断更新知识，提高技术水平。

第四条 为使本规范切实得到贯彻落实，必须坚持进行医德教育，加强医德医风建设，认真进行医德考核与评价。

第五条 各医疗单位都必须把医德教育和医德医风建设作为目标管理的重要内容，作为衡量和评价一个单位工作好坏的重要标准。

第六条 医德教育应以正面教育为主，理论联系实际，注重实效，长期坚持不懈。要实行医院新成员的上岗前教育，使之形成制度。未经上岗前培训不得上岗。

第七条 各医疗单位都应建立医德考核与评价制度，制定医德考核标准与考核办法，定期或者随时进行考核，并建立医德考核档案。

第八条 医德考核与评价方法可分为自我评价、社会评价、科室考核和上级考核。特别要注意社会评价，经常听取患者和社会各界的意见，接受人民群众的监督。

第九条 对医务人员医德考核结果，要作为应聘、提薪、晋升以及评选先进工作者的首要条件。

第十条 实行奖优罚劣。对严格遵守医德规范、医德高尚的个人，应予表彰和奖励。对于不认真遵守医德规范者，应进行批评教育。对于严重违反医德规范，经教育不改者，应分别情况给予处分。

第十一条 本规范适用于全国各类医院、诊所的医务人员，包括医生、护士、医技科室人员，管理人员和工勤人员也要参照本规范的精神执行。

第十二条 各省、自治区、直辖市卫生厅局和各医疗单位可遵照本规范精神和要求，制定医德规范实施细则及具体办法。

第十三条 本规范自公布之日起施行。

七、《中华人民共和国执业医师法》

1998 年 6 月 26 日中华人民共和国主席令第五号

第一章 总则

第一条 为了加强医师队伍的建设，提高医师的职业道德和业务素质，保障医师的合法权益，保护人民健康，制定本法。

第二条 依法取得执业医师资格或者执业助理医师资格，经注册在医疗、预防、保健机构中执业的专业医务人员，适用本法。本法所称医师，包括执业医师和执业助理医师。

第三条 医师应当具备良好的职业道德和医疗执业水平，发扬人道主义精神，履行防病治病、救死扶伤、保护人民健康的神圣职责。全社会应当尊重医师。医师依法履行职责，受法律保护。

第四条 国务院卫生行政部门主管全国的医师工作。县级以上地方人民政府卫生行政部门负责管理本行政区域内的医师工作。

第五条 国家对在医疗、预防、保健工作中作出贡献的医师，给予奖励。

第六条 医师的医学专业技术职称和医学专业技术职务的评定、聘任，按照国家有关规定办理。

第七条 医师可以依法组织和参加医师协会。

第二章 考试和注册

第八条 国家实行医师资格考试制度。医师资格考试分为执业医师资格考试和执业助理医师资格考试。

医师资格统一考试的办法,由国务院卫生行政部门制定。医师资格考试由省级以上人民政府卫生行政部门组织实施。

第九条 具有下列条件之一的,可以参加执业医师资格考试:

(一)具有高等学校医学专业本科以上学历,在执业医师指导下,在医疗、预防、保健机构中试用期满一年的;

(二)取得执业助理医师执业证书后,具有高等学校医学专科学历,在医疗、预防、保健机构中工作满二年的;具有中等专业学校医学专业学历,在医疗、预防、保健机构中工作满五年的。

第十条 具有高等学校医学专科学历或者中等专业学校医学专业学历,在执业医师指导下,在医疗、预防、保健机构中试用期满一年的,可以参加执业助理医师资格考试。

第十一条 以师承方式学习传统医学满三年或者经多年实践医术确有专长的,经县级以上人民政府卫生行政部门确定的传统医学专业组织或者医疗、预防、保健机构考核合格并推荐,可以参加执业医师资格或者执业助理医师资格考试。考试的内容和办法由国务院卫生行政部门另行制定。

第十二条 医师资格考试成绩合格,取得执业医师资格或者执业助理医师资格。

第十三条 国家实行医师执业注册制度。取得医师资格的,可以向所在地县级以上人民政府卫生行政部门申请注册,除有本法第十五条规定的情形外,受理申请的卫生行政部门应当自收到申请之日起三十日内准予注册,并发给由国务院卫生行政部门统一印制的医师执业证书。医疗、预防、保健机构可以为本机构中的医师集体办理注册手续。

第十四条 医师经注册后,可以在医疗、预防、保健机构中按照注册的执业地点、执业类别、执业范围执业,从事相应的医疗、预防、保健业务。未经医师注册取得执业证书,不得从事医师执业活动。

第十五条 有下列情形之一的,不予注册:

(一)不具有完全民事行为能力的;

(二)因受刑事处罚,自刑罚执行完毕之日起至申请注册之日止不满二年的;

(三)受吊销医师执业证书行政处罚,自处罚决定之日起至申请注册之日止不满二年的;

(四)有国务院卫生行政部门规定不宜从事医疗、预防、保健业务的其他情形的,受理申请的卫生行政部门对不符合条件不予注册的,应当自收到申请之日起三十日内书面通知申请人,并说明理由。申请人有异议的,可以自收到通知之日起十五日内,依法申请复议或者向人民法院提起诉讼。

第十六条 医师注册后有下列情形之一的,其所在的医疗、预防、保健机构应当在三十日内报告准予注册的卫生行政部门,卫生行政部门应当注销注册,收回医师执业证书:

(一)死亡或者被宣告失踪的;

(二)受刑事处罚的;

（三）受吊销医师执业证书行政处罚的；

（四）依照本法第三十一条规定暂停执业活动期满，再次考核仍不合格的；

（五）中止医师执业活动满二年的；

（六）有国务院卫生行政部门规定不宜从事医疗、预防、保健业务的其他情形的。被注销注册的当事人有异议的，可以自收到注销注册通知之日起十五日内，依法申请复议或者向人民法院提起诉讼。

第十七条 医师变更执业地点、执业类别、执业范围等注册事项的，应当到准予注册的卫生行政部门依照本法第十三条的规定办理变更注册手续。

第十八条 中止医师执业活动二年以上以及有本法第十五条规定情形消失的，申请重新执业，应当由本法第三十一条规定的机构考核合格，并依照本法第十三条的规定重新注册。

第十九条 申请个体行医的执业医师，须经注册后在医疗、预防、保健机构中执业满五年，并按照国家有关规定办理审批手续；未经批准，不得行医。县级以上地方人民政府卫生行政部门对个体行医的医师，应当按照国务院卫生行政部门的规定，经常监督检查，凡发现有本法第十六条规定的情形的，应当及时注销注册，收回医师执业证书。

第二十条 县级以上地方人民政府卫生行政部门应当将准予注册和注销注册的人员名单予以公告，并由省级人民政府卫生行政部门汇总，报国务院卫生行政部门备案。

第三章 执业规则

第二十一条 医师在执业活动中享有下列权利：

（一）在注册的执业范围内，进行医学诊查、疾病调查、医学处置、出具相应的医学证明文件，选择合理的医疗、预防、保健方案；

（二）按照国务院卫生行政部门规定的标准，获得与本人执业活动相当的医疗设备基本条件；

（三）从事医学研究、学术交流，参加专业学术团体；

（四）参加专业培训，接受继续医学教育；

（五）在执业活动中，人格尊严、人身安全不受侵犯；

（六）获取工资报酬和津贴，享受国家规定的福利待遇；

（七）对所在机构的医疗、预防、保健工作和卫生行政部门的工作提出意见和建议，依法参与所在机构的民主管理。

第二十二条 医师在执业活动中履行下列义务：

（一）遵守法律、法规，遵守技术操作规范；

（二）树立敬业精神，遵守职业道德，履行医师职责，尽职尽责为患者服务；

（三）关心、爱护、尊重患者，保护患者的隐私；

（四）努力钻研业务，更新知识，提高专业技术水平；

（五）宣传卫生保健知识，对患者进行健康教育。

第二十三条 医师实施医疗、预防、保健措施，签署有关医学证明文件，必须亲自诊查、调查，并按照规定及时填写医学文书，不得隐匿、伪造或者销毁医学文书及有关资料。

医师不得出具与自己执业范围无关或者与执业类别不相符的医学证明文件。

第二十四条 对急危患者，医师应当采取紧急措施进行诊治；不得拒绝急救处置。

第二十五条 医师应当使用经国家有关部门批准使用的药品、消毒药剂和医疗器械。除正当诊断治疗外，不得使用麻醉药品、医疗用毒性药品、精神药品和放射性药品。

第二十六条 医师应当如实向患者或者其家属介绍病情，但应注意避免对患者产生不利后果。医师进行实验性临床医疗，应当经医院批准并征得患者本人或者其家属同意。

第二十七条 医师不得利用职务之便，索取、非法收受患者财物或者牟取其他不正当利益。

第二十八条 遇有自然灾害、传染病流行、突发重大伤亡事故及其他严重威胁人民生命健康的紧急情况时，医师应当服从县级以上人民政府卫生行政部门的调遣。

第二十九条 医师发生医疗事故或者发现传染病疫情时，应当按照有关规定及时向所在机构或者卫生行政部门报告。医师发现患者涉嫌伤害事件或者非正常死亡时，应当按照有关规定向有关部门报告。

第三十条 执业助理医师应当在执业医师的指导下，在医疗、预防、保健机构中按照其执业类别执业。在乡、民族乡、镇的医疗、预防、保健机构中工作的执业助理医师，可以根据医疗诊治的情况和需要，独立从事一般的执业活动。

第四章 考核和培训

第三十一条 受县级以上人民政府卫生行政部门委托的机构或者组织应当按照医师执业标准，对医师的业务水平、工作成绩和职业道德状况进行定期考核。对医师的考核结果，考核机构应当报告准予注册的卫生行政部门备案。

对考核不合格的医师，县级以上人民政府卫生行政部门可以责令其暂停执业活动三个月至六个月，并接受培训和继续医学教育。暂停执业活动期满，再次进行考核，对考核合格的，允许其继续执业；对考核不合格的，由县级以上人民政府卫生行政部门注销注册，收回医师执业证书。

第三十二条 县级以上人民政府卫生行政部门负责指导、检查和监督医师考核工作。

第三十三条 医师有下列情形之一的，县级以上人民政府卫生行政部门应当给予表彰或者奖励：

（一）在执业活动中，医德高尚，事迹突出的；

（二）对医学专业技术有重大突破，作出显著贡献的；

（三）遇有自然灾害、传染病流行、突发重大伤亡事故及其他严重威胁人民生命健康的紧急情况时，救死扶伤、抢救诊疗表现突出的；

（四）长期在边远贫困地区、少数民族地区条件艰苦的基层单位努力工作的；

（五）国务院卫生行政部门规定应当予以表彰或者奖励的其他情形的。

第三十四条 县级以上人民政府卫生行政部门应当制定医师培训计划，对医师进行多种形式的培训，为医师接受继续医学教育提供条件。县级以上人民政府卫生行政部门应当采取有力措施，对在农村和少数民族地区从事医疗、预防、保健业务的医务人员实施培训。

第三十五条 医疗、预防、保健机构应当按照规定和计划保证本机构医师的培训和继续医学教育。县级以上人民政府卫生行政部门委托的承担医师考核任务的医疗卫生机构，应当为医师的培训和接受继续医学教育提供和创造条件。

第五章 法律责任

第三十六条 以不正当手段取得医师执业证书的,由发给证书的卫生行政部门予以吊销;对负有直接责任的主管人员和其他直接责任人员,依法给予行政处分。

第三十七条 医师在执业活动中,违反本法规定,有下列行为之一的,由县级以上人民政府卫生行政部门给予警告或者责令暂停六个月以上一年以下执业活动;情节严重的,吊销其执业证书;构成犯罪的,依法追究刑事责任:

(一)违反卫生行政规章制度或者技术操作规范,造成严重后果的;

(二)由于不负责任延误急危患者的抢救和诊治,造成严重后果的;

(三)造成医疗责任事故的;

(四)未经亲自诊查、调查,签署诊断、治疗、流行病学等证明文件或者有关出生、死亡等证明文件的;

(五)隐匿、伪造或者擅自销毁医学文书及有关资料的;

(六)使用未经批准使用的药品、消毒药剂和医疗器械的;

(七)不按照规定使用麻醉药品、医疗用毒性药品、精神药品和放射性药品的;

(八)未经患者或者其家属同意,对患者进行实验性临床医疗的;

(九)泄露患者隐私,造成严重后果的;

(十)利用职务之便,索取、非法收受患者财物或者牟取其他不正当利益的;

(十一)发生自然灾害、传染病流行、突发重大伤亡事故以及其他严重威胁人民生命健康的紧急情况时,不服从卫生行政部门调遣的;

(十二)发生医疗事故或者发现传染病疫情,患者涉嫌伤害事件或者非正常死亡,不按照规定报告的。

第三十八条 医师在医疗、预防、保健工作中造成事故的,依照法律或者国家有关规定处理。

第三十九条 未经批准擅自开办医疗机构行医或者非医师行医的,由县级以上人民政府卫生行政部门予以取缔,没收其违法所得及其药品、器械,并处十万元以下的罚款;对医师吊销其执业证书;给患者造成损害的,依法承担赔偿责任;构成犯罪的,依法追究刑事责任。

第四十条 阻碍医师依法执业,侮辱、诽谤、威胁、殴打医师或者侵犯医师人身自由、干扰医师正常工作、生活的,依照治安管理处罚条例的规定处罚;构成犯罪的,依法追究刑事责任。

第四十一条 医疗、预防、保健机构未依照本法第十六条的规定履行报告职责,导致严重后果的,由县级以上人民政府卫生行政部门给予警告;并对该机构的行政负责人依法给予行政处分。

第四十二条 卫生行政部门工作人员或者医疗、预防、保健机构工作人员违反本法有关规定,弄虚作假、玩忽职守、滥用职权、徇私舞弊,尚不构成犯罪的,依法给予行政处分;构成犯罪的,依法追究刑事责任。

第六章 附则

第四十三条 本法颁布之日前按照国家有关规定取得医学专业技术职称和医学专

业技术职务的人员，由所在机构报请县级以上人民政府卫生行政部门认定，取得相应的医师资格。其中在医疗、预防、保健机构中从事医疗、预防、保健业务的医务人员，依照本法规定的条件，由所在机构集体核报县级以上人民政府卫生行政部门，予以注册并发给医师执业证书。具体办法由国务院卫生行政部门会同国务院人事行政部门制定。

第四十四条 计划生育技术服务机构中的医师，适用本法。

第四十五条 在乡村医疗卫生机构中向村民提供预防、保健和一般医疗服务的乡村医生，符合本法有关规定的，可以依法取得执业医师资格或者执业助理医师资格；不具备本法规定的执业医师资格或者执业助理医师资格的乡村医生，由国务院另行制定管理办法。

第四十六条 军队医师执行本法的实施办法，由国务院、中央军事委员会依据本法的原则制定。

第四十七条 境外人员在中国境内申请医师考试、注册、执业或者从事临床示教、临床研究等活动的，按照国家有关规定办理。

第四十八条 本法自1999年5月1日起施行。

八、《护士条例》

中华人民共和国国务院令第517号

《护士条例》已经2008年1月23日国务院第206次常务会议通过，现予公布，自2008年5月12日起施行。

第一章 总则

第一条 为了维护护士的合法权益，规范护理行为，促进护理事业发展，保障医疗安全和人体健康，制定本条例。

第二条 本条例所称护士，是指经执业注册取得护士执业证书，依照本条例规定从事护理活动，履行保护生命、减轻痛苦、增进健康职责的卫生技术人员。

第三条 护士人格尊严、人身安全不受侵犯。护士依法履行职责，受法律保护。全社会应当尊重护士。

第四条 国务院有关部门、县级以上地方人民政府及其有关部门以及乡（镇）人民政府应当采取措施，改善护士的工作条件，保障护士待遇，加强护士队伍建设，促进护理事业健康发展。

国务院有关部门和县级以上地方人民政府应当采取措施，鼓励护士到农村、基层医疗卫生机构工作。

第五条 国务院卫生主管部门负责全国的护士监督管理工作。县级以上地方人民政府卫生主管部门负责本行政区域的护士监督管理工作。

第六条 国务院有关部门对在护理工作中做出杰出贡献的护士，应当授予全国卫生系统先进工作者荣誉称号或者颁发白求恩奖章，受到表彰、奖励的护士享受省部级劳动模范、先进工作者待遇；对长期从事护理工作的护士应当颁发荣誉证书。具体办法由国务院有关部门制定。

县级以上地方人民政府及其有关部门对本行政区域内作出突出贡献的护士，按照省、自治区、直辖市人民政府的有关规定给予表彰、奖励。

第二章　执业注册

第七条　护士执业，应当经执业注册取得护士执业证书。

申请护士执业注册，应当具备下列条件：

（一）具有完全民事行为能力；

（二）在中等职业学校、高等学校完成国务院教育主管部门和国务院卫生主管部门规定的普通全日制3年以上的护理、助产专业课程学习，包括在教学、综合医院完成8个月以上护理临床实习，并取得相应学历证书；

（三）通过国务院卫生主管部门组织的护士执业资格考试；

（四）符合国务院卫生主管部门规定的健康标准。

护士执业注册申请，应当自通过护士执业资格考试之日起3年内提出；逾期提出申请的，除应当具备前款第（一）项、第（二）项和第（四）项规定条件外，还应当在符合国务院卫生主管部门规定条件的医疗卫生机构接受3个月临床护理培训并考核合格。

护士执业资格考试办法由国务院卫生主管部门会同国务院人事部门制定。

第八条　申请护士执业注册的，应当向拟执业地省、自治区、直辖市人民政府卫生主管部门提出申请。收到申请的卫生主管部门应当自收到申请之日起20个工作日内做出决定，对具备本条例规定条件的，准予注册，并发给护士执业证书；对不具备本条例规定条件的，不予注册，并书面说明理由。

护士执业注册有效期为5年。

第九条　护士在其执业注册有效期内变更执业地点的，应当向拟执业地省、自治区、直辖市人民政府卫生主管部门报告。收到报告的卫生主管部门应当自收到报告之日起7个工作日内为其办理变更手续。护士跨省、自治区、直辖市变更执业地点的，收到报告的卫生主管部门还应当向其原执业地省、自治区、直辖市人民政府卫生主管部门通报。

第十条　护士执业注册有效期届满需要继续执业的，应当在护士执业注册有效期届满前30日向执业地省、自治区、直辖市人民政府卫生主管部门申请延续注册。收到申请的卫生主管部门对具备本条例规定条件的，准予延续，延续执业注册有效期为5年；对不具备本条例规定条件的，不予延续，并书面说明理由。

护士有行政许可法规定的应当予以注销执业注册情形的，原注册部门应当依照行政许可法的规定注销其执业注册。

第十一条　县级以上地方人民政府卫生主管部门应当建立本行政区域的护士执业良好记录和不良记录，并将该记录记入护士执业信息系统。

护士执业良好记录包括护士受到的表彰、奖励以及完成政府指令性任务的情况等内容。护士执业不良记录包括护士因违反本条例以及其他卫生管理法律、法规、规章或者诊疗技术规范的规定受到行政处罚、处分的情况等内容。

第三章　权利和义务

第十二条　护士执业，有按照国家有关规定获取工资报酬、享受福利待遇、参加社会保险的权利。任何单位或者个人不得克扣护士工资，降低或者取消护士福利等待遇。

第十三条　护士执业，有获得与其所从事的护理工作相适应的卫生防护、医疗保健服务的权利。从事直接接触有毒有害物质、有感染传染病危险工作的护士，有依照有关法律、行政法规的规定接受职业健康监护的权利;患职业病的,有依照有关法律、行政法规的规定获得赔偿的权利。

第十四条 护士有按照国家有关规定获得与本人业务能力和学术水平相应的专业技术职务、职称的权利;有参加专业培训、从事学术研究和交流、参加行业协会和专业学术团体的权利。

第十五条 护士有获得疾病诊疗、护理相关信息的权利和其他与履行护理职责相关的权利,可以对医疗卫生机构和卫生主管部门的工作提出意见和建议。

第十六条 护士执业,应当遵守法律、法规、规章和诊疗技术规范的规定。

第十七条 护士在执业活动中,发现患者病情危急,应当立即通知医师;在紧急情况下为抢救垂危患者生命,应当先行实施必要的紧急救护。

护士发现医嘱违反法律、法规、规章或者诊疗技术规范规定的,应当及时向开具医嘱的医师提出;必要时,应当向该医师所在科室的负责人或者医疗卫生机构负责医疗服务管理的人员报告。

第十八条 护士应当尊重、关心、爱护患者,保护患者的隐私。

第十九条 护士有义务参与公共卫生和疾病预防控制工作。发生自然灾害、公共卫生事件等严重威胁公众生命健康的突发事件,护士应当服从县级以上人民政府卫生主管部门或者所在医疗卫生机构的安排,参加医疗救护。

第四章 医疗卫生机构的职责

第二十条 医疗卫生机构配备护士的数量不得低于国务院卫生主管部门规定的护士配备标准。

第二十一条 医疗卫生机构不得允许下列人员在本机构从事诊疗技术规范规定的护理活动:

(一) 未取得护士执业证书的人员;

(二) 未依照本条例第九条的规定办理执业地点变更手续的护士;

(三) 护士执业注册有效期届满未延续执业注册的护士。

在教学、综合医院进行护理临床实习的人员应当在护士指导下开展有关工作。

第二十二条 医疗卫生机构应当为护士提供卫生防护用品,并采取有效的卫生防护措施和医疗保健措施。

第二十三条 医疗卫生机构应当执行国家有关工资、福利待遇等规定,按照国家有关规定为在本机构从事护理工作的护士足额缴纳社会保险费用,保障护士的合法权益。

对在艰苦边远地区工作,或者从事直接接触有毒有害物质、有感染传染病危险工作的护士,所在医疗卫生机构应当按照国家有关规定给予津贴。

第二十四条 医疗卫生机构应当制定、实施本机构护士在职培训计划,并保证护士接受培训。

护士培训应当注重新知识、新技术的应用;根据临床专科护理发展和专科护理岗位的需要,开展对护士的专科护理培训。

第二十五条 医疗卫生机构应当按照国务院卫生主管部门的规定,设置专门机构或者配备专(兼)职人员负责护理管理工作。

第二十六条 医疗卫生机构应当建立护士岗位责任制并进行监督检查。

护士因不履行职责或者违反职业道德受到投诉的,其所在医疗卫生机构应当进行调查。经查证属实的,医疗卫生机构应当对护士做出处理,并将调查处理情况告知投诉人。

第五章 法律责任

第二十七条 卫生主管部门的工作人员未依照本条例规定履行职责,在护士监督管理工作中滥用职权、徇私舞弊,或者有其他失职、渎职行为的,依法给予处分;构成犯罪的,依法追究刑事责任。

第二十八条 医疗卫生机构有下列情形之一的,由县级以上地方人民政府卫生主管部门依据职责分工责令限期改正,给予警告;逾期不改正的,根据国务院卫生主管部门规定的护士配备标准和在医疗卫生机构合法执业的护士数量核减其诊疗科目,或者暂停其六个月以上一年以下执业活动;国家举办的医疗卫生机构有下列情形之一、情节严重的,还应当对负有责任的主管人员和其他直接责任人员依法给予处分:

(一)违反本条例规定,护士的配备数量低于国务院卫生主管部门规定的护士配备标准的;

(二)允许未取得护士执业证书的人员或者允许未依照本条例规定办理执业地点变更手续、延续执业注册有效期的护士在本机构从事诊疗技术规范规定的护理活动的。

第二十九条 医疗卫生机构有下列情形之一的,依照有关法律、行政法规的规定给予处罚;国家举办的医疗卫生机构有下列情形之一、情节严重的,还应当对负有责任的主管人员和其他直接责任人员依法给予处分:

(一)未执行国家有关工资、福利待遇等规定的;

(二)对在本机构从事护理工作的护士,未按照国家有关规定足额缴纳社会保险费用的;

(三)未为护士提供卫生防护用品,或者未采取有效的卫生防护措施、医疗保健措施的;

(四)对在艰苦边远地区工作,或者从事直接接触有毒有害物质、有感染传染病危险工作的护士,未按照国家有关规定给予津贴的。

第三十条 医疗卫生机构有下列情形之一的,由县级以上地方人民政府卫生主管部门依据职责分工责令限期改正,给予警告:

(一)未制定、实施本机构护士在职培训计划或者未保证护士接受培训的;

(二)未依照本条例规定履行护士管理职责的。

第三十一条 护士在执业活动中有下列情形之一的,由县级以上地方人民政府卫生主管部门依据职责分工责令改正,给予警告;情节严重的,暂停其六个月以上一年以下执业活动,直至由原发证部门吊销其护士执业证书:

(一)发现患者病情危急未立即通知医师的;

(二)发现医嘱违反法律、法规、规章或者诊疗技术规范的规定,未依照本条例第十七条的规定提出或者报告的;

(三)泄露患者隐私的;

(四)发生自然灾害、公共卫生事件等严重威胁公众生命健康的突发事件,不服从安排参加医疗救护的。

护士在执业活动中造成医疗事故的,依照医疗事故处理的有关规定承担法律责任。

第三十二条 护士被吊销执业证书的,自执业证书被吊销之日起两年内不得申请执业注册。

第三十三条 扰乱医疗秩序,阻碍护士依法开展执业活动,侮辱、威胁、殴打护士,或者有其他侵犯护士合法权益行为的,由公安机关依照治安管理处罚法的规定给予处罚;构成犯罪的,依法追究刑事责任。

第六章 附则

第三十四条 本条例施行前按照国家有关规定已经取得护士执业证书或者护理专业技术职称、从事护理活动的人员,经执业地省、自治区、直辖市人民政府卫生主管部门审核合格,换领护士执业证书。

本条例施行前,尚未达到护士配备标准的医疗卫生机构,应当按照国务院卫生主管部门规定的实施步骤,自本条例施行之日起三年内达到护士配备标准。

第三十五条 本条例自 2008 年 5 月 12 日起施行。

九、《大医精诚》——孙思邈

《大医精诚》一文出自中国唐朝孙思邈所著之《备急千金要方》第一卷,乃是中医学典籍中,论述医德的一篇极为重要的文献。孙思邈一生非常注重医学道德的修养,他将医术分为精和诚两个方面,“精”是指精湛的医学知识和技能,“诚”是指高尚的医德修养。“大医精诚”即为:一个堂堂正正的医生,既要有精湛的医疗技术,也要有赤诚济世的道德品质。

在《备急千金要方》一书中,首列“大医习业”与“大医精诚”两篇,这是我国最早的较为完整的医德文献专论,是高尚的医德与高超的医技相结合的医德规范。这种浓厚而朴素的救死扶伤的人道主义精神,不论在当时还是现在,都是值得学习和提倡的。

原文如下:

张湛曰:“夫经方之难精,由来尚矣。”今病有内同而外异,亦有内异而外同,故五藏六腑之盈虚,血脉荣卫之通塞,固非耳目之所察,必先诊候以审之。而寸口关尺,有浮沉弦紧之乱;俞穴流注,有高下浅深之差;肌肤筋骨,有厚薄刚柔之异。唯用心精微者,始可与言于此矣。今以至精至微之事,求之于至粗至浅这思,其不殆哉!若盈而益之,虚而损之,通而彻之,塞而壅之,寒而冷之,热而温之,是重加其疾,而望其生,吾见其死矣。故医方卜筮,艺能之难精者也,既非神授,何以得其幽微?世有愚者,读方三年,便谓天下无病可治;及治病三年,乃知天下无方可用。故学者必须博极医源,精勤不倦,不得道听途说,而言医道已了,深自误哉!

凡大医治病,必当安神定志,无欲无求,先发大慈恻隐之心,誓愿普救含灵之苦。若有疾厄来求救者,不得问其贵贱贫富,长幼妍媸,怨亲善友,华夷愚智,普同一等,皆如至亲之想,亦不得瞻前顾后,自虑吉凶,护惜身命。见彼苦恼,若己有之,深心凄怆,勿避崄巇、昼夜、寒暑、饥渴、疲劳,一心赴救,无作功夫形迹之心。如此可为苍生大医,反此则是含灵巨贼。自古名贤治病,多用生命以济危急,虽曰贱畜贵人,至于爱命,人畜一也。损彼益己,物情同患,况于人乎!夫杀生求生,去生更远。吾今此方所以不用生命为药者,良由此也。其虻虫、水蛭之属，市有先死者，则市而用之，不在此例。只如鸡卵一物，以其混沌未分，必有大段要急之处，不得已隐忍而用之。能不用者，斯为大哲，亦所不及也。其有患疮痍、下痢，臭秽不可瞻视，人所恶见者，但发惭愧凄怜忧恤之意，不得起一念蒂芥之心，是吾之志也。

夫大医之体，欲得澄神内视，望之俨然，宽裕汪汪，不皎不昧。省病诊疾，至意深心，详察形候，纤毫勿失，处判针药，无得参差。虽曰病宜速救，要须临事不惑，唯当审谛覃思，不得于性命之上，率尔自逞俊快，邀射名誉，甚不仁矣！又到病家，纵绮罗满目，勿左右顾盼，丝竹凑耳，无得似有所娱，珍羞迭荐，食如无味，醽醁兼陈，看有若无。所以尔者，夫一人向隅，满堂不乐，而况患者苦楚，不离斯须，而医者安然欢娱，傲然自得，兹乃人神之所共耻，至人之所不为，斯盖医之本意也。

夫为医之法，不得多语调笑，谈谑喧哗，道说是非，议论人物，炫耀声名，訾毁诸医，自矜己德，偶然治差一病，则昂头戴面，而有自许之貌，谓天下无双，此医人之膏肓也。

所以医人不得恃己所长，专心经略财物，但作救苦之心，于冥运道中，自感多福者耳。又不得以彼富贵，处以珍贵之药，令彼难求，自衒功能，谅非忠恕之道。志存救济，故亦曲碎论之，学者不可耻言之鄙俚也。

十、《伤寒论·自序》——张仲景

张仲景，名机，(公元 150～219 年)东汉南阳郡人，他“勤求古训，博采众方”，结合自己的临床经验，全面总结了东汉以前临证医学的成就，撰写了著名的《伤寒杂病论》16 卷，确立辨证施治的医疗原则，奠定理、法、方、药的理论基础，这是世界上第一部经验总结性的临床医学著作，对祖国医药学的贡献极大。自唐代以来，仲景学说传播于世界各地，日本、朝鲜等国人民称他为医学“先师”，祖国人民称之为“医圣”，有“医门之仲景，儒门之孔子”的说法。

原文如下：

余每览越人入虢之诊，望齐侯之色，未尝不慨然不叹其才秀也！怪当今居世之士，曾不留神医药，精究方术，上以疗君亲之疾，下以救贫贱之厄，中以保身长全，以养其身；但竞逐荣势，企踵权豪，孜孜汲汲，唯名利是务；崇饰其末，忽视其本，华其外而悴其内。皮之不存，毛将安附焉？

卒然遭邪风之气，婴非常之疾，患及祸至，而方震栗，降志屈节，钦望巫祝，告穷归天，束手受败。赍百年之寿命，持至贵之重器，委付凡医，恣其所措。咄嗟呜呼！厥身已毙，神明消灭，变为异物，幽潜重泉，徒为啼泣！痛夫！举世昏迷，莫能觉悟，不惜其命。若是轻生，彼何荣势之云哉？而进不能爱人知人，退不能爱身知己，遇灾值祸，身居厄地，蒙蒙昧昧，蠢若游魂。哀乎！趋世之士，驰竞浮华，不固根本，忘躯徇物，危若冰谷，至于是也！

余宗族素多，向余二百，建安纪年以来，犹未十稔，其死亡者，三分有二，伤寒十居其七。感往昔之沦丧，伤横夭之莫救，乃勤求古训，博采众方，撰用《素问》、《九卷》、《八十一难》、《阴阳大论》、《胎胪药录》，并平脉辨证，为《伤寒杂病论》合十六卷，虽未能尽愈诸病，庶可以见病知源，若能寻余所集，思过半矣。

夫天布五行，以运万类，人禀五常，以有五藏，经络府俞，阴阳会通，玄冥幽微，变化难极，自非才高识妙，岂能探其理致哉！上古有神农、黄帝、歧伯、伯高、雷公、少俞、少师、仲文，中世有长桑、扁鹊，汉有公乘阳庆及仓公，下此以往，未之闻也。观今之医，不念思求经旨，以演其所知，各承家技，终始顺旧，省疾问病，务在口给。相对斯须，便处汤药，按寸不及尺，握手不及足，人迎趺阳，三部不参，动数发息，不满五十，短期未知决诊，九候曾无仿佛，明堂阙庭，尽不见察，所谓窥管而已。夫欲视死别生，实为难矣。

孔子云：生而知之者上，学则亚之，多闻博识，知之次也。余宿尚方术，请事斯语。”

十一、《医家五戒十要》——陈实功

陈实功（1555～1636）江苏南通人，明代杰出的外科医学家。他所撰《外科正宗》虽属医学专著，其中却提到了医德方面的内容，即“五戒十要”，不妨一读：

一戒：凡病家大小贫富人等，请观者便可往之，勿得迟延厌弃，欲往机时不往，不为平易。药金毋论轻重有无，当尽量一例施与，自然阴骘日增，无伤方寸。

二戒：凡视妇人及孀尼僧人等，必候侍者在旁，然后入房诊视，倘旁无伴，不可自看。假有不便之患，更宜真诚窥睹，虽对内人不可读，此因闺阃故也。

三戒：不得出脱病家珠珀珍贵等送病家合药，以虚存假换，如果该用，令彼自制入之。倘服不效，自无疑谤，亦不得称赞彼家特色之好，凡此等非君子也。

四戒：凡救世者，不可行乐登山，携酒游玩，又不可非时离去家中。凡有抱病至者，必当亲视用意发药，又要依经写出药帖，必不可杜撰药方，受人驳问。

五戒：凡娼妓及私伙家请看，亦当正已视如良家子女，不可他意见戏，以取不正，视毕便回。贫窘者药金可璧，看回只可与药，不可再去，以希邪淫之报。

一要：先知儒理，然后方知医理，或内或外，勤读先古明医确论之书，须旦夕手不释卷，一一参明融化机变，印之在心，慧之于目，凡临证时自无差谬矣。

二要：选买药品，必遵雷公炮炙，药有依方修合者，又有因病随时加减者，汤散宜近备，丸丹须预制，常药愈久愈灵，钱药越陈越异，药不吝珍，终久必济。

三要：凡乡进同道之士，不可生轻侮傲慢之心，切要谦和谨慎，年尊者恭敬之，有学者帅事之，骄傲者逊让之，不及者荐拔之，如此自无谤怨，信和为贵也。

四要：治家与治病同，人之不惜元气，斫丧太过，百病生焉，轻则支离身体，重则丧命。治家若固根本而奢华，费用太过，轻则无积，重则贫窘。

五要：人之受命于天，不可负天之命。凡欲进取，当知彼心顺否，体认天道顺逆，凡顺取，人缘相庆，逆取，子孙不吉。为人何不轻利远害，以防还报之业也？

六要：里中亲友情，除婚丧疾病庆贺外，其余家务，至于馈送往来之礼，不可求奇好胜。凡飧只可一鱼一菜，一则省费，二则惜禄，谓广求不如俭用。

七要：贫困之家及游食僧道衙门差役人等，凡来看病，不可要他药钱，只当奉药。再遇贫难者，当量力微赠，方为仁术。不然有药而无伙食者，命亦难保也。

八要：凡有所畜，随其大小，便当置买产业以为根本，不可收买玩器及不紧物件，浪费钱财。又不可做银会酒会，有妨生意，必当一例禁之，自绝谤怨。

九要：凡室中所用各样物具，俱要精备齐整，不得临时缺少。又古今前贤书籍，及近时明公新刊医理词说，必寻参看以资学问，此诚为医家之本务也。

十要：凡奉官衙所请，必要速去，无得怠缓，要诚意恭敬，告明病源，开具方药。病愈之后，不得图求扁礼，亦不得言说民情，至生罪戾。闲不近公，自当守法。

十二、《论医家十要》——龚廷贤

摘自《万病回春》

龚廷贤(1522～1619)，一作应贤，字子才，号云林，明朝金溪霞澌龚家(今合市乡龚家)人，是江西省历史上十大名医之一。从小爱好医学，继承祖业，以“良医济世，功同良相”自励。博考历代医书，贯通医理，至成年后，无论内外妇儿都已精熟，尤擅儿科。他尊古而不拘泥，深明五脏症结之源，决生死多奇中。一生著述极丰。

医家十要：

一存仁心，乃是良箴，博施济众，惠泽斯深。

二通儒道，儒医世宝，道理贵明，群书当考。

三精脉理，宜分表里，指下既明，沉疴可起。

四识病原，生死敢言，医家至此，始至专门。

五知气运，以明岁序，补泻温凉，按时处治。

六明经络，认病不错，脏腑洞然，今之扁鹊。

七识药性，立方应病，不辨温凉，恐伤性命。

八会炮制，火候详细，太过不及，安危所系。

九莫嫉妒，因人好恶，天理昭然，速当悔晤。

十勿重利，当存仁义，贫富虽殊，药施无二。

病家十要：

一择明医，于病有裨，不可不慎，生死相随。

二肯服药，诸病可却，有等愚人，自家担搁。

三宜早治，始则容易，履霜不谨，坚冰即至。

四绝空房，自然无疾，倘若犯之，神医无术。

五戒恼怒，必须省悟，怒则火起，难以救获。

六息妄想，须当静养，念虑一除，精神自爽。

七节饮食，调理有则，过则伤神，太饱难克。

八慎起居，交际当祛，稍若劳役，元气愈虚。

九莫信邪，信之则差，异端诳诱，惑乱人家。

十勿惜费，惜之何谓，请问君家，命财孰贵。

十三、《希波克拉底誓言》

希波克拉底是公元前 5 年至公元前 4 年世界著名的希腊医生，他不仅是西方医学之父，也是西方医德学的奠基人。希波克拉底誓言流传于 2000 多年前，是医生对患者、对社会的责任及医生行为规范的誓言，以希波克拉底的名字命名。这一誓言很可能在希波克拉底时代之前已经在医生中以口头形式代代相传，而希波克拉底也许是第一个把这一誓言用文学记录下来的人。这一誓言中有封建行会及迷信的色彩，但其基本精神仍被视为医生行为规范，沿用至今。直到今日，在很多国家，很多医生就业时还必须按此誓言宣誓。

译文如下：

“仰赖医神阿波罗，埃斯克雷彼斯及天地诸神为证，鄙人敬谨宣誓，愿以自身能力及判断所及，遵守此约。凡授我艺者敬之如父母，作为终身同世伴侣，彼有急需我接济之。视彼儿女，犹我弟兄，如欲授业，当免费并无条件传授之。凡多知无论口授书传俱传之吾子，吾师之子孙及其发誓遵守此约之生徒，此外不传与他人。我愿尽余之能力及判断力所及，遵守为病家谋利益之信条，并检束一切堕落及害人行为，我不得将危害药品给予他人，并不作此项之指导，虽然人请求亦必不与人，尤不为妇人施堕胎手术。我愿以此纯洁与神圣之精神终身执行我职务。凡患结石者，我不施手术，此则有待于专家为之。无论至何处，遇男或女，贵人及奴婢，我之唯一目的，为病家谋幸福，并检点吾身，不作各种害人及恶劣行为，尤不作诱奸之事。凡我所见所闻，无论有无业务关系，我认为应守秘密者，我愿保守秘密。倘使我严守上述誓言时，请求神只让我生命与医术能得无上光荣，我苟违誓，天地鬼神共殛之。”

十四、《后希波克拉底誓言》

1988年，美国医学化理学家E·D·彼莱格里诺和D.C.托马斯马在《为了患者利益》一书中根据医学的发展和人类社会的进步，提出了“一个医生所承诺的促进患者利益的义务”，这被西方国家许多医学院校采用来作为医学生毕业时需背诵的誓词，有人称为“后希波克拉底誓言”，全文如下：

“我保证履行由于我的专业我自愿承担的治疗和帮助患者的义务。我的义务是基于患者所处的软弱不利的地位，以及他必然给予我和我的专业能力完全信任。所以，我保证把患者多方面的利益作为我的专业伦理的第一原则。由于承认这种约束，我接受下列义务，只有患者或患者的合法代理人才能解除我这些义务：

将患者的利益置于我专业实践的中心，并在情况需要时置于我自己的自我利益之上。

拥有和保持我的专业要求的知识和技能的能力。

承认我的能力的局限，只要我的患者病情需要，我应向我的各种卫生专业的同事求助。

尊重其他卫生专业同事的价值和信念，并承认他们作为个人的道德责任。

用同等的关切和献身精神关怀所有需要我帮助的人，不管他们有没有能力付酬。

主要为了我的患者的最佳利益，而不是主要为了推行社会的、政治的或财政的政策或我自己的利益而行动。

尊重我的患者的参与影响他或她的决策的道德权利，明确地、清楚地、用患者理解的语言说明他或她的疾病的性质，以及我建议采用的治疗的好处和危险。

帮助我的患者作出与他们的价值和信念一致的选择，不强迫，不欺骗，不口是心非。

对我听到、知道和看到的保守秘密，作为我关怀患者的一个必要部分，除非对别人有明确的、严重的、直接伤害的危险。

即使我不能治愈患者，也总要帮助他们，当死亡不可避免时，要帮助我的患者按照他或她自己的打算死亡。

决不参与直接的、主动的、有意识的杀死一个患者,即使为了仁慈的理由,或应国家的要求,或任何其他的理由。

为了履行我对社会的义务,参与影响国民健康的公共政策决定,提供领导以及专家的和客观的证言。

将我所说和所信的付诸实践,从而在我的专业生涯中体现上述原则。

十五、《国际医学道德守则》

译文摘录:

"医师必须谨记保持人类生命的责任。一个医师必须对患者付出全部忠心和全部科学知识,不论何种检查或治疗,如果医师能力有限,必须另请高明。由于患者信任,一个医师必须绝对保护所知的患者隐私。一个医师必须把抢救患者当作一种人道主义的责任,除非他确信别人愿意,而且有能力进行抢救。医师对医师的责任:一个医师必须对同事有礼貌,正如同事必须对他有礼貌。一个医师不要挖走同事的患者。一个医师必须遵守世界医学会通过的《日内瓦宣言》。"(1949 年 10 月伦敦第三届世界医学会)

十六、《胡佛兰德医德十二箴》

德国柏林大学教授胡佛兰德(Hufeland,1762~1836)的《医德十二箴》中提出了救死扶伤,治病救人的医德要求,在西方医学界广为流传,被称为是希波克拉底誓言的发展。全文如下:

(一)医生活着不是为了自己,而是为了他人,这是医生的职业性质。把名誉或金钱作为自己追求的目标是医生的悲哀。为了挽救同胞的生命和健康,他必须随时准备着牺牲自己的睡眠、利益和舒适,甚至更重要的东西。

医生对待所有事物的一个基本法则是:"规范所有的行为旨在尽可能实现职业的最高目标,该目标即是救死扶伤、治病救人和减少痛苦。"

(二)在行医过程中,医生所考虑的只是人,无论富人和穷人、地位高的和地位低的都应一视同仁。拿着一把金子的有钱人和说不出什么话、也给不出什么财富但流着感恩的泪水的穷人,面对这两者,你要的是哪一个?

(三)在医疗实践中,医生必须保持最大的注意力、拥有最精确的技术和最大的责任心。他不能只是肤浅行事,而应该带着研究和求知的心理行医。他决不能把患者看做手段,而应是行医的目的;也不能把患者看做实验的对象或者仅仅是工作的对象,而应把他看成是一个人——这一自然界的最高范畴。

诚然,医生的缺点很少能够被摆在世人面前,也不能受到法庭的惩罚,因为这种惩罚需要绝对的证据,而这几乎是无法获得的。然而,最实实在在、最令人敬畏的法庭却在等着他——他的良心——在这里没有任何托词、辩解或者抱怨可以保护他,只有纯洁、坦荡的心灵以及竭尽自己的所能、所知来挽救患者的信念可以赦免他。他必须记住:轻浮、悠闲或者任何个人的考虑,或者相对于前者所为表现较好的一名医生,偏爱某一个系统或者某项实验,这些都不能让他玩忽职守;因为那时,内心的法官是不会保持沉默的。

（四）但是只有技术和艺术是不够的，他必须特别注意自己的行为。正是他的行为把他推荐给公众，让公众信任他、承认他；因为大多数人都没有能力对他的学科发表意见；所以他们很自然就按照他的行为来衡量他的能力。光凭行为这一点，一个并无多少过人之处的医生也可以成为大众的宠儿，而没有了它，即使技术最娴熟的医生也不会被人注意和赏识。

这种行为的主要特征应该是：具备自信心，温文尔雅又不失尊严，端庄而不造作，快乐但不滑稽，须严肃时则严肃，遇小事彬彬有礼，表现宽容，遇大事且需要保持坚定立场时则坚定不移；富有同情心，表现热情，对信仰有充分的考虑；不沉默寡言也不油嘴滑舌，不传播小道消息，对患者充分关心，注意到每一个细节，仔细检查患者，甚至观察其周围的人，既不古怪也不低俗，既不纨绔浮夸也不迂腐卖弄，任何事情保持中立；尤其不能感情用事或者怒火中烧，而是冷静沉着、谨慎周到；因为从容镇定才能带来患者的信任。年轻的从业者们，尤其是刚刚加入到这个行业中来的，常有一个共同的缺点，那就是不管是通过最新的衣着或者从事科学活动，还是通过似非而是的话和奇思妙想，甚至是通过庸医术，他们的努力主要是为了创造轰动。

（五）当白天的喧嚣沉寂下来、寂静的夜晚引起反思时，医生可以拿出几个小时冷静地思考一下自己的患者，记录下病史中最关键的地方以及病史中出现的变化，记录下他对疾病产生、治疗的一些看法以及开过的处方，再次完整地思量整个病情。没有一个夜晚可以不做这样的事情，这就为他的工作指出了重点。在黑夜的寂静中，很多事情会以与白天不同的方式来出现；他的头脑中可能会产生新的启示和灵感，而这些启示和灵感在喧闹的白天是根本找不到的。

此外，夜晚的沉思还有一个益处——可以获得我们所掌握的病史的完整资料——这是经验财富，这些在以后一定会产生很大的指导意义。通过对比，我们在处理意见和方法上的一系列变化而使我们受到启发；——尚且不提由此带来的对患者治疗上的极大效用，这些都可以作为如患者健康状况、疾病以及那些证明在这样那样的病例中有特效作用药物的精确索引（register），——这是一个异乎寻常的时刻。

（六）我们什么时候将不再把我们的信任感放在医生是否出现在病房里并且不再通过他查房的次数来评判他对患者的关心程度？这种仅仅是肉体的出现和走马观花不管重复多少次，都不会提高治疗效果；并且，恰当说来，这只不过表示根据疾病的严重程度给予重视——尊重——罢了。查房必须要有思考，全心投入并且停留足够的时间。医生不能只是身躯在病房，还需要心也在病房；他必须集中注意力于患者并认真检查。一次这样的查房抵得上多次但次次仓促的查房。

（七）对被宣布患不治之症的患者，延长他们的生命、减轻他们的痛苦也是医生的职责和美德。那些变得厌烦的或者懒惰的，患者没有治愈希望时忽视或者放弃患者的医生们该受到多么大的责备啊！诚然，艺术家的兴趣可能要被磨灭掉了；但是人性必须在，甚至要增加。真的，那些在折磨人的痛苦、忧伤和绝望中煎熬的不幸的人比起那些因为有痊愈的希望而苦痛减轻的人更值得我们同情。对于每一个慷慨的人来说，在这种情形下让生命能够延续、给死者一线生的希望、在不能救治的情况下至少给予患者一些安慰，这些都是很自然的同情行为。

一个患者的生命不仅可以被行为缩短,也可以被医生的言谈或举止缩短。因此,医生必须小心地保护患者心中那点生的希望和勇气,从有利的角度去解释病情,隐瞒所有的危险,病情越严重就越要表现出欢快的表情;尽管可能有怀疑之处,也不能表露出不确定和犹豫的迹象。

(八)只要不会对最终的结果带来损害,医生必须使用便宜的而不是昂贵的药物。对穷困的人来说,忽略这一点并在拯救他们生命的同时夺走他们赖以生存的生活手段是很残忍的。

(九)公众舆论对医生来说比对任何人都重要。诚然,出众的才华和轰轰烈烈的成功会左右公众舆论并使一个医生成名,即使大家都不喜欢他也没关系。但是这些情况是例外。通常大部分情况是这样的:年轻的医生逐渐赢得了公众的喜爱,他们很可能因此而把人世间最崇高的东西——生命和健康——托付给他。

对一个年轻医生来说,俏皮和嘲讽都是危险的才能。大多数人宁愿求助于一个能力一般的人,也不去找一个爱挖苦别人和自作聪明的人。严守秘密是医生首要的和必不可少的品质之一。他不仅应该避免轻率,而且应该避免显得很轻率;因此,他必须尽可能少地谈论别的患者,回答关于别人的问题时要简短、模糊,绝不去涉及家庭生活的细节。最要紧的是,医生不应落下赌徒、酒鬼或者浪子的名声,因为这些习惯与他的职业完全相悖,必然会使他失去公众的信任。

(十)最重要的是互相尊重,如不可能,至少要让宽容作为主要的行为准则。没有比评判别人更困难的事了;而且没有哪个行业像从医过程中判断别人那样困难。因此,如果听到医生们苛刻、刺耳、轻蔑地判断自己的同事或者揭露同事的缺点并试图通过贬低他人来抬高自己时,公众会感到厌恶,这是不可原谅的,因为医生们了解行医和做出判断时的困难。

贬低同事的人也贬低了他自己和他的行业。首先,公众对医生的缺点越熟悉,医生就会变得越可鄙和可疑,这种暴露就越会损害信任感;对全体从医人员的信任被削弱了,那么其中的每一份子,包括责备别人的人在内,就会失去一份公众对自己的信任。此外,这样的行为与道德和宗教的原则相违背,这些原则要求我们不要去暴露别人的缺点,而是去忽视和原谅它们。在明智人看来,贬低别人的人会比他尽力去贬低的人在人格上更低下。

(十一)参加会诊的人不要太多,两位、最多三位医生就够了;每位参加会诊的医生必须永远遵循这个原则,即只考虑患者的健康,为了这个目的,他必须完全牺牲个人情感,好让自己全部的精力集中于一个共同的目标。如果会诊中医生这样来做,就永远不会有游弋不定、有诽谤性的场面和误解,那么会诊也就会对患者有益。

(十二)当患者离开他的主管医生而找到另一位医生秘密问诊时,由于他想给自己的行为一个理由,常常是他会说前任医生的坏话。一个诚实的医生应意识到,如果支持患者的这种行为并认为用过的治疗方法有误,这对自己的同事是不公的。他应反驳这样的要求,并巧妙地告诉这样的患者,不去咨询患者的主管医生、也不去了解他所采用的治疗计划,就对患者做出判断并给出建议是轻率的也是不可能的。但是如果他确信患者被误诊——救治患者是行医的最高目标——不管出于什么政治考虑或者学术考虑,这一目标必然战胜一切想法。上述目标必须实现，而且在紧急情况下，医生必须马上做出良心和职责要求他做的事，无需进一步咨询。

十七、《护士伦理学国际法》

国际护士协会在1953年7月的国际护士会议通过了护士伦理学国际法，1965年6月，在德国福兰克福大议会修订并采纳。原文如下：

护士护理患者，担负着建立有助于康复的、物理的、社会的和精神的环境，并着重用教授和示范的方法预防疾病，促进健康。他们为个人、家庭和居民提供保健服务，并与其他保健行业协作。

为人类服务是护士的首要职能，也是护士职业存在的理由。护理服务的需要是全人类性的。职业性护理服务以人类的需要为基础，所以不受对国籍、种族、信仰、肤色、政治和社会状况的考虑和限制。

本法典固有的基本概念是：护士相信人类本质的自由和人类生命的保存。全体护士均应明了红十字原则及1949年日内瓦决议条款中的权利和义务。

（一）护士的基本职责包括三方面：保存生命、减轻病痛和促进健康。

（二）护士应始终保持高标准的护理和职业实践。

（三）护士不仅应该有良好的操作，而且应把知识和技巧维持在恒定的高水平。

（四）患者的宗教信仰应受到尊重。

（五）护士应对信托给他们的个人情况保守保密。

（六）护士不仅要认识到职责而且要认识到他们职业功能的限制。若无医嘱，不予推荐或给予医疗处理，护士在紧急情况下可给予医疗处理，但应将这些行动尽快地报告给医生。

（七）护士有理智地、忠实地执行医嘱的义务，并应拒绝参与非道德的行动。

（八）护士受到保健小组中的医生和其他成员的信任，对同事中的不适当的道德行为应该向主管当局揭发。

（九）护士接受正当的薪金和接受如契约中实际的或包含的供应补贴。

（十）护士不允许将他们的名字用于商品广告中或作其他形式的自我广告。

（十一）护士与其他职业的成员和同行合作并维持和睦的关系。

（十二）护士坚持个人道德标准，因这反映了对职业的信誉。

（十三）在个人行为方面，护士不应有意识地轻视在她所居住的工作地区居民风俗习惯和所作的行为方式。

（十四）护士应参与并与其他公民和其他卫生行业所分担的责任，以促进满足公共卫生要求的努力，无论是地区的、州的、国家的、国际的。

十八、《南丁格尔誓言》

弗洛伦斯·南丁格尔（Florence Nightingale，1820～1910年），英国护理学家，欧美近代护理教育创始人，护理学奠基人。1860年在英国圣多马医院首创近代护理学校，她的教育思想和办学经验，为欧美及亚洲各国所采用。为纪念南丁格尔对护理学所作的功绩和贡献,1912 年,国际红十字会设立“南丁格尔奖章”;国际护士会命名她的诞日 5 月 12 日为国际护士节。本誓约是南丁格尔为护士所立:

余谨以至诚,于上帝及公众面前宣誓,终身纯洁,忠贞职守,竭力提高护理专业标准,勿为有损之事,勿取服或故用有害之药,慎守患者及家务之秘密,竭诚协助医师之诊治,务谋病者之福利。

十九、《人体器官移植条例》

中华人民共和国国务院令第 491 号

《人体器官移植条例》已经 2007 年 3 月 21 日国务院第 171 次常务会议通过,现予公布,自 2007 年 5 月 1 日起施行。

第一章 总则

第一条 为了规范人体器官移植,保证医疗质量,保障人体健康,维护公民的合法权益,制定本条例。

第二条 在中华人民共和国境内从事人体器官移植,适用本条例;从事人体细胞和角膜、骨髓等人体组织移植,不适用本条例。

本条例所称人体器官移植,是指摘取人体器官捐献人具有特定功能的心脏、肺脏、肝脏、肾脏或者胰腺等器官的全部或者部分,将其植入接受人身体以代替其病损器官的过程。

第三条 任何组织或者个人不得以任何形式买卖人体器官,不得从事与买卖人体器官有关的活动。

第四条 国务院卫生主管部门负责全国人体器官移植的监督管理工作。县级以上地方人民政府卫生主管部门负责本行政区域人体器官移植的监督管理工作。

各级红十字会依法参与人体器官捐献的宣传等工作。

第五条 任何组织或者个人对违反本条例规定的行为,有权向卫生主管部门和其他有关部门举报;对卫生主管部门和其他有关部门未依法履行监督管理职责的行为,有权向本级人民政府、上级人民政府有关部门举报。接到举报的人民政府、卫生主管部门和其他有关部门对举报应当及时核实、处理,并将处理结果向举报人通报。

第六条 国家通过建立人体器官移植工作体系,开展人体器官捐献的宣传,推动工作,确定人体器官移植预约者名单,组织协调人体器官的使用。

第二章 人体器官的捐献

第七条 人体器官捐献应当遵循自愿、无偿的原则。

公民享有捐献或者不捐献其人体器官的权利;任何组织或者个人不得强迫、欺骗或者利诱他人捐献人体器官。

第八条 捐献人体器官的公民应当具有完全民事行为能力。公民捐献其人体器官应当有书面形式的捐献意愿,对已经表示捐献其人体器官的意愿,有权予以撤销。

公民生前表示不同意捐献其人体器官的,任何组织或者个人不得捐献、摘取该公民的人体器官;公民生前未表示不同意捐献其人体器官的,该公民死亡后,其配偶、成年子女、父母可以以书面形式共同表示同意捐献该公民人体器官的意愿。

第九条 任何组织或者个人不得摘取未满18周岁公民的活体器官用于移植。

第十条 活体器官的接受人限于活体器官捐献人的配偶、直系血亲或者三代以内旁系血亲,或者有证据证明与活体器官捐献人存在因帮扶等形成亲情关系的人员。

第三章 人体器官的移植

第十一条 医疗机构从事人体器官移植,应当依照《医疗机构管理条例》的规定,向所在地省、自治区、直辖市人民政府卫生主管部门申请办理人体器官移植诊疗科目登记。

医疗机构从事人体器官移植,应当具备下列条件:

(一)有与从事人体器官移植相适应的执业医师和其他医务人员;

(二)有满足人体器官移植所需要的设备、设施;

(三)有由医学、法学、伦理学等方面专家组成的人体器官移植技术临床应用与伦理委员会,该委员会中从事人体器官移植的医学专家不超过委员人数的1/4;

(四)有完善的人体器官移植质量监控等管理制度。

第十二条 省、自治区、直辖市人民政府卫生主管部门进行人体器官移植诊疗科目登记,除依据本条例第十一条规定的条件外,还应当考虑本行政区域人体器官移植的医疗需求和合法的人体器官来源情况。

省、自治区、直辖市人民政府卫生主管部门应当及时公布已经办理人体器官移植诊疗科目登记的医疗机构名单。

第十三条 已经办理人体器官移植诊疗科目登记的医疗机构不再具备本条例第十一条规定条件的,应当停止从事人体器官移植,并向原登记部门报告。原登记部门应当自收到报告之日起2日内注销该医疗机构的人体器官移植诊疗科目登记,并予以公布。

第十四条 省级以上人民政府卫生主管部门应当定期组织专家根据人体器官移植手术成功率、植入的人体器官和术后患者的长期存活率,对医疗机构的人体器官移植临床应用能力进行评估,并及时公布评估结果;对评估不合格的,由原登记部门撤销人体器官移植诊疗科目登记。具体办法由国务院卫生主管部门制定。

第十五条 医疗机构及其医务人员从事人体器官移植,应当遵守伦理原则和人体器官移植技术管理规范。

第十六条 实施人体器官移植手术的医疗机构及其医务人员应当对人体器官捐献人进行医学检查,对接受人因人体器官移植感染疾病的风险进行评估,并采取措施,降低风险。

第十七条 在摘取活体器官前或者尸体器官捐献人死亡前,负责人体器官移植的执业医师应当向所在医疗机构的人体器官移植技术临床应用与伦理委员会提出摘取人体器官审查申请。

人体器官移植技术临床应用与伦理委员会不同意摘取人体器官的,医疗机构不得做出摘取人体器官的决定,医务人员不得摘取人体器官。

第十八条 人体器官移植技术临床应用与伦理委员会收到摘取人体器官审查申请后,应当对下列事项进行审查,并出具同意或者不同意的书面意见:

(一)人体器官捐献人的捐献意愿是否真实;

(二)有无买卖或者变相买卖人体器官的情形;

(三)人体器官的配型和接受人的适应证是否符合伦理原则和人体器官移植技术管

理规范。

经2/3以上委员同意，人体器官移植技术临床应用与伦理委员会方可出具同意摘取人体器官的书面意见。

第十九条　从事人体器官移植的医疗机构及其医务人员摘取活体器官前,应当履行下列义务:

（一）向活体器官捐献人说明器官摘取手术的风险、术后注意事项、可能发生的并发症及其预防措施等,并与活体器官捐献人签署知情同意书;

（二）查验活体器官捐献人同意捐献其器官的书面意愿、活体器官捐献人与接受人存在本条例第十条规定关系的证明材料;

（三）确认除摘取器官产生的直接后果外不会损害活体器官捐献人其他正常的生理功能。

从事人体器官移植的医疗机构应当保存活体器官捐献人的医学资料,并进行随访。

第二十条　摘取尸体器官,应当在依法判定尸体器官捐献人死亡后进行。从事人体器官移植的医务人员不得参与捐献人的死亡判定。

从事人体器官移植的医疗机构及其医务人员应当尊重死者的尊严；对摘取器官完毕的尸体,应当进行符合伦理原则的医学处理,除用于移植的器官以外,应当恢复尸体原貌。

第二十一条　从事人体器官移植的医疗机构实施人体器官移植手术,除向接受人收取下列费用外,不得收取或者变相收取所移植人体器官的费用:

（一）摘取和植入人体器官的手术费;

（二）保存和运送人体器官的费用;

（三）摘取、植入人体器官所发生的药费、检验费、医用耗材费。

前款规定费用的收取标准,依照有关法律、行政法规的规定确定并予以公布。

第二十二条　申请人体器官移植手术患者的排序,应当符合医疗需要,遵循公平、公正和公开的原则。具体办法由国务院卫生主管部门制订。

第二十三条　从事人体器官移植的医务人员应当对人体器官捐献人、接受人和申请人体器官移植手术的患者的个人资料保密。

第二十四条　从事人体器官移植的医疗机构应当定期将实施人体器官移植的情况向所在地省、自治区、直辖市人民政府卫生主管部门报告。具体办法由国务院卫生主管部门制订。

第四章　法律责任

第二十五条　违反本条例规定,有下列情形之一,构成犯罪的,依法追究刑事责任:

（一）未经公民本人同意摘取其活体器官的;

（二）公民生前表示不同意捐献其人体器官而摘取其尸体器官的;

（三）摘取未满18周岁公民的活体器官的。

第二十六条　违反本条例规定，买卖人体器官或者从事与买卖人体器官有关活动的,由设区的市级以上地方人民政府卫生主管部门依照职责分工没收违法所得,并处交易额8倍以上10倍以下的罚款;医疗机构参与上述活动的,还应当对负有责任的主管人员和其他直接责任人员依法给予处分,并由原登记部门撤销该医疗机构人体器官移植诊疗科目登记，该医疗机构3年内不得再申请人体器官移植诊疗科目登记；医务人员参与上述活动的，由原发证部门吊销其执业证书。

国家工作人员参与买卖人体器官或者从事与买卖人体器官有关活动的，由有关国家机关依据职权依法给予撤职、开除的处分。

第二十七条 医疗机构未办理人体器官移植诊疗科目登记，擅自从事人体器官移植的，依照《医疗机构管理条例》的规定予以处罚。

实施人体器官移植手术的医疗机构及其医务人员违反本条例规定，未对人体器官捐献人进行医学检查或者未采取措施，导致接受人因人体器官移植手术感染疾病的，依照《医疗事故处理条例》的规定予以处罚。

从事人体器官移植的医务人员违反本条例规定，泄露人体器官捐献人、接受人或者申请人体器官移植手术患者个人资料的，依照《执业医师法》或者国家有关护士管理的规定予以处罚。

违反本条例规定，给他人造成损害的，应当依法承担民事责任。

违反本条例第二十一条规定收取费用的，依照价格管理的法律、行政法规的规定予以处罚。

第二十八条 医务人员有下列情形之一的，依法给予处分；情节严重的，由县级以上地方人民政府卫生主管部门依照职责分工暂停其六个月以上一年以下执业活动；情节特别严重的，由原发证部门吊销其执业证书：

（一）未经人体器官移植技术临床应用与伦理委员会审查同意摘取人体器官的；

（二）摘取活体器官前未依照本条例第十九条的规定履行说明、查验、确认义务的；

（三）对摘取器官完毕的尸体未进行符合伦理原则的医学处理，恢复尸体原貌的。

第二十九条 医疗机构有下列情形之一的，对负有责任的主管人员和其他直接责任人员依法给予处分；情节严重的，由原登记部门撤销该医疗机构人体器官移植诊疗科目登记，该医疗机构3年内不得再申请人体器官移植诊疗科目登记：

（一）不再具备本条例第十一条规定条件，仍从事人体器官移植的；

（二）未经人体器官移植技术临床应用与伦理委员会审查同意，做出摘取人体器官的决定，或者胁迫医务人员违反本条例规定摘取人体器官的；

（三）有本条例第二十八条第（二）项、第（三）项列举的情形的。

医疗机构未定期将实施人体器官移植的情况向所在地省、自治区、直辖市人民政府卫生主管部门报告的，由所在地省、自治区、直辖市人民政府卫生主管部门责令限期改正；逾期不改正的，对负有责任的主管人员和其他直接责任人员依法给予处分。

第三十条 从事人体器官移植的医务人员参与尸体器官捐献人的死亡判定的，由县级以上地方人民政府卫生主管部门依照职责分工暂停其六个月以上一年以下执业活动；情节严重的，由原发证部门吊销其执业证书。

第三十一条 国家机关工作人员在人体器官移植监督管理工作中滥用职权、玩忽职守、徇私舞弊，构成犯罪的，依法追究刑事责任；尚不构成犯罪的，依法给予处分。

第五章 附 则

第三十二条 本条例自2007年5月1日起施行。

二十、《中国医学生誓词》

国家教育委员会高等教育司〔1991〕第106号

健康所系,性命相托。

当我步入神圣医学学府的时刻,谨庄严宣誓:

我志愿献身医学,热爱祖国,忠于人民,恪守医德,尊师守纪,刻苦钻研,孜孜不倦,精益求精,全面发展。

我决心竭尽全力,除人类之病痛,助健康之完美,维护医术的圣洁和荣誉,救死扶伤,不辞艰辛,执著追求,为祖国的医药卫生事业的发展和人类的身心健康奋斗终生。

二十一、《人际交往中15种不受欢迎的人》

1. 喋喋不休的人。
2. 喜欢争辩的人。
3. 传播隐私的人。
4. 说三道四的人。
5. 随便许诺的人。
6. 背信弃义的人。
7. 耍小聪明的人。
8. 不拘小节的人。
9. 性格小气的人。
10. 刨根问底的人。
11. 得寸进尺的人。
12. 唯我独尊的人。
13. 挑肥拣瘦的人。
14. 高深莫测的人。
15. 虚伪做作的人。

主要参考文献

[1] 伍天章.医学伦理学.北京:高等教育出版社,2008.

[2] 施卫星.生物医学伦理学,(4版).杭州:浙江教育出版社,2010.

[3] 邱祥兴.医学伦理学,(2版).北京:人民卫生出版社,2003.

[4] 陈亚新等.当代医学伦理学.北京:科学出版社,2002.

[5] 叶蓬,江雪莲.实践伦理学.广州:广东人民出版社,2001.

[6] 李玉珍,蔡金华.医学与生命伦理.北京:科学出版社,2003.

[7] 杜金香,王晓燕.医学伦理学教程.北京:科学出版社,1998.

[8] 杜慧群等.护理伦理学.北京:北京医科大学与中国协和医科大学联合出版社,1997.

[9] 郑文清,彭智海.医学伦理学.武汉:武汉水利电力大学出版社,2000.

[10] 徐宗良,刘学礼,瞿晓敏.生命伦理学.上海:上海人民出版社,2002.

[11] 李恩昌.医学伦理学.西安:陕西人民出版社,2000.

[12] 李本富等.护理伦理学,(2版).北京:科学出版社,1999.

[13] 李本富等.临床案例伦理分析.北京:科学出版社,1998.

[14] 曹开宾等.医学伦理学教程,(2版).上海:上海医科大学出版社,1998.

[15] 徐天民等.中西方医学伦理学比较研究.北京:北京医科大学与中国协和医科大学联合出版社,1998.

[16] 孙福川.医学伦理学教程.北京:教育科学出版社,1999.

[17] 白明远等.现代医学伦理学.郑州:河南医科大学出版社,1996.

[18] 程卯生.医学伦理学.北京:中国医药科技出版社,2002.

[19] 徐宗良,高明俊等.安乐死——中国的现状与趋势.北京:民主与建设出版社,1997.

[20] 张致刚等.医学伦理学新编.南京:南京大学出版社,1997.

[21] 徐涌等.医学伦理学.北京:中国矿业大学出版社,1998.

[22] 杨军等.医学伦理学.沈阳:辽宁大学出版社,1998.

[23] 才岩等.医学伦理学教程.长春:吉林科学技术出版社,1998.